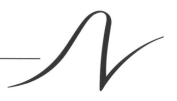

系統看護学講座

専門基礎分野

医療概論

健康支援と社会保障制度 1

康永　秀生　東京大学大学院教授

医学書院

系統看護学講座　専門基礎分野

健康支援と社会保障制度[1]　医療概論

発　行　2021年1月6日　第1版第1刷©
　　　　2024年2月1日　第1版第4刷

著　者　康永秀生

発行者　株式会社　医学書院
　　　　代表取締役　金原　俊
　　　　〒113-8719　東京都文京区本郷1-28-23
　　　　電話　03-3817-5600(社内案内)
　　　　　　　03-3817-5657(販売部)

印刷・製本　アイワード

ISBN978-4-260-04224-6

はしがき

　本書「医療概論」を手に取っていただいた学生の皆さんへ。本書は，医療者を目ざす皆さんを応援しサポートするために書いた一冊です。希望にあふれ，夢をいだいている皆さんに，著者は本書を通して心からのエールを送ります。

　医療の現場は，生きることと死ぬこと，喜びと悲しみ，希望と絶望が行き交う，人間味あふれる世界です。医療はときに，病に苦しむ患者を絶望の淵から救い出すことができます。しかし医療は限界があり，ときに無力です。患者が不治の病によって生きる道をふさがれ，手の施しようがないという厳しい現実に直面することもあります。

　医療者の仕事は，けっして生やさしいものではありません。どんなときにも医療者は，つねに患者に寄り添い，ともに病気に向き合っていかねばなりません。その責任を果たすには，十分な知識や技術に裏打ちされた，職業人としてのプロ意識が必要です。医療者を志す皆さんは，このことを心にとめて，勉学に励んでください。

　本書は，皆さんが医療を学ぶ第一歩として，医療全体を見渡し，すべての教科につながる基礎知識を学び，将来医療を実践する心がまえを身に着けるためのヒントを多く盛り込んでいます。

　第1章「生きることと死ぬこと」を読んで，生命を尊ぶ心，死を悼む心，健やかに生きること，おだやかに死ぬことについて，学び，考えてください。

　第2章「医学と医療」では，医学の歴史，科学としての医学，エビデンスに基づく医療について解説しています。

　第3章「保健・医療・介護——切れ目ないサポートの実現」では，社会保障制度，保健・医療・介護システムなどの幅広い分野について，基本的な内容を解説しています。本章は，皆さんがこれから学ぶ各教科，なかでも『看護学概論』や「健康支援と社会保障制度」の各巻（『社会福祉・社会保障』『公衆衛生』『看護関係法令』）を学ぶ前準備として，現代の医療全体を概観できるものになっています。

　第4章「医療と社会」では，医の倫理，医療安全，医薬品，最先端医療，医療情報といった，現代の医療にかかわる諸問題についてわかりやすく解説しています。

　第5章「医療経済学と医療政策」では，医療現場の視点にとどまらず，社会全体の視点に立って，経済学や政策を通じて医療をよくするという考え方の基本を学んでください。

　さらに本書の特徴として，「医療者を志すあなたへ」と題し，学生の皆さん

への熱いメッセージを多く盛り込みました。医療現場で働く看護師・保健師，その他の医療者の方々に直接取材し，彼ら・彼女らの生の声を反映しています。本文中にも，医療や保健の現場での実際のエピソードを題材に，現場の息づかいが伝わるようないきいきとした挿話を随所にちりばめました。本文の少しかた苦しい文章を読んだ後，息抜きとして楽しみながら読める内容です。それでいて，きっと皆さんの向上心を刺激し，職業意識を高めてくれるでしょう。

　本書が一冊の教科書という枠をこえ，単なる基礎知識の習得にとどまらず，皆さんの夢と希望をサポートし，一人前の医療者としての心がまえを身に着けることに役だてば幸いです。

　2020 年 10 月

康永秀生

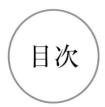

目次

第1章 生きることと死ぬこと

第4章 医療と社会

第5章 医療経済学と医療政策

写真提供：PPS 通信社（p.42 注，p.43 注，p.44 注，p.45 注，p.46 注，p.46 Column）

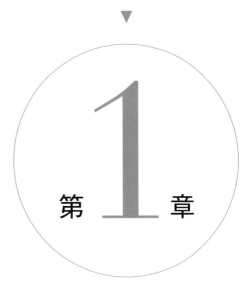

医療概論

第 1 章

生きることと死ぬこと

A 生命を尊ぶ心

① 誕生の喜び

　新しい命の誕生は，どの夫婦にとっても，その家族にとっても，特別な体験である。生まれてくる子どもにとって人生のはじまりであるとともに，家族にとっても人生をかえてしまうほどの劇的なできごとである。

　妊産婦は，妊娠中の不安や身体的な変化，出産時の痛みと苦しみ，それらすべての過程をのりこえればこそ，無事の出産による歓喜と癒しに深く浸ることができる。濃密な体験の鮮明な記憶は胸にきざまれ，生涯忘れられることはない。夫婦ともども，新しい命の誕生に触れ，心を揺さぶられ，自分の命より大切な宝物に出会ったと感じる。ほかの家族にとっても感動的なできごとである。夫婦の両親は，孫の誕生に喜びもひとしおである。第二子の出産ならば，第一子にとってはお兄ちゃん・お姉ちゃんになる瞬間である。

　出産予定日を約3か月後に控えたある妊婦には，末期がん患者の祖母がいた。医師が告げた祖母の余命は約1か月。しかし祖母は「ひ孫の顔さ見てえ」と強く望み，みずからの命の炎を燃やしつづける。

　遠方に住む孫の妊婦は，日に日に大きくなる自分のおなかの写真や胎児の超音波検査の画像をスマートフォンで自分の母親に送り，祖母に見てもらった。祖母が生きながらえているうちに，孫は無事に出産を果たした。生まれてきたひ孫の姿を動画で撮影し，病床の祖母に見てもらうことができた。

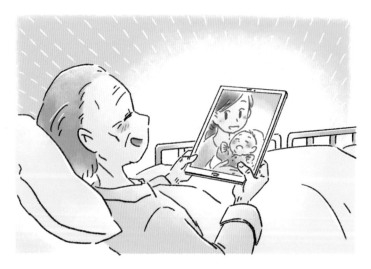

　祖母は繰り返し動画を再生し，「めんこい，めんこい」と何度も声をふりしぼり，幸せそうな笑みを浮かべた。その数日後，祖母は亡くなった。

命をめでる感情に，理屈などない。私たち人間には，命を大切に思う心が備わっている。ひとりの命の誕生は，周囲に強い感動と刺激を与え，その人々の生きざまにも作用する。

② 命をいつくしむ心

人の世には，誕生の喜びもあれば，死別の悲しみもある。死にざまは人それぞれであれ，1人ひとりの尊い命の終わりを惜しむ心は，命をいつくしむ心と表裏一体である。

脳死

脳全体が回復できないダメージを受けて機能を喪失した状態（▶146ページ）。

3歳の男の子のS君は，不慮の事故で頭部外傷を負い，救急搬送され，治療の甲斐なく，ほぼ脳死の状態にいたった。口から気管内チューブを挿入され，人工呼吸器をつながれ，ベッドに横たわるわが子を目にした母親の泣き叫ぶ声が，集中治療室に響き渡った。母親は激しい自責の念に心が押しつぶされそうになる。「ほんの一瞬，この子から目を離してしまった」「私のせいだ。痛い思いをさせてごめんね」という悲痛な叫びに，医師も看護師もかける言葉が見つからない。

母親は「脳死」という言葉を現実のものとしてとらえることができない。この子は目を開けない，呼んでも起きない，でもからだはあたたかい。この子は眠っているだけだ，きっとまた目を開けて，「ママ！」と呼んでくれるに違いない。

この日から医療従事者たちは，わが子に必死に寄り添い，わが子の命をいつくしむ母親の姿を見まもり続けた。母親はS君の手を握りしめ，やさしく語りかけつづける。添い寝して絵本を読み聞かせてあげる。S君が好きなりんごジュースをしみ込ませたガーゼで，S君の唇を湿らせてあげる。

母親の姿に感化され，医師・看護師たちも自然と，いつもS君に声をかけるようになった。S君と母親の触れ合いをごく自然に見まもった。S君の清拭や着

清拭

入浴やシャワー浴ができない人の身体を，タオルなどを用いてふき，汚れをとること。

がえは看護師と母親が協同して行った。人工呼吸器につながれたままのS君を母親が抱っこできるように工夫した。母親はS君の気管内チューブが外れないように，そっと抱っこしていた。

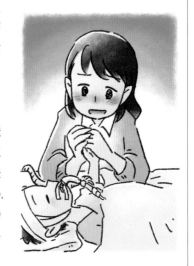

しかし，そうした日々も長くは続かず，約1か月半を経たある日，S君は次第に脈がゆっくりになり，心停止を迎えた。人工呼吸器はとめられ，気管内チューブは抜去された。母親はわが子の亡骸を強く抱きしめ，むせび泣きながらこう言った。「やっとこの子を力いっぱい抱きしめることができました」。

　S君がいた病棟の医師も看護師も深く考えさせられた。私たち医療者は，患者・家族に共感的な態度をもって援助しなければならないと，学生のころから教育を受けてきたし，現場でもそれを実践してきたつもりだ。私たちは，S君とその母親を通じて，そのことの重要さをあらためて痛感した。

　2人は，よい医療とはどのような医療かを，私たち医療者がみずからふり返る機会を与えてくれた。命の尊さを感じ，命をいつくしむことの意味，そして患者の人格を尊重すること，患者・家族と人間的な触れ合いを深めることの意味を教えてくれた。一方的なほどこしではなく，継続的なコミュニケーションを通じて互いを認め合う，「患者中心の医療」の本質を問いかけてくれた。

③ 生命の価値

　人々はときおり，自分が「生きている意味」や自分の「生命の価値」をみずから問うことがある。社会的な役割を失ったり，他人との関係性が絶たれたりすると，自分が生きている意味を見失いがちである。とくに，不治の病にかかったり，大きなけがで後遺症が残ったりすると，そうした感情におそわれやすい。

📖 医療者を志すあなたへ①
医療者の仕事はきつい

　医療者の仕事はきつい。うまくいかないことも多い。つらい思い，悔しい思いをすることは日常茶飯事である。新人のなかには，もう無理，自分には向いていない，と一瞬は思ってしまう人もいるだろう。

　しかし，医療者になってよかった，と心から思う瞬間も少なくない。1つは，患者の状態の改善を実感した瞬間，たとえ完治しなくても，ほんの少しでもよくなったときである。真剣に患者と向き合い，支援しているからこそ，その努力が見えるかたちであらわれれば，達成感を味わうことができる。

　もちろん，いつもうまくいくとは限らない。努力が報われないことも多く，それが医療の厳しい現実ではある。それでも，つねに患者に向き合うことが重要である。

　もう1つは，患者や家族から「ありがとう」と感謝されたときである。「一緒に病気に向き合ってくれてありがとう」「苦しいときつらいときに寄り添ってくれてありがとう」「気持ちを汲んでくれてありがとう」など，さまざまな「ありがとう」がある。それらの言葉は，患者から信頼されていることの証である。

　患者との出会いと別れ。生と死，希望と絶望，歓喜と悲嘆が交錯する医療の現場は，実に人間味あふれる世界である。医療者はつねにそのまっただなかに身をおく職業である。そこには，ときに劇的な感動もある。しかしその感動は，真剣に仕事に打ち込み，つねに困難な状況にも挑戦しなければ，けっして得られるものではない。

　医療者を志すあなたは，上記のことをよく心にとめて，これからの勉学に励んでもらいたい。

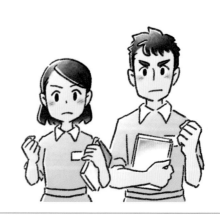

　不可逆的な身体障害や病苦によって，学業や仕事が継続できなくなったり，社会とのつながりを絶たれたりすると，それまで保っていた活動性や生産性もそこなわれ，身体的のみならず精神的にも追いつめられてしまうことがある。さらには，自分の生命の価値すら否定してしまうこともある。

　しかし，そもそも生命を価値づけることはできない。病気になっても障害をかかえても，その人の生命の価値にかわりはない。

脊髄損傷

中枢神経である脊髄が損傷を受けること。損傷した部位以下の脊髄が支配する領域に麻痺が出現する。

バリアフリー

生活の障害となる物理的な障壁を解消すること（▶72ページ）。

　20歳の男子大学生A君は，バイク事故で脊髄損傷（せきずいそんしょう）を負い，車椅子生活を送らざるをえなくなった。歩行も自力での排泄（はいせつ）もできない状態になり，一時は自暴自棄になった。慰めの言葉をかける母親に暴言を吐き，暴力をふるうありさま。大学の友人の面会も断りつづけるうちに，誰も会いに来なくなった。

　そんな彼を救ったのは，病院の医療スタッフたち，とりわけ理学療法士のUさんである。Uさんは，医療チームと検討を続け，家族とも話し合いながら，A君の障害の状況やどのくらい障害を受け入れているかを慎重に見きわめたうえで，タイミングを見はからって，A君に語りかけた。「障害をかかえても『生きている意味』はありつづける」。

　Uさんは，残された身体機能をいかすためのリハビリテーションについて，A君に根気よく説明した。時間の経過とともに移りかわるA君の訴えをつねに傾聴し，彼の言葉や態度に共感し，それらを受容した。けっして無理じいすることなく，高すぎる目標を課すこともなく，A君が日常生活を取り戻すためのリハビリテーションを続けた。退院にあたっては，自宅内の環境整備や生活面でのアドバイスも行った。ソーシャルワーカーとも協力し，A君が通う大学にも復学に向けた支援を願い出て，大学関係者に施設のバリアフリー化を聞き入れてもらった。

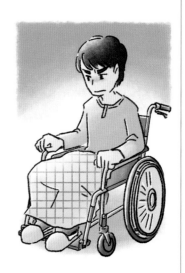

　A君は社会復帰を果たし，障害をかかえながらもその後，無事に大学を卒業し，就職して仕事に励んでいる。「障害をかかえても『生きている意味』はありつづける」というUさんの言葉が，A君の心にはいまもきざみ込まれている。

　もちろん，この例のようにいつもうまくいくとは限らない。病気や障害が悪化の一途をたどり，社会復帰がかなわないことも多い。そうした過酷な現実も，医療の限界として医療従事者は厳しく受けとめなければならない。

　それでも医療従事者は，病気や障害に苦しむ社会的存在としての患者につね

に寄り添い，味方にならなければならない。その人たちの身体的な問題の改善だけでなく，心のサポートにも力をつくさなければならない。その心構えの根本に，病気になっても障害をかかえても，その人の生命の価値にかわりはない，という考え方をしっかりもつべきである。

④ 生活の質（QOL）

　病気による症状の悪化や身体機能の低下によって，患者は以前と同じような生活ができなくなることがある。身体的側面だけでなく，心理的，社会的，経済的な側面も含めた**生活の質** quality of life（QOL）が低下する。

　これに対して，かつては身体的側面，すなわち歩行・摂食・着衣・洗面・入浴・排泄といった**日常生活動作** activity of daily living（ADL）を維持することのみが重視されてきた。しかし現在は，ADL の改善のみならず，他者の介助をうけながらも患者自身が望む QOL を維持・改善することにも重点がおかれている。

変形性関節症

関節軟骨の異常によって，関節が機能障害・変形をきたす疾患。

大腿骨頸部骨折

大腿（ふともも）にある大腿骨の，股関節側にある頸部という部位の骨折。高齢女性によくみられる。

離床

安静臥床を解除し，活動の範囲を広げること。

　72歳の女性のFさんは，昨年，長年連れ添った夫と死に別れ，現在は独居である。両膝の変形性関節症があり，最近は室内の移動にも杖や手すりを用いている。

　そんなある日，Fさんは室内で転倒し，大腿骨頸部骨折を負って動けなくなった。電話に出ないことを不審に思いかけつけた娘が，室内でうずくまりうめき声をあげるFさんの姿を発見した。Fさんは救急車で病院に搬送され，すぐに入院となり，翌日には骨折の手術を受けた。

　術後リハビリテーションの担当となった理学療法士のUさんは，Fさんのリハビリテーション拒否に手を焼くことになる。

　「いてぇことばっかりだ」と，Fさんはベッドに横たわり，動こうとしない。「もう死にてぇ」とまで言い出し，術後早期離床の必要性を説明しても耳を貸すそぶりもない。UさんはFさんをなんとかなだめすかして離床に向けたリハビリテーションを進め，術後3日目には車椅子に移動させることに成功した。

　いやがるFさんをどうにか説得し，ほんの少しの時間という約束で病院の中庭に連れて行った。中庭の花壇のそばで，UさんはFさんの手をそっと握り，「Fさん，どうして『死にたい』なんて，おっしゃったんですか？」と語りかけた。

　Fさんは途切れ途切れに，夫との思い出を語りはじめた。「あの人がいるときは楽しかったよ。いろんなところに連れて行ってくれた。去年，ぽっくり死んだあとは，なんにも楽しみがなくなったよ。ひとりでいたってつまらねえ。こんなケガして，痛い思いして，歩けなくなるんなら，死んだほうがマシさ……」。

　Uさんは傾聴を続けた。季節は秋，色とりどりの花が花壇に咲いている。「花を見るのは久しぶりだね。あの人と天神様の梅の花を見に行ったきりだね」。F

さんの心のうちを少しでも聞けて，Uさんは少し安心した。

　Uさんを含む医療チームはFさんと娘に相談し，Fさんは病院と連携する回復期リハビリテーション病院に移ることになった。退院の日，Fさんは涙ながらにUさんに「あんたと別れるのはさびしいね」と伝えた。Uさんも言葉をつまらせながら，「元気でいてください」と返した。Fさんは少し笑みを浮かべてこういった。「あの人の墓参りに行きたいから，リハビリもうちょっとがんばるよ」。

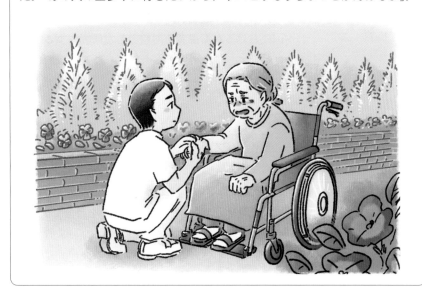

⑤ 死生学（サナトロジー）

1　死生学とは

　死生学（サナトロジー）とは，死ぬことと生きることについて，医学だけでなく，哲学，社会学，宗教などさまざまな立場から研究する学問である。死生学は，医学の知をふまえつつ，人間が生きる意味をその対極の死から問う。

　人はいつか必ず死ぬ。しかし現代人は，死について考えることを避けてきた。死は縁起がわるいこととみなされ，人々は死についてあからさまに語ることをためらってきた。「いつか死ぬ」とぼんやり考えていても，健康なうちは死を非日常的なものとして遠ざけ，それ以上深く考えない。死にいたる病気にかかり，「必ず死ぬ」という現実に直面すると，死を必要以上に悲惨なものと考え，うろたえ，悩み，苦しみ，救いを求める。死に向き合うすべを見失い，途方に暮れることもある。

　死生学は，死をタブー視する現代人に対し，死を必然として見すえ，死とつながっている生の大切さについて考察する。

　死生学の医療への応用に関しては，精神科医であるキューブラー=ロス

Kübler-Ross, E.(1926-2004)著「死ぬ瞬間(On Death and Dying)」が有名である[1]。キューブラー=ロスは200人の末期がん患者との対話を経て，死へのプロセスに関する5段階説を説いた。すなわち，否認，怒り，取引，抑うつという5段階を経て死を受容するという説である。なお，こうしたプロセスをすべての患者が経験するわけではないとも述べている。

2 よい命の終わり

わが国におけるがん患者を対象とした研究によると，よい命の終わり(good death)について，多くの患者が希望することがらとして，「苦痛がない」「望んだ場所で過ごす」「医療者を信頼できる」「希望や楽しみがある」「負担にならない」「家族とよい関係でいる」「自分のことが自分でできる」「落ち着いた環境である」「人として大事にされる」「心残りがない」があげられている[2]。

一方，重要視するかしないか個人により見解が異なることがらとして，「自然なかたちである」「伝えたいことが伝えられる」「生きている価値を感じる」「病気や死を意識しないで過ごせる」「できる限りの治療を受けられる」「他人に弱った姿を見せたくない」「先々のことを自分で決められる」「信仰に支えられている」があげられている。

ある程度共通する要素はあるものの，やはり1人ひとりの患者の考えを聞いてみなければ，その心のうちはわからない。

医療者を志すあなたへ②
医療者である前に

新人理学療法士のJさんは，ある患者へのかかわり方にずいぶん苦労した。患者には言うことを聞いてもらえず，リハビリテーションも拒否され，ついにはその患者が担当者変更を願い出た。Jさんには理由がわからなかったが，上司の判断で実際に担当から外れることになった。Jさんは悔しい思いでいっぱいになった。

Jさんはひとまず，うまく患者にかかわれている先輩の理学療法士を参考にして，患者への接し方から改めることにした。話し方については，敬語を用いるのはもちろんのこと，失礼のない話の内容を心がけた。新たに担当になった関節リウマチの患者が訴えるつらい症状を，ひたすら傾聴するようにした。すると，患者の反応が以前とはまったく異なることがわかった。

医療者である前に，人として信頼を得られなければならない。そんなふうに感じたJさんであった。

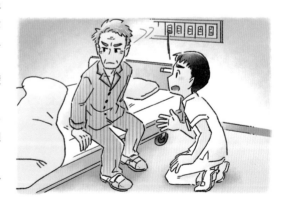

1) E・キューブラー・ロス著，鈴木晶訳：死ぬ瞬間──死とその過程について．読売新聞社，1998.
2) 森田達也ほか：エビデンスからわかる患者と家族に届く緩和ケア．医学書院，2016.

3 死への準備教育

　死について早くから考え，死への準備ができていれば，より人間らしい最期^{さいご}が迎えられるかもしれない。

　デーケン Deeken, A.(1932-2020)は「死への準備教育」を説いた。これは，この世でみずからの人生をいかによく生きるかを，知識・価値観・感情・技術の4つのレベルで並行して考えるための教育である。

　またデーケンは，死の4つの側面として，① 心理的な死 psychological death，② 社会的な死 social death，③ 文化的な死 cultural death，④ 生物学的な死 biological death をあげている。たとえば，生きる意欲がなくなれば，心理的な死といえる。また，親類や友人が誰も見舞いに来なくなれば，孤独になり，社会的な死を迎える。文化的なうるおいのない病院や老人ホームにずっとおかれれば，文化的な死にいたる。

　このようにデーケンは，生物学的延命のみではなく，心理的・社会的・文化的な面を合わせた総体的延命をはかることが必要である，と唱えた。

4 グリーフケア

　死について考察する場合，個人の死にざまにのみ目が行きがちである。しかし，死は個人の問題ばかりではなく，他者にも影響する重大な問題である。死者に先だたれる生者にも目を向ける必要がある。身近な者がやすらかでない死をとげたとき，残された生者は，無念・悔恨・孤独感にさいなまれることになる。

　デーケンは，**悲嘆教育**^{ひたん} grief education の重要性をも説いた。人々は，自分も家族も皆元気で仲よく暮らせば，平穏な日々を送られる。しかし愛する家族の誰かが亡くなれば，その人だけでなくて，残された家族の人生の一部も同時に失われる。つまり，残された家族は「小さな死」を迎えるともいえる。

　悲嘆教育とは，愛する人が亡くなるときに備える教育である。毎日病院に来る患者の家族に，悲嘆のプロセスなどについて，医療者が少しでも話す時間をつくるようにしたら，家族の悲嘆の受けとめ方がずいぶん違ってくるのではないか，とデーケンは唱えた。

　また患者の死後には，遺族に対する**グリーフケア** grief care（悲嘆ケア）も重要となる。死別による悲嘆は，正常な反応といえる。医療関係者の心のこもった対応があれば，遺族も支えられる。家族の死に対する受容にかかる期間は，人それぞれである。

乳房全摘除術

乳がんにかかった側の乳房を全部切除し，あわせて腋窩（わきの下）などのリンパ節も切除する手術。

乳房再建術

乳がんの手術によって失われたり変形したりした乳房を，できる限りもとの形につくり直す手術。自身のからだの一部（腹直筋や広背筋）を使用する方法と，人工物（シリコンインプラントなど）を使用する方法がある。

　Aさんは21歳の若さで，乳がんで亡くなった。亡くなる約1年半前，右乳房のしこりを自覚して外来に受診し，進行した乳がんと診断された。右乳房全摘術と乳房再建術を受け，抗がん薬の治療にも耐えた。一時は大学生活に復帰したも

のの再発し，その後は坂道を転げ落ちるように容態は悪化した。Aさんの無念はいかばかりか。残された家族の悲嘆もはかり知れない。

　Aさんは寒い冬の日の夜，病室で息を引き取った。Aさんの担当看護師であるMさんは，Aさんの母親にエンゼルケアを一緒にやってもらえないかと依頼した。Aさんの遺体は看護師らによって清められた。Aさんの肩までかかる黒髪を，母親がヘアブラシでゆっくりと何度もとかしてあげた。「この子が小さいころ，いつも私がこの子の髪をとかしてあげたんですよ」。母親の目から自然に涙がこぼれた。看護師のMさんが手伝って，母親がAさんの顔に薄く化粧を施した。生前のおだやかな表情に戻った。母親がAさんに「きれいになったね」と語りかけた。かたわらでMさんも思わず「そうですね」とつぶやいた。母親はMさんに涙声で「ありがとう」と声をかけた。

　Mさんは，エンゼルケアがグリーフケアの一部になればという思いで，母親にエンゼルケアに加わってもらった。最愛の娘を失った母親がこれからの人生を歩み出す，ひとつのよりどころになってくれればと願うばかりであった。

エンゼルケア
おもに臨床現場で死後に行われる処置・保清・化粧などのこと。

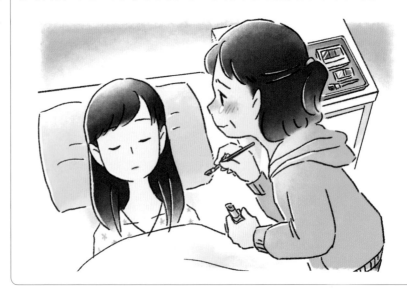

5　複雑性悲嘆

　患者の死後，遺族のなかには，激しい悲嘆が長期間継続し，日常生活にも支障をきたす**複雑性悲嘆**に陥るケースもある。それはときに，医療者と患者の家族との関係が不調であったことや，グリーフケアがまったくなされなかったことも一因になりうる。

　「死の直前の苦しみを取り除いてもらえなかった」「望んでいた場所で最期を迎えることができなかった」「心の準備ができないままに亡くなってしまった」「死後の医師・看護師の対応に納得がいかなかった」「人として大切にされなかった」という思いが遺族に残ってしまうと，複雑性悲嘆をまねくおそれがある。遺族の複雑性悲嘆を引きおこさないような，配慮と工夫が必要である。

スキルス胃がん

胃の粘膜の表面にはあらわれず，胃壁の内部を広がるように進行するため，早期発見がむずかしく，発見されたときにはすでにかなり進行していることの多いタイプの胃がん。

　55歳，男性のJさんは，6か月前，予後不良のスキルス胃がんで胃全摘術と術後の抗がん薬による治療を受けた。しかし，がんは再発し，再入院となった。

　担当医となった若手のX医師は，Jさんと年齢の離れた妻(39歳)の2人に詳しく病状説明を行った。もともと予後不良のがんであり，術後の化学療法もさほど効果はなかったようだ。今後はがんに対する直接的な治療は行わず，症状緩和に努めるという方針が，X医師より提案された。

　妻はぼう然とした表情，夫はかたい表情であったが，とくに質問はなかったので，X医師は説明を理解してもらえたと思った。

　麻薬性鎮痛薬であるモルヒネを点滴に入れて，疼痛はコントロールできた。しかし病状は急速に進行し，意識は徐々に混濁した。入院から10日後，Jさんは息を引き取った。

　臨終に立ち会った妻は，顔面蒼白となり，声も上げない。死亡確認を終え，ナースステーションで死亡診断書を書いていたX医師に，看護師長が声をかけた「先生，あの奥さん，旦那さんの死を受けとめられていませんよ！」。X医師は納得がいかない顔で「え，どういうこと？」と問い返す。「いま，奥さんの話をうかがってきました。こんなに早く死ぬとは思っていなかった，麻薬を打たれたせいで早死にした，もっとちゃんと治療してもらえれば長生きできたかもしれない，とおっしゃっていますよ。とにかく先生，奥さんのお話を聞いてあげてください。否定したり怒ったりしたらダメですよ。私も同席します」。

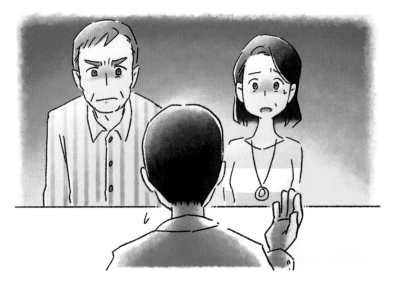

　X医師は妻の訴えを傾聴した。妻がつらくて食事ものどを通らず，夜も眠れない日々を送っていた事実を知った。なにかしてあげたいのになにもできなかった，という思いも受けとめた。説明不足をわび，疼痛緩和というモルヒネ使用の意図について詳しく説明した。家族との間に生じている認識の違いを痛感し，長い時間をかけて妻の話を聞いた。師長のたすけもあって，なんとか妻の心の動揺はいくらか抑えられたようだ。

　この例は，そのまま妻が帰ってしまっていたら，複雑性悲嘆に陥った可能性もあった。師長が機転をきかせ，コミュニケーションの機会をもてたことがせめてもの救いであった。

B｜健やかに生きる

① 健康とは

1 健康の定義

WHO の定義▶　世界保健機関 World Health Organization（WHO）憲章では，健康を「単に疾患をもたないとか，弱っていないということではなく，身体的にも精神的にも社会的にも良好な状態 well-being にあること」と定義している。

disease, ▶　英語の disease, illness, sickness は，それぞれ意味が異なる。disease は医
illness,　学的に診断された「疾患」である。illness と sickness はどちらも「病気」と
sickness　訳されるもののニュアンスが異なる。disease をもっている本人が「病気」と認識すればそれは illness であり，その人の周囲や世間が「病気」とみなせば sickness である。多くの disease は同時に illness にもなり sickness にもなる。しかしそれがなりたたないこともある。たとえば，先天性四肢欠損は disease であるものの，illness でも sickness でもないことがありうる。

> 　ジム=アボット氏は，生まれつき右手の手首より先がない「先天性右手欠損」という障害をもちながらも，アメリカのメジャーリーグで投手として活躍した人物である。左手で投球中はグラブを右手におおいかぶせるように乗せ，投球の直後にグラブをすばやく左手にはめて捕球する，「アボットスイッチ」とよばれるグラブさばきを見せた。彼は「自分が障害者だと思ったことなどない」と語った。「僕が子どものころに野球を教えようと庭に連れ出した父こそ勇気ある人物である」。

疾患の有無だけ▶　わが国では，さまざまな疾患により通院している 65 歳以上の人々の割合は
ではない「健康」　約 70％である。ところが，厚生労働省の 2022（令和 4）年の「国民生活基礎調査」によると，「あなたの現在の健康状態はいかがですか」という質問に対し，65 歳以上では「あまりよくない」「よくない」という答えを合わせた割合は約 21％に過ぎなかった。つまり，多くの高齢者はなんらかの疾患をもっているにもかかわらず，自分の健康状態は「ふつう」以上だと考えている。このことは，疾患の有無だけが健康状態の指標ではないことを示唆している。

それでは，人々はなにをもって自身は健康であると判断するのだろうか。厚生労働省の2014(平成26)年「健康意識に関する調査」によれば，「健康感を判断する際に，重視した事項は何ですか」という質問に対して，「病気がないこと」(63.8%)のほかに，「美味しく飲食できること」(40.6%)，「身体が丈夫なこと」(40.3%)など，身体的な理由が多数を占めた。

その一方，「不安や悩みがないこと」(19.1%)，「幸せを感じること」(11.9%)，「前向きに生きられること」(11.0%)，「生きがいを感じること」(9.5%)などの精神的な理由もあげられた。「人間関係がうまくいくこと」「仕事がうまくいくこと」「他人を愛することができること」「他人から認められること」といった社会的な理由をあげた人々も，5～10%みとめられた。

人々の健康は身体的・精神的・社会的側面のいずれもそろっていることが重要であり，それらが十分に調和のとれている状態が，「良好な状態」といえるのである。

2 国際生活機能分類(ICF)

2001年に世界保健機関(WHO)によって採択された**国際生活機能分類**International Classification of Functioning, Disability and Health(**ICF**)は，健康上の問題点を，障害の有無だけではなく生活機能などの幅広い視点から評価し，支援につなげることを目的とする。ICF は本人の健康状態・生活機能・背景因子によって構成される概念である(▶図1-1)。

[1] **健康状態**　からだの変調や疾病のほかに，けが・肥満・妊娠・高齢なども含む。

[2] **生活機能**　生活機能は，**心身機能・身体構造**，**活動**，**参加**という3つのレベルを含む。心身機能・身体構造には，生物・生体としての機能や構造が含まれる。活動には，歩くことや日常生活に必要な動作をはじめ，家事や仕事，余暇活動などすべてが含まれる。参加には，社会参加だけでなく，家庭内における役割を果たすことなども含まれる。

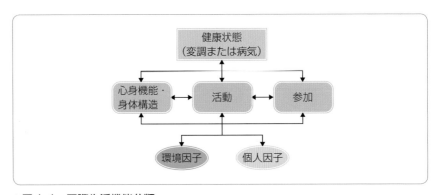

▶図1-1　国際生活機能分類

［3］**背景因子**　背景因子とは，生活機能に影響を与える因子である。**環境因子**と**個人因子**の2つの因子からなる。環境因子は，その人を取り巻く人的・物的な環境すべてをさす。個人因子は，年齢，性別，民族，学歴，価値観など，その人に固有の特徴をさす。

［4］**相互作用**　生活機能の3つのレベル（心身機能・身体構造，活動，参加）は独立に存在するのではなく，相互に影響を与えあう。さらに，本人の背景因子や健康状態から影響を受ける。これを相互作用といい，その強さは人によって大きく異なる。

② ヘルスリテラシー

　健康に関連する意思決定に必要な情報を検索・吟味・活用できる意欲と能力を**ヘルスリテラシー** health literacy という。ヘルスリテラシーは，個人の意欲だけでなく家庭・職場・地域・行政・メディアなどとの相互作用で形成される。

　ナットビーム Nutbeam, D. は，ヘルスリテラシーを機能的，相互作用的，批判的の3つに分類した[1]。

［1］**機能的ヘルスリテラシー**　基本的な読み書きの能力に基づいて，健康リスクや保健・医療のサービス利用に関する情報を受動的に受け入れ，理解できる能力である。機能的ヘルスリテラシーが低い人々は，健康診断や予防接種などの予防サービスを利用せず，病気にかかってもその自覚を欠き，生活習慣病を自己管理できないことが少なくない。

［2］**相互作用的ヘルスリテラシー**　周囲の人々とのコミュニケーションや媒体を通して能動的に新しい情報を入手し，意味を理解し，それらの知識をもとに自立して行動する意欲と能力である。相互作用的ヘルスリテラシーが高い人々は，健康的な行動習慣を確立し，ストレスがあっても積極的に他者からのサポートを求め解決にあたる。

［3］**批判的ヘルスリテラシー**　情報を批判的に吟味し取捨選択できる能力をもとに，健康を決定する社会経済的な要因を熟知し，その知識を用いて，個人の利益だけでなく集団の利益に結びつく社会的な活動ができる能力である。すなわち，自分たちの状況を自覚し，それを自力でかえていく能力である。批判的ヘルスリテラシーを備えることは，個人が不利な状況におかれても，もともともっている力を発揮し，環境をかえる力を身につけること（エンパワーメント empowerment）につながる。

1）ドン・ナットビームほか著，島内憲夫・大久保菜穂子訳：ヘルスリテラシーとは何か？　垣内出版，2017.

③ ヘルスプロモーション ——人々の健康をサポートする

アルマアタ宣言（1978年）では，高度な健康水準の実現には，保健・医療サービスの提供だけでなく，不健康の背景にある社会的・経済的・政治的な原因への対策を含む総合的な健康政策が必要である，とされた。

この考え方は，**ヘルスプロモーション** health promotion（**健康増進**）にも通じる。ヘルスプロモーションの理念をまとめた**オタワ憲章**（1986年）には，健康の条件として，平和，住居，教育，食糧，収入，安定した環境，持続可能な資源，社会的公正と公平の8つがあげられた。

具体的なヘルスプロモーションの進め方としては，健康な生活習慣や保健行動の実践を容易にするような，環境づくりやコミュニティ活動を強化することで，個人の健康を決定する生活習慣などの要因を改善したり，コントロールしたりすることを支援する。

アプローチの種類▶ アプローチの種類として，ハイリスクアプローチとポピュレーションアプローチがある。

［1］ハイリスクアプローチ リスクを有する集団をスクリーニングし，ハイリスクの人々を選定し，生活習慣などを改善するように指導するアプローチである。特定健康診査（▶93ページ）はハイリスクアプローチの1つである。ハイリスクアプローチは，スクリーニングだけで終わっては無意味であり，スクリーニングの結果に基づく適切なアドバイスや，場合によっては長期的な治療が伴わなければならない。

スクリーニング
症状のない人々を対象に簡便な検査を行い，病気の可能性のある者を見つけ出し，その後の精密検査につなげること。

［2］ポピュレーションアプローチ 各人のリスクの有無にかかわらず，集団全体にはたらきかけ，リスク要因を軽減させることにより，集団全体に好影響をもたらすという考え方に基づく。たとえば，① 地方自治体が条例により分煙を義務化し，喫煙できる公共の場所を制限することにより，受動喫煙を防止する，② タバコ税率を上げることによりタバコの購買意欲を低下させ，禁煙に導く，③ 食品企業に低カロリー・低脂肪・減塩などの食品開発を奨励し，人々にそういった食習慣の重要性に関する認識を植えつける，などのアプローチである。

④ 社会と健康

1 健康の社会的決定要因

1990年代以降，**健康の社会的決定要因** social determinants of health が注目されている。それを裏づける学問体系が，**社会疫学** social epidemiology である。

▶表 1-1　健康の社会的決定要因

収入と社会的地位	より高い収入と社会的地位は，よりよい健康状態に関連する。
教育	より低い教育レベルは，よりわるい健康状態に関連する。
物理的環境	安全な飲み水，きれいな空気，健康的な職場，安全な家・コミュニティ・道路はすべて健康に貢献する。
雇用と労働条件	雇用やよい労働条件は健康に貢献する。
ソーシャルサポート	家族・友人・コミュニティからのサポートは，よりよい健康につながる。
文化	地域の習慣や伝統は健康に影響する。

　表 1-1 は，WHO があげている健康の社会的決定要因の例である。

　たとえば，貧困，低学歴，劣悪な環境やわるい労働条件の集団は，そうでない集団と比較して，不健康である人が多くなっている。こうした集団間の健康状態の差を**健康格差**という。健康の社会的決定要因の多くは，個人の力ではコントロールできない状況である。

2　ソーシャルサポート

　周囲の人々と良好な対人関係を築いている人は，そうでない人と比較して，心身ともに健康であることが多い。良好な対人関係から有形無形の**ソーシャルサポート** social support（社会的支援）を受けられるからである。

　カワチ kawachi I. らによる社会疫学研究によれば，アメリカの男性医療従事者 2 万 8 千人を対象とした調査において，対人関係の最も強い群に比べて，最も弱い群の死亡リスクは 1.19 倍であり，心疾患による死亡にしぼるとそのリ

Column　ジェイソンはなぜ病院にいますか？

　健康の社会的決定要因について，カナダ政府の Web サイトで公表されている寓話を紹介しよう。

　「ジェイソンはなぜ病院にいますか？」――「彼は足にひどい感染をしているからです」

　「なぜ彼は感染していますか？」――「彼は足に切り傷があり，感染したからです」

　「なぜ彼は足に切り傷があるのでしょうか？」――「彼は自分のアパートの隣の廃品置き場で遊んでいて，そこには鋭いギザギザの鉄があり，彼が転んだのです」

　「なぜ彼は廃品置き場で遊んでいたのですか？」――「彼の近所はあれ果てているからです。多くの子ど

もたちがそこで遊びますが，彼らを監督する人はいません」

　「なぜ彼はその近所に住んでいるのでしょうか？」――「彼の両親はよりよい家を買う余裕がないからです」

　「なぜ彼の両親はよりよい家を買う余裕がないのでしょうか？」――「彼のお父さんは失業していて，彼のお母さんは病気だからです」

　「なぜ彼のお父さんは失業していますか？」――「彼はあまり教育を受けておらず，仕事を見つけることができないからです」

　「なぜ…？」

スクは 1.37 倍であった[1]。

社会学者ハウス House, J. S. はソーシャルサポートを，情緒的サポート・手段的サポート・情報的サポート・評価的サポートのうち少なくとも 1 つ以上を含む個人間の相互関係と定義した。情緒的サポートは，たとえば悩みごとの相談にのる，手段的サポートは，たとえば日常的なことの手だすけをする，情報的サポートは，たとえばなにか役だつ情報を伝えてもらえる，評価的サポートは，たとえば相手の意見や行動を肯定する，といった内容である[2]。

3 ソーシャルキャピタル

ソーシャルキャピタル social capital（社会関係資本）とは，社会・地域における人々の結びつきや信頼関係を示す。人間どうしの 絆 ，互 酬 性の規範（もちつもたれつという考え方），などを含む。ソーシャルキャピタルがゆたかな社会では，人々が互いに信頼し，協力し合う。他人に対する警戒が少なく，治安がよい。経済・教育もゆたかであり，人々の健康にもよい影響を与え，人々の幸福感も高まる。

[1] ソーシャルキャピタルが機能する例　わが国では，大震災といった緊急時にソーシャルキャピタルが機能することがある。経済的な利害関係とは無関係に，互酬性の規範に基づいて，被災者どうしがたすけ合う姿が見られる。行政の動きよりも早く，ボランティアのネットワークによる情報提供や協力体制が機能する。

ソーシャルキャピタルが脆 弱 な国では，わが国のようなたすけ合いは行わ

Column　社会的処方

近年は，わが国でも**社会的処方**という考え方が知られはじめている。社会的処方とは，医療者が患者に「地域とのつながり」を処方することとされる。医療者は患者の医学的な問題の解決をはかると同時に，地域の行政機関や福祉サービス事業者など，さまざまな組織と連携し，そうした組織と患者との橋渡し役を担う。患者の社会的問題を地域全体で対応することで，患者の QOL 改善をはかるものである。

社会的処方を進めるには，孤立・貧困など患者個人の複雑な社会的背景を評価することが求められる。イ

ギリスでは，家庭医が "Fit Note" という情報提供書を発行するシステムが導入されている。傷病を負った労働者が復職する場合，家庭医が Fit Note に注意事項を記載し，事業主に渡す。事業主はそれにそって労働者の労働条件に配慮しなければならない。

わが国では，介護保険の主治医意見書（▶138ページ）が社会的処方としての機能をもっているといえる。意見書には，高齢者に今後おこりうる問題を記載し，ケアマネジャーに適切に活用してもらうしくみになっている。

---

1) Eng, P. M. et al.: Social ties and change in social ties in relation to subsequent total and cause-specific mortality and coronary heart disease incidence in men. *American Journal of Epidemiology*. 155(8): 700-709, 2002.
2) House, J. S.: *Work Stress and Social Support*. Addison-Wesley Educational Publishers Inc., 1981.

れず，飢えに苦しむ被災者が商店の略奪などに走るというケースもあった。

[2] **ソーシャルキャピタルが機能していない例**　高齢者の孤立死（孤独死）は，核家族化，近所付き合いの希薄化，地域の高齢者ネットワークの不足などが原因といわれており，ソーシャルキャピタルが機能していない例であるといえる（▶139ページ）。

C 老いてこそ人生

① 老年病学──老いに向き合う医学

1 生理的老化

　加齢に伴い，身体機能や精神機能はしだいに低下する。これを**生理的老化**という。生理的老化の進行には個人差がある。同一個人内でも，臓器によって異なる。身体機能は30歳代から徐々に低下する。とくに心肺機能は，20歳代と80歳代では大きな開きがある。

　一方で，精神機能は加齢による衰えが比較的少ないといえる。記憶力や計算力はほぼ確実に低下する。しかし，言語の理解力，経験に基づく思考力や判断力などはあまり低下しない。身体機能は衰えても，知的能力は維持される。80歳を過ぎてなお活力にあふれ，知的な活動を続ける高齢者は少なくない。

　また，20年以上前と比較して，過重労働から解放されたことなどが原因で，現在の高齢者は生理的老化の進み方が5〜10年ぐらい遅れているといわれる。一般に65歳以上が**高齢者**と定義される。しかし現代は，心身の健康を比較的よく維持し，65〜74歳の前期高齢者のうちの多くが，活発に社会活動を営んでいる。

2 高齢者の疾病

　高齢者にはもともと生理的老化があり，そこに**病的老化**が加わって，疾病が形成される。ただし，生理的老化と病的老化を明確に区別することは，たいていの場合困難である。

　高齢者の疾患の多くは，完全な治癒を期待できない慢性疾患である。そのため，治療の目標としては，疾患を治癒させることではなく，疾患を管理してなるべく悪化させないこと，疾患をかかえながらも心身機能を維持し，生活の質（QOL）をなるべく保つことが中心となる。

　身体機能の衰えが進んで日常生活動作（ADL）が著しく制限されると，自宅や施設にこもりがちになり，周囲の人々とのつながりが絶たれ，孤立することになりかねない。そうなると，高齢者がもともと備えている知的能力を活用す

る機会も制限される。精神機能の生理的老化は比較的少ないとはいえ，使われないと衰えてしまう。周囲の人々とのつながりを維持するソーシャルサポート（社会的支援）が必要となるのは，このことが理由である。

3 高齢者医療

若年者と異なり，高齢者は複数の疾患をかかえていることが多い。また複数の医療機関にかかり，おのおのから断片的で重複した医療の提供を受けていることもある。薬剤の処方数は増え，**ポリファーマシー**の状態になり，そのために副作用に苦しむことも少なくない（▶159ページ）。

高齢者は，症状の出現も人それぞれである。「なんとなくだるい」「どことなく調子わるい」といった訴えの背後に，重大な疾患が隠れていることもある。治療に対する効果も，若年者と比較するとあまりよくない。若年者であればすぐに治癒する疾病（たとえば肺炎）でも，高齢者の場合は長期臥床（寝たきり）の状態となり，それをきっかけに日常生活機能が著しく低下し，ときに死にいたることもある。

高齢者の疾病は，医学的要因だけでなく，居住環境，経済状態，社会関係などの影響も受けやすい。したがって，単に医療的なケアだけでなく，保健・医療・福祉の一体的な取り組みによって，日常生活や社会経済環境も考慮したケアのあり方をさぐる必要がある。

高齢者によく見られる QOL 低下をきたす症状として，認知症，せん妄，うつ，低栄養，嚥下障害，転倒，尿失禁，便秘，褥瘡，脱水などがある。これらを総称して**老年症候群**とよぶ。これらに対しては，治癒にこだわってやみくもに濃厚な治療を行うのではなく，症状緩和や，QOL の維持，日常生活機能の保持を目ざすことが大切である。

高齢者の健康管理においては，肺炎予防（ワクチン接種や口腔ケア），転倒予防（居住環境の改善など）などの予防対策も重要である。疾病に罹患した場合でも，できるだけ早期の離床をはかり，早期リハビリテーションによって機能回復をはかることが大切である。

欧米諸国と比べ，わが国は寝たきり老人が多いといわれる。寝たきりになると，筋萎縮・関節拘縮・褥瘡などをきたす**廃用症候群**にいたる。これは，骨折や脳卒中を発症したあとに，早期のケアやリハビリテーションが，まだ十分でないことが原因と考えられる。

せん妄
軽度ないし中等度の意識混濁に幻覚が加わり，不安や興奮を伴っている状態。高齢者に多く，手術後や高熱時などによくみられる。

褥瘡
寝たきりなどによって，からだの一部がベッドなどに圧迫されて血流がわるくなることで，皮膚の一部が赤くなったり，ただれたり，皮膚や深部組織が壊死すること。「床ずれ」ともいう。

4 高齢者の自殺

わが国の自殺者数は年間2万人をこえる状態が続いている。わが国の特徴として，中高年男性の自殺率が高いことのほかに，75歳以上の高齢者の自殺率が高いことがあげられる。警察庁の自殺統計によると，高齢者の自殺の動機の多くは「健康問題（病苦等）」である。

　高齢者の自殺では，多くの場合，うつ状態が背景にある。高齢者がうつ状態になりやすい社会的要因もいくつか知られている。たとえば，独居の高齢者よりも，二世代・三世代同居の高齢者に自殺が多くなっている。家族内での疎外感や孤独感，嫁姑間の対立と葛藤，高齢者が役割を与えられないことによる喪失感，などが原因とみられる。家族との健全なつながりが，精神的な健康を維持する1つの条件といえるだろう。

② 高齢患者の権利をまもる

1 高齢患者の意思決定支援

　高齢患者はとくに，医療に対して，疾病の治癒や身体機能の回復を強く望む傾向がある。しかし，医療者はそれらの実現が困難であることをよく知っている。両者のコミュニケーション不足によって，ときに治療や療養の意思決定に齟齬をきたすこともある。医療者には，高齢患者に対してはとくに，患者本人や家族にわかる言葉を用いて，治療に関するエビデンス（科学的根拠，▶53ページ），予後に関する情報を的確に提供し，本人・家族の意思決定を支援するという態度が求められる。

　また，高齢者の医療では，患者・家族の価値観やおかれている社会経済環境によって，優先すべき目標が異なってくる。医療者はそれらをも考慮に入れつつ，到達すべき目標に関して合意形成をはかることが大切である。

　まさに生活の場に則した医療提供のあり方をさぐることが必要になる。入院が必要となった場合でも，生活の場になるべく早く戻ることを目標として，早期から退院支援を行うべきである（▶109ページ）。退院先は，自宅であったり，ほかの病院であったり，介護施設の場合もある。

　医療や介護の提供者間のコミュニケーション不足が原因で，転院先の病院や介護施設で不適切な医療・介護が行われることもある。医療提供の場がかわることに伴い，せん妄などの精神症状や廃用症候群が生じやすくなることも知られている。このようなリスクも考慮に入れつつ，地域における医療・介護資源

Column　サルコペニア，フレイル，ロコモティブシンドローム

　加齢に伴う心身機能の低下に関連するいくつかの概念が提唱されている。

　サルコペニア sarcopenia とは，加齢に伴う骨格筋量と骨格筋力の低下を意味する。

　フレイル frailty とは，加齢に伴って生活機能障害や要介護状態に陥りやすい状態をさす。筋力低下など身体機能の障害ばかりでなく，認知症やうつなどの精神機能の障害，さらには独居や経済的困窮といった社会的問題をも含む概念である。

　ロコモティブシンドローム locomotive syndrome（**運動器症候群**）とは，加齢に伴って増加するさまざまな骨関節疾患を包括的に運動器症候群と再定義し，その予防を啓蒙するためにつくられた概念である。ロコモともよばれる。

を活用して，患者本人にふさわしい療養環境をさぐることが大事である。

2 高齢患者のアドボカシー

アドボカシー advocacy とは，一般的に，社会的弱者や社会的少数者(マイノリティ)の権利擁護・代弁などを意味する。高齢者医療では，終末期や認知症などにより自己の権利を表明することが困難な高齢患者にかわって，代理人が権利の主張や意思決定を行うことをさす。

たとえば認知症で判断能力が衰えてしまった場合，親族などが成年後見制度(せいねんこうけんせいど)を用いて後見人となり，その人の財産をまもることができる。

医療者の立場としては，患者や家族に病気やケアについて必要な情報を伝えることにより，患者本人の権利をまもるための意思決定ができるように支援することができる。

③「老い」と向き合う

1 サクセスフルエイジング

サクセスフル▶
エイジング

サクセスフルエイジング successful aging という概念は，端的に言えば，「幸せに老いること」といった意味合いである。「生きがい」という言葉にも通じる。「老い」という言葉につきまとう否定的な側面にのみとらわれるのではなく，肯定的な側面にも光をあてようとする概念である。

サクセスフルエイジングには長寿と生活の質(QOL)という構成要素が含まれる。単に長期間生存するだけでなく，QOLが維持された状態で長生きすることがよいとされる。これに加えて，社会貢献という要素が含まれることもある。「生涯現役」という言葉があるように，老いてもなんらかの社会貢献ができれば，それを生きがいと感じる人もいるだろう。

高齢者は，加齢によってほぼ例外なく身体的な衰えを経験するため，従来は「老い＝衰退」ととらえられてきた。しかし，心理的に良好な状態 well-being は，身体的な衰えがあっても一定程度維持され，幸せに老いることは実現不可能ではない。サクセスフルエイジングという概念は，老いを重ねるうちに蓄積される経験と知識による能力の維持，それに伴う肯定的な感情を重視する。人間の身体がもつ生理的宿命を，経験的な知恵によってのりこえられるかどうかを問う概念ともいえる。

アンチエイジング▶
従来のサクセスフルエイジングは，高齢期になっても生産的・活動的であり，若いころの状態をなるべく維持する，若い者には負けない，といった活動理論を基盤にした考え方が主流であった。身体機能・精神機能をなるべく維持し，社会参加を途絶えさせない，といった考え方である。こうした考え方はしばしば，老いにあらがう，すなわち**アンチエイジング**という考え方とも結びつく。

　　しかし，アンチエイジングにも限界がある。アンチエイジングを求めることへの疲れやむなしさを感じることがあるかもしれない。

老年的超越▶　サクセスフルエイジングと関連して近年，**老年的超越** gerotranscendence という概念も提唱されている[1]。老年的超越とは，老いにあらがわず，あるがままを受け入れ，自然の流れにまかせるという考え方である。これまでつちかってきた自分の身体的な健康に対するこだわりを弱める，過去にもっていた社会的役割や地位に対するこだわりをなくし，対人関係が狭くなってもそのなかで深い関係を結ぶ，他者を重んじる利他性を高め，他者への依存を肯定する，などが含まれる。

2　老いてこそ人生

　　フランスの哲学者ジャンケレヴィッチ Jankélévitch, V.(1903-1985)は，「死は1人ひとりの人間にとって最後の未知であり，したがって最後の未来である」と述べた。人はいつか必ず死んでいくことを，誰しも頭では理解している。しかし，自分が必ず死ぬということを実感できない。いつも死は，人ごとのように聞こえるものだ。

　　一方で，老いは実感できる。老いにあらがい，じたばたしたり，あがいたりするのも，人間として当然の感情である。しかし，自分が老いることを認めたくなくとも，いずれは認めざるを得ない。

医療者を志すあなたへ③
患者の尊厳

　新人男性看護師のN君が務める病棟に，高齢の女性患者が入院した。ぽちゃっとして，たぷたぷんの頬の，とてもかわいらしいおばあさんである。N君は，かわいらしさのあまり，思わずその患者の頭をなでてしまった。親愛の情を込めたつもりであったが，患者の反応は，N君がまったく予想していないものだった。

　「なんでこんな若い子に，そんなことを」と，患者は目に涙を浮かべはじめた。しまった，と感じたN君は，「申し訳ありません，申し訳ありません」とあわててあやまった。

　学生時代に勉強した教科書に「患者の尊厳」などと書かれていたような気はしていたが，それがどういうことか十分に理解できていなかった。患者にはそれぞれ歩んできた人生がある。高齢の方ほど人生経験は豊富であり，

それゆえに自尊心もある。「患者の尊厳」を大切にするというのは，患者が歩んできた人生もふまえ，それに対する敬意をもって接するということではないだろうか。N君にとって，そんなことを痛感するエピソードであった。

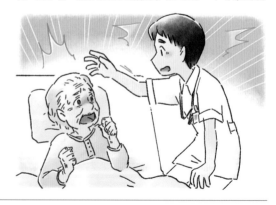

1）ラーシュ-トーンスタム著，冨澤公子・タカハシマサミ訳：老年的超越．晃洋書房，2017．

老いてもなお，なにかしら意志をもち，なにかにのぞむ姿勢をもち続けることが，幸せに老いることを実現するうえで，大切なことではないだろうか。

ここで，アメリカの作家ヘミングウェイ Hemingway, E. M.(1899-1961)の代表作「老人と海」を紹介しよう。

主人公である老いた漁師サンチャゴは，84日間も不漁が続き，漁師仲間からうとまれている。彼を慕う少年マノーリンが彼の船によく同乗していたが，不漁続きが理由で，少年の両親は老人の船に同乗しないように言った。

そんなある日，老人は巨大なカジキマグロに遭遇し，4日間にわたる格闘を繰り広げる。疲労で何度も気を失いそうになりつつも，神に祈りながら，若いころに腕相撲のチャンピオンになったことを回想しながら，気持ちをふるいたたせ，ついにカジキマグロを仕とめる。あまりの重さに船に引き上げることができず，カジキマグロを船腹にくくりつけた。しかしこれがあだとなり，サメの襲来にあう。老人は銛でサメと格闘し，最初の一頭は撃退する。「人間は負けるようにつくられてはいない。殺されるかもしれないが，負けはしないんだ」。

しかし一頭目のサメが流した血のにおいをかぎつけ，つぎつぎと別のサメたちがおそい掛かってくる。老人はついに力つきた。カジキマグロはサメたちにさんざんに喰いちぎられ，骨ばかりとなった。港に戻った老人は，疲れ果てて，小屋で眠りに落ちる。物語は次の一文で幕を閉じる。「老人はライオンの夢を見ていた」。

老人は，老いてもなお，孤独感とたたかいながら，大魚をとるという意志をもち，必死にそれに挑み，一度は達成感を味わいながらも，結果的には大きな悲哀を味わう。それでも老人は，負けたわけではないだろう。自分らしく生き，幸せな老いをまっとうしたといえるのではないだろうか。

④ 認知症と向き合う

1 認知症とは

アルツハイマー型認知症

大脳皮質全域に神経細胞の脱落，アミロイドβタンパク質による老人斑，タウタンパク質による神経原線維変化がみられ，記憶障害を中心とする認知機能障害をおこす認知症。

認知症とは，さまざまな原因で脳細胞が死滅し，記憶障害や認知機能障害などによって日常生活上の支障をきたす状態である。認知症の約60％はアルツハイマー型認知症，約20％は血管性認知症，残りの20％はレビー小体型認知症などを含むそのほかの認知症である。

わが国では認知症が増えつづけている。65歳以上の高齢者のうち認知症の患者数は，2012年に推計462万人(有病率15％)であり，2025年には675万人に増加すると予測されている。つまり，65歳以上の約5人に1人は認知症と

血管性認知症

脳血管障害によっておこる認知症。アルツハイマー型と比較して，認知機能障害が全般的でない（まだらである）。

なると考えられる[1]。

認知症の**中核症状**は記憶障害と見当識障害（時間や場所などがわからなくなること）である。それに加えて，**行動・心理症状（BPSD）**といわれる精神症状と行動異常がある。精神症状には，ものを盗られたという妄想，抑うつ，幻覚，不安感，無気力などがある。行動異常には，身体的攻撃性，不穏，徘徊（うろうろ歩きまわること），焦燥性興奮，性的脱抑制（みだらなふるまい），収集癖，叫び，罵り，つきまとい，などがある。

2 認知症の予防

レビー小体型認知症

脳にαシヌクレインというタンパク質の異常による構造物（レビー小体）がみられる認知症。幻視，パーキンソン症状などが特徴的である。

糖尿病患者のアルツハイマー型認知症の発症リスクは，血糖値が正常な人々の約2倍である。また，高血圧，糖尿病，脂質異常症などの生活習慣病は，脳血管性認知症の発症に関連している。糖尿病をはじめとする生活習慣病の予防・治療によって，認知症の患者数を減らすことができる[2]。

いわゆるサプリメントに，認知症の予防効果はみとめられない。過去に実施された数多くの臨床試験のデータによれば，各種のビタミン，オメガ3系脂肪酸，イチョウ葉エキス，大豆などのサプリメントで，認知症予防効果を示すエビデンス（科学的根拠）は得られなかった[3]。

さまざまな余暇活動が，わずかながらも認知症予防に役だつ可能性はある[4]。読書，楽器演奏，ダンス，ウォーキング，旅行，編み物，園芸，観劇など，余暇活動の種類は問われない。自分の好みによって，長く続けられる余暇活動を選んで行うことがよいといわれている。

3 認知症の治療と介護

認知症の治療▶　認知症は治らない病気である。コリンエステラーゼ阻害薬やメマンチンなどの治療薬は，認知症の進行を短期的にわずかに遅らせる程度の効果しかない。治療開始からおよそ1年後には効果がほぼなくなる。また，進行例や85歳以上の患者には効果がない[5]。

認知症のケア▶　認知症ケアの基本は，その人らしさ personhood の維持である。BPSDを問題行動ととらえるのではなく，その人の心のなかがあらわれているものととら

1) 二宮利治：日本における認知症の高齢者人口の将来推計に関する研究 平成26年度厚生労働科学研究費補助金特別研究事業.
2) 小原知之ほか：久山町研究からみた認知症の予防. 老年期認知症研究会誌 21：80-83, 2017.
3) Butler, M. et al.: Over-the-counter supplement interventions to prevent cognitive decline, mild cognitive impairment, and clinical Alzheimer-type dementia: a systematic review. *Annals of Internal Medicine*, 168: 52-62, 2018.
4) Verghese, J. et al.: Leisure activities and the risk of dementia in the elderly. *The New England Journal of Medicine*, 348: 2508-2516, 2003.
5) Buckley, J. S., Salpeter, S. R.: A Risk-benefit assessment of dementia medications: systematic review of the evidence. *Drugs & Aging*, 32：453-467, 2015.

えて理解を試み，その人の立場にたって対応することが重要である。

- 患者本人を否定したり叱責したりしないこと。
- 理屈で説得しようとせず，共感的な態度で接し，納得をえられるようにすること。
- 残存する認知機能を見きわめて，なんらかの役割を与えることで，健全な心身を保つようにすること。
- 孤独を放置せず，よい刺激をたえず与えて，生きがいを感じさせること。

　このような対応が結果的に BPSD の軽減につながりうる。とはいえ，BPSD が高度で周囲に危害がおよぶ場合は，抗精神病薬などによる薬物療法によって症状を抑えることを考慮する。

地域包括支援センター

介護保険法に基づき設けられた，高齢者の地域生活を支える包括ケアの拠点。総合的な相談・支援，権利擁護，介護予防マネジメント，包括的・継続的マネジメントなどを行う。

不穏

不安や恐怖によって落ち着きがなく，興奮した状態。

　78歳，女性のBさんは，夫と5年ほど前に死別し，長男夫婦と同居していた。海外在住の次男は社会的に成功をおさめており，それがBさんの自慢である。

　一昨年からBさんに認知症の症状が見られ，比較的急速に悪化していった。もの盗られ妄想が強く，嫁を犯人扱いする。暴言・暴力がしだいに激化し，そのほこ先はつねに嫁に向けられた。「学がない」「能なし」などとののしり，素手でなぐりかかる。長男はいやがるBさんをメンタルクリニックに連れて行き，地域包括支援センターにも相談した。その後もBさんの暴力はエスカレートし，夫婦のがまんが限界に達したころ，ようやく入所できる施設がみつかった。

　施設に入所直後，Bさんの不穏はピークに達した。介護スタッフにもほかの入所者にも鬼の形相（ぎょうそう）で暴言を吐き，髪を引っぱり，スリッパでたたく。

　Bさんは長男と介護スタッフに付き添われメンタルクリニックを再診した。精神科医はBさんに抗精神病薬を処方した。

　介護スタッフは，Bさんが自分はいまどこにいるか理解できておらず，知らな

い場所にいることへの不安と孤独を感じている，と考えた。そこでBさんをひとりにせず，つねに声かけをした。Bさんの話を傾聴し，次男のことを「私の自慢の息子」と語るBさんの気持ちに寄り添った。

スタッフは，Bさんが暴言を発したときは，暴言を受けている者からすぐに引き離した。スタッフのほうから次男の話を引き合いに出し，Bさんの思いを共感的態度で受けとめるよう試みた。スタッフの多くは，それぞれがBさんに少しでもおだやかな時間が過ごせるように取り組み，経過を日誌に細かく記録した。それらの情報を共有することで，スタッフ全体でケアの方向性をさぐっていった。

こうしたケアに加え，抗精神病薬の効果もあり，Bさんの暴言・暴力は少しずつ減っていった。中核症状である記憶障害は進み，徘徊も続いたものの，入所から約半年後には，ほぼ終日おだやかな状態で過ごすようになった。

D おだやかに死ぬこと──終末期を考える

① 死にいたる3つのパターン

終末期

病気が治る見込みがなく，数週間～半年程度で死を迎えると予想される時期。

重い病気にかかったとき，患者が第一に気にかけることは，「病気が治るかどうか」である。そして，病気が治る見込みがないとわかったときに，次に気にかけることは，「あとどれくらい生きられるか？」である。病気の発症から死にいたるまでの経過には，3つのパターンがある[1]（▶図1-2）。

パターン1は，がんが代表的である。全身の機能は比較的良好に保たれる期間が続く。死亡前数週間で急速に状態が悪化する。死亡する数日前まで意識は

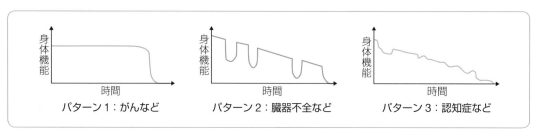

▶図1-2　死にいたるまでの経過

1) Lynn, J., Adamson, D. M.: *Living Well at the End of Life*: *Adapting Health Care to Serious Chronic Illness in Old Age*. RAND Corporation, 2003.

保たれていることが多い。余命の予測は比較的容易である。

　パターン2は，心不全や呼吸不全などの臓器不全でみられるもので，悪化と改善を繰り返しながら，長期間にわたり身体機能が低下する。悪化したあとに復調しても，もとの機能レベルには戻らない。最後は悪化したまま復調せず，死にいたる。それは最初の入院のときかもしれないし，十数回目の入院のときかもしれない。死にいたる最後の入院の直前まで意識は保たれている。いつからが終末期かという判断はむずかしく，余命の予測も困難である。

　パターン3は，認知症や脳卒中後遺症などでみられるもので，身体機能のゆるやかな低下が続く。意思疎通が不可能になってから死亡までの期間は，数か月，場合によっては数年に及ぶこともある。そもそもいつからが終末期なのか線引きは不可能である。発症から死亡までの機能低下の勾配<ruby>勾配<rt>こうばい</rt></ruby>に個人差が大きすぎるうえに，それを予測できる要因も少ないため，余命の予測は最も困難である。

② がんの緩和ケア

1 緩和ケアとは

　緩和ケアは，生命にかかわる病気をわずらう患者とその家族に対し，疼痛<ruby>疼痛<rt>とうつう</rt></ruby>そのほかの身体的問題のみならず，精神的・社会的問題を早期に発見し，それらに伴う苦しみをやわらげ，QOLを維持・改善するアプローチである。

▶緩和ケアに対する誤解　多くの一般の人々には「緩和ケア＝最期<ruby>最期<rt>さいご</rt></ruby>の看取<ruby>看取<rt>みと</rt></ruby>り」という誤解がある。そのためか，がん患者にとって緩和ケアとは，医師から聞きたくないネガティブな言葉の1つになってしまっている。もう治療法がなく，見捨てられると思ってしまうのかもしれない。緩和ケアをすすめられた患者が怒り出してしまうこともある。こうした誤解もあって，緩和ケアがわが国では十分に活用されていないようである。この点は今後，改められなければならない。

▶がん医療の目的　がん医療は，手術・放射線治療・化学療法などによって「がんを治す」ことだけが目的ではない。医療者は，「がんにかかった人を癒<ruby>癒<rt>いや</rt></ruby>す」という目的意識を強くもたねばならない。

▶がんに伴う苦痛とその緩和　がんはさまざまな苦痛を伴う。がんそのものの苦痛だけでなく，治療に伴う苦痛もある。手術・抗がん薬・放射線治療はさまざまな合併症や副作用を伴う。また，がんが進行すると，疼痛，吐きけ・嘔吐<ruby>嘔吐<rt>おうと</rt></ruby>，食欲不振，全身倦怠感<ruby>全身倦怠感<rt>ぜんしんけんたいかん</rt></ruby>，抑<ruby>抑<rt>よく</rt></ruby>うつなどを伴う。

放射線治療
電離放射線を人体に照射する治療法の総称。おもにがんの治療に用いられる。

　これらすべてに対して適切な治療やケアを行うことにより，QOLの低下を抑えることができる。がんの緩和ケアは，がんが進行したあとではなく，がんと診断された当初から必要に応じて行われることが理想である。

2　がん疼痛管理

疼痛の状況の把握▶　疼痛管理においては，医療者が患者から疼痛の状況を聞き出し，把握することが大事である。身体のどこがどんなふうにどれぐらい痛いのか，痛みはいつからで，どのようなときに痛いのか，患者に言葉で表現してもらい，詳細に把握する必要がある。疼痛をがまんすると，不眠，身体活動の低下，食欲不振，抑うつにもつながる。疼痛は軽度のうちにがまんしないで治療を開始するようにすすめることも重要である。

鎮痛の方法▶　がん性疼痛の多くは，鎮痛薬を適切に使用することによりコントロールできる。アセトアミノフェンやアスピリンなどの非麻薬系鎮痛薬のほかに，モルヒネなどの麻薬系鎮痛薬も積極的に使用される。経口薬（口から飲む薬）が基本であるが，外用薬（塗り薬，はり薬）・坐薬（肛門から挿入する薬）なども選択できる。鎮痛薬と組み合わせて，抗不安薬や抗うつ薬などが処方されることもある。

　医療用麻薬に対する患者の誤解をとくことも，ときに必要になる。「麻薬中毒になる」などの誤ったイメージをもたれることがあるが，実際には，医師の指示のもとに使用する限り，中毒はおこりえない。麻薬の一般的な副作用として便秘・眠け・吐きけがあるものの，それらに対する予防や治療も可能である。

　鎮痛薬以外にも疼痛管理の方法は多岐にわたる。疼痛管理を専門とするペインクリニックの麻酔科医に依頼し，神経ブロックや硬膜外麻酔が行われることもある。骨転移は強い疼痛の原因となり，放射線治療の適応となることがある。

神経ブロック
局所麻酔薬を神経内やその周囲に投与し，興奮伝導を遮断すること。

硬膜外麻酔
脊柱管の硬膜外腔に局所麻酔薬を注入し，脊髄神経を麻酔する方法。

3　全人的苦痛

　人々はがんと診断されたとき，たいてい死を意識し，がんが治るのかどうか，強い不安をいだく。治療や療養にも不安やいらだちを感じ，自分自身の現在や将来について悲観する。仕事ができなくなって生活に困窮するのではないか，自分が死んだあと，残された家族はどうやって生きていけばよいのかと，一朝一夕には解決されない不安に打ちひしがれ，うつ状態にいたることもある。

　闘病の過程で，以前にはできたことができなくなっている自分に気づく。仕事もままならなくなる。余暇を楽しむ余裕すらなくなる。死の恐怖とたたかいながら，弱気になって，自分が生きている価値すら見いだせなくなる。なにもかもうまくいかず，がんになった自分をせめる患者もいる。

　上記のように，患者の苦痛は単に身体的苦痛にとどまらず，精神的苦痛（不安，いらだち，うつ状態），社会的苦痛（経済的問題，仕事上の問題，家庭内の問題），スピリチュアルな苦痛（生きる意味への問い，死への恐怖，自責の念）をも伴う。これらを**全人的苦痛**（トータルペイン total pain）と称する（▶図1-3）。

　全人的苦痛に対するケアは，1人の医療者のみでなしうるものではない。医師・看護師・薬剤師・理学療法士・作業療法士・ソーシャルワーカーなど，多職種の医療関係者がチームとなり，それぞれの専門性をいかしつつ，協力して

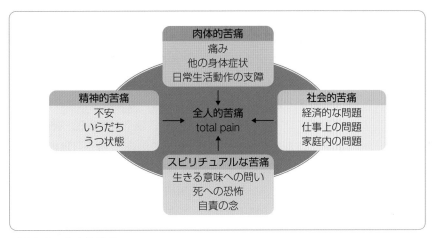

▶図 1-3　全人的苦痛

対応すべきである。身体的苦痛以外の苦痛に関しては，医師には話を切り出せない患者もいる。そういった場合，ほかの職種が話を聞くことが大切である。

　患者は，緩和ケアについて理解が不足していることが多い。入院・外来，在宅療養を問わず，どのような状況でも，緩和ケアが提供されることをがん患者に知らせることも大事である。

4　緩和ケアの場

がん診療連携拠点病院

専門的ながん医療の提供，地域のがん診療の連携協力体制の整備，患者・住民への相談支援や情報提供などの役割を担う病院として，国が指定要件を定め，都道府県知事が推薦し，厚生労働大臣が指定した病院。

　厚生労働省は，がん患者が全国どこでも質の高いがん治療を受けられるように，2023（令和 5）年 4 月現在，全国にがん診療連携拠点病院を 456 か所指定している。がん診療連携拠点病院をはじめとする多くの病院には，緩和ケアチームや緩和ケア外来がある。緩和ケア病棟に入院することにより，専門的な緩和ケアを受けることができる。一般病棟に入院しながらでも，緩和ケアチームによる診療を受けることができる。

　さらに，退院後も緩和ケア外来を受診することで，継続して全人的苦痛に対処できる。また，緩和ケア外来を担う医療者が，地域のクリニックや訪問看護ステーションと連携して，在宅での緩和ケアを支援することもできる。

　多くの患者にとって，自宅は最もリラックスできる，安心できる療養環境である。身体的苦痛が安定していれば，在宅療養はむずかしくない。持続点滴静注なども含めて，緩和ケアで行われる入院治療の多くは，自宅でも可能である。在宅療養を支えるために，訪問診療医，訪問看護師，かかりつけ薬剤師，理学療法士，ケアマネジャー，ホームヘルパーなどが協力して行っている。

　在宅緩和ケアの提供にあたっては，患者や家族の生活のペースをまもることも念頭におかなければならない。訪問診療医や訪問看護師は，在宅療養の目的や患者の希望について情報を共有し，緊急時の対応方法を決めておき，患者や家族の不安を軽減することが重要である。

③ 非がんの緩和ケア

対象疾患▶　一般的には，緩和ケアの対象疾患はがんであるというイメージが強い。しかし，がん以外にも，治癒が困難であって，苦痛を緩和しながら最期を迎えることを考慮すべき疾患は多い。こうした疾患には，慢性の臓器不全(心不全・呼吸不全・腎不全など)，認知症，脳卒中後遺症，神経難病などが含まれる。

がんと異なる点▶　がんと異なり，非がん疾患の場合，「数か月以内に亡くなる」という予測はほぼ不可能である。患者が急な死を迎えたとき，「そんなにすぐに亡くなるとは思っていなかった」と家族が口にすることもめずらしくない。このような死亡時期の予測困難性が，緩和ケアの導入の妨げになっているといえる。

　非がん疾患の緩和ケアにおいては，患者の身体状況のみならず，精神的・経済的状況や家族との関係性などをよく知る医療者がかかわることが重要である。その患者を長期にわたり診療していれば，最期が近づいているかどうかの予測がある程度可能になり，患者・家族に対し，最期を迎える心構えについて段階を追って助言できる。そして，その流れのなかで，緩和ケアの導入を検討する。

　非がん疾患の緩和ケアは，がんの緩和ケアとは考え方が大きく異なる。がんの緩和ケアでは，がんに対する直接的な治療は徐々に減らし，緩和ケアの比重を高めていく方法が一般的である。非がん疾患，とくに臓器不全では，疾患に対する直接的な治療がそのまま緩和ケアにつながる。

医療者を志すあなたへ④
訪問看護の思い出

　新人看護師のYさんが看護学生だったころ，とある農村の病院の夏季インターンに参加した。訪問看護師のFさんに同行させてもらい，高級なペンションが集まる高台の避暑地に向かった。最初の訪問先は，彫金の芸術家R氏(50歳・男性)が過ごすペンションであった。R氏は進行した食道がんの患者であり，余命いくばくもない。訪問時間は30分と決められている。その後も何軒も訪問先があり，早くまわらないとノルマを達成できない。

　訪問看護師のFさんは，15分で病状確認，病変部のケアをすませた。R氏は，自作の彫金製マグカップにかおり高いコーヒーを淹れ，FさんとYさんにふるまった。Fさんはマグカップ片手にゆったりR氏と話をする。病気のことばかりでなく，日々のなにげない話から，彫金の話まで。そうした話がきっとR氏の心のやすらぎにつながるのでは，とアセスメントしたうえでの雑談だったのかもしれない。

　患者の病気だけを見るのではなく，患者がたどってきた人生をふまえ，その人の日常をとらえサポートする。Yさんは，訪問看護の奥深さを垣間見た気がする。彫金製マグカップの手に吸いつくようになじむ肌触りに，R氏の人生そのものが宿っているような気がして，感動をおぼえずにはいられなかった。

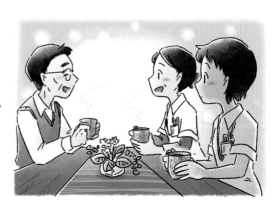

1 慢性心不全の緩和ケア

虚血性心疾患

心筋に虚血(血液供給の減少または途絶)を生じる疾患の総称。虚血による胸痛などがみられる狭心症や心筋の虚血性壊死である心筋梗塞などが含まれる。

弁膜症

心臓に存在する弁の狭窄や閉鎖不全などによって生じる疾患。

心疾患には「突然死」というイメージが一般にはあるが、それはむしろまれである。治療技術の進歩もあって、心疾患発症後の生存期間は延長している。

心疾患には虚血性心疾患(狭心症・心筋梗塞<ruby>梗塞<rt>こうそく</rt></ruby>)、弁膜症などがあるが、病因によらず、悪化しつづければ慢性心不全にいたる。その症状には、心収縮機能低下による症状(疲労感、冷感など)と、心拡張機能低下に伴う血液うっ滞による息切れ、呼吸困難、浮腫<ruby>浮腫<rt>ふしゅ</rt></ruby>(むくみ)などがある。進行すると、少しの歩行や体動により息切れが生じる。末期心不全にいたると、安静時にも症状が出現し、就寝中にも咳が出たり、息苦しさで不眠になったりする。がんと同様に、つらい苦しみにさいなまれている末期患者が多くいる。

これらの症状に対する薬物療法と生活指導が、最大の緩和ケアとなる。

2 慢性呼吸不全の緩和ケア

慢性閉塞性肺疾患

慢性に咳・痰・気道閉塞症状がみられる呼吸器疾患で、肺気腫と慢性気管支炎を含む。

鎮静

①患者の苦痛緩和を目的として患者の意識を低下させる薬剤を投与すること、または②患者の苦痛緩和のために投与した薬剤によって生じた意識の低下を意図的に維持すること。

慢性閉塞性肺疾患(COPD)などが進行すると、慢性呼吸不全にいたる。慢性心不全と同様、余命の予測はむずかしい。どこまでが救命のための治療で、どこからが緩和ケアか、区別することもむずかしい。急性増悪で入院し寛解<ruby>寛解<rt>かんかい</rt></ruby>が得られたあとに、患者・家族と話し合い、最終末期の治療のあり方について患者本人の意思を確認しておくことが必要である。

呼吸不全に対しても、治療的ケアがそのまま緩和ケアになる。呼吸器リハビリテーション(▶132ページ)に加え、酸素療法などの呼吸管理が行われる。いずれも在宅で可能である。

いかなるケアを行っても著しい呼吸困難が続く場合、少量の麻薬を使用することもある。また最終末期において、呼吸困難が強く、数時間～数日以内に死亡することが予想される場合は、鎮静<ruby>鎮静<rt>ちんせい</rt></ruby>が選択されることもある。

Column 手の力

看護の「看」という字は、「手」と「目」でできている。つまり「看護」とは、「手と目で患者を護る」ことである。

医療者はよく、患者のからだに手を当<ruby>当<rt>あ</rt></ruby>てて治療やケアを行う。そのため、治療やケアを「手当て」と表することもある。手のひらを患者のからだに当てる「タッチング」は、疼痛を緩和したり、リラクセーション効果をもたらすことがある。

タッチングの生理的な作用機序<ruby>機序<rt>きじょ</rt></ruby>については諸説ある。タッチングによって下垂体後葉からオキシトシンの分泌が促進され、疼痛閾<ruby>閾<rt>いきち</rt></ruby>値が上昇するという説やタッチングにより太い神経線維を刺激することで痛みの中枢への伝達が抑制されるとするゲートコントロール説などである。

そうした説の真偽はともかく、実際に「手の力」はあなどれない。呼吸不全の患者に対する呼吸介助においても、タッチングの効果は知られている。タッチングにより認知症の行動・心理症状(BPSD)を改善させたとする症例報告もある。

④ 終末期の栄養管理

1 食事・食形態の工夫

終末期の食事における問題 ▶　がん終末期には，食欲不振，吐きけ・嘔吐などの症状が高頻度にみられる。食欲不振がある患者は，食事の時間が憂鬱とさえ感じることもある。心不全や呼吸不全の末期には，呼吸困難や疲労が激しく，食べ物を口にする余裕すらないこともあり，また食べるだけでそれらの症状が悪化することもある。

　経口摂取不良は低栄養をまねき，それが進行すると，筋肉量減少による活動性低下，免疫能の低下による感染症などさまざまな疾患の合併にいたり，予後の悪化をきたす。

食事の工夫 ▶　緩和ケアの目標の1つとして，低栄養への対策も重要である。しかし，なにがなんでも食べさせる，というような考え方は誤りである。食べられないのに無理に食べさせようとすると，かえって状態を悪化させることにつながりかねない。

　そこで，食事の時間が苦痛ではなく楽しみに感じられるように，工夫が求められる。患者本人が食べたいときに食べたいものをいつでも食べられる環境を用意することが重要である。栄養補給という目的にとどまらず，患者が食べ物を口にすることで心地よい思いに浸ることができるという心理的な効果を期待した対策も必要になる。「たくさん食べる」ことよりも，「味わって食べる」ことを大切にすべきである。

嚥下
ものを飲み込むこと。

誤嚥
異物を気管内に吸い込んでしまうこと。

　高齢者の終末期患者では，嚥下障害を合併していることが多い。嚥下障害があると，食事中にむせる，誤嚥によって咳き込むなど，食べ物を飲み込むことに苦労がつきまとうため，食べる楽しみ自体が減ってしまう。そればかりでなく，誤嚥性肺炎（▶62ページ）をきたすこともある。そのため，患者本人の嚥下機能を考慮し，食形態を工夫することが重要となる。

2 経腸栄養と静脈栄養

　経口摂取がまったく不可能な場合は，経腸栄養（EN）または静脈栄養（PN）が選択されることがある。

● 経腸栄養

　消化管の機能に問題がなければ，経腸栄養が選択されることが多い。

　経腸栄養は，チューブを通して消化管に栄養剤を直接投与する方法であり，投与ルートによって経鼻胃管と胃瘻などに区分される。経鼻胃管は，鼻からチューブを胃の中まで挿入する方法であり，挿入手技は比較的簡単である。胃瘻は，胃内視鏡を用いて，胃壁と腹壁に小孔を開けてチューブを通し，胃壁と腹壁をバルーンやバンパーを用いて固定する方法である。

　　経鼻胃管は4週間未満にとどめることが原則である。それ以上となる場合，胃瘻の適応となる。

● 静脈栄養

　　消化管機能低下や小腸閉塞がある場合や，循環動態が不安定な場合には，経腸栄養は不適であり，静脈栄養を考慮する。

　　静脈栄養は，静脈内に点滴用の針やカテーテルを挿入し，輸液製剤を持続注入する方法である。

　　末梢静脈栄養(PPN)は，手脚の静脈に注射針(金属針・翼状針・静脈留置針など)を挿入し点滴を実施する方法である。数日から数週以内の短期の場合はこちらが選択される。

　　中心静脈栄養(TPN)は，内頸静脈・鎖骨下静脈・大腿静脈などの太い静脈にカテーテルを挿入する方法であり，長期あるいは高カロリーの輸液が必要な場合に選択される。

　　静脈栄養は，静脈に針やカテーテルを挿入するため，出血やカテーテル関連感染症を避けることが重要な課題である。

3 終末期がん患者の輸液

　　死期が迫っている終末期がん患者が，食欲低下を改善する食事管理・薬物療法・看護ケアなどを十分に施されてもなお，経口による水分・栄養摂取がまったくできなくなった場合，輸液を行うべきであろうか。まず大原則として，患者・家族の価値観を尊重しなければならない。また，個々の患者の身体的・社会的状況に応じて，輸液の実施を判断する必要がある。

　　終末期の脱水はむしろ生理的な状態であることのほうが多く，患者にとって必ずしも不快ではない。終末期がん患者がよく訴える口渇感を，輸液によって改善させることはできない。むしろ輸液によって，腹水・胸水・浮腫・気道分泌物の増加による苦痛をかえって悪化させてしまうおそれもある。

　　がん性腹膜炎などによる消化管閉塞のために経口摂取ができず，なおかつ全身状態が比較的よい患者に限っては，適切な輸液によって生活の質(QOL)がやや改善されることもある。しかし，その他の患者には，輸液を行っても生存期間の延長はほぼ望めないし，QOLが改善することも少ない。

⑤ 終末期における患者の意思決定

1 リビングウィル

　　リビングウィル living will は，「生前の意思」といった意味である。病気が進行して意識障害にいたり，本人が意思決定できなくなる前に書面に記載してお

く，治療に関する本人の希望をさす。

また，アドバンスディレクティブ advance directive（事前指示書）は，リビングウィルだけではなく，本人が意思決定できなくなったときにかわりに意思決定する代理人を定めている書類である。リビングウィルとアドバンスディレクティブは厳密には異なるものの，ほぼ同じ意味で使用されている。

リビングウィルは，なぜ必要なのだろうか。それは患者が希望しない延命治療を開始しない，あるいは中止できる最も確実な方法は，患者自身が延命治療の中止を希望する意思を事前に表明しておくことであるためである。

● わが国におけるリビングウィルの扱い

わが国では，欧米のようにリビングウィルを法制化していない。しかし，厚生労働省，日本救急医学会，日本医師会などから出されている終末期医療のガイドラインにおいて，リビングウィルを尊重することが示されている。また，どのガイドラインも，医師が単独で治療方針を決定するのではなく，複数の医療者により構成される医療・介護チームが決定することを求めている。

かつては，患者本人の意思が不明な状況で，医師が独断で延命治療を中断する事件が散発し，刑事事件として取り扱われた時期もあった。しかし，上記の

ルート確保

血管に針やチューブを留置して，輸液路を確保する処置。

穿刺

針などで刺し貫くこと。

📖 医療者を志すあなたへ⑤
ルート確保の達人

手足の血管が透けて見えない高度肥満の患者や，血管が糸のように細くなった高齢者は，輸液のための静脈ルート確保がむずかしい。あたたかいタオルで腕をあたためたり，手のひらで皮膚を軽くたたいたりしても，なかなか入りそうな血管は見えてこない。「ここにあるはず」と信じて穿刺しても，悲しいほどに逆血はこない。

新人看護師のYさんは，ある高齢患者のルート確保に四苦八苦し，5年目の男性看護師であるZ先輩にかわってもらった。Z先輩は静脈ルート確保の達人である。一発であざやかに入れてしまった。そばで見ていたYさんは，思わず「ウソでしょ！」と口にする。

ナースステーションに戻り，YさんはZ先輩にたずねた。「どうしたら見えない血管にうまくルートを取れるんですか？」。

Z先輩は淡々と語る。「駆血帯をしたまま患者さんに手を開いたりのばしたりしてもらってごらん。手首を曲げのばししてごらん。わずかでも見えている血管をさがすんだよ。血管が見えないのにやみくもに刺してはダメ。患者さんの腕をさすったり，皮膚を指で手前にのばした

り，左右に広げたり，いろいろやってごらん。血管の細さ・曲がり具合・枝分かれ，皮膚のかたさやのび具合を確かめるのも大事だよ。それによって，勢いよく刺すか，適度にゆっくり刺すか，考えてごらん。教科書どおりにやることも大事だけど，看護師によってやり方は微妙に違う。自分のやりやすい方法を見つけることだね」。

「うーん，やっぱり経験だな」。考えてごらんという先輩の言葉が，耳に残るYさんであった。

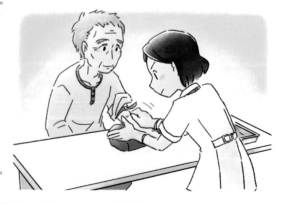

ガイドラインが出されたのち，ガイドラインに従ってリビングウィルに基づき延命治療を中止することが認められるようになり，それが刑事事件として扱われることはなくなった。

2 アドバンスケアプランニング（ACP）

アドバンスケアプランニング advance care planning（ACP）は，患者が医療施設に入院したり介護施設に入所したり在宅ケアを開始するごとに，本人や家族と医療・介護チームが話し合い，終末期の医療・介護の方針を決めるものであり，その医療・介護施設や在宅ケアのみに適用される。

リビングウィルが「心肺蘇生を行わない Do Not Attempt Resuscitation（DNAR）」「胃瘻を入れない」などのような大まかな方向性を示すものである一方，ACP はそのときの状況に応じた個別具体的な内容が記載される。

▶**人生の最終段階における医療・ケアの決定**
厚生労働省は「人生の最終段階における医療の決定プロセスに関するガイドライン」を 2007 年にはじめて策定し，2018 年に改訂した。そこでは，ACP の概念が説明されている。

人生の最終段階における医療・介護については，医療者から適切な情報の提供と説明がなされ，本人による意思決定を基本としたうえで進める。

その際，時間の経過，心身の状態の変化，医学的評価の変更などに応じて，本人の意思は変化しうるものであることをふまえ，家族と本人との話し合いが繰り返し行われることが重要である。また，本人がみずからの意思を伝えられない状態となり，家族が本人の意思を推定できる場合には，その推定意思を尊重し，本人にとっての最善の方針をとることを基本とする。

▶**人生会議**
厚生労働省は，ACP という横文字にかえて，「人生会議」という呼称を導入し，一般市民への普及に力を入れている。人生会議は，「もしものときのために，あなたが望む医療やケアについて前もって考え，家族などや医療・ケアチームと繰り返し話し合い，共有する取組のこと」と定義されている。

▶**ACP の意義**
自分の死について家族の前で話題にするのは気持ちのうえでつらいと感じる患者もいる。家族も，そういう話になるべく触れたくない，と感じていることがある。しかし，患者が自身の意思や不安を吐露することによって，安心感が得られることもある。ACP を通じて患者自身の自己コントロール感が向上し，緊急入院が減ったり，延命治療を避けられるようになったり，遺族の不安や抑うつが減少することもある。

● アドバンスケアプランニング（ACP）の目的

ACP の目的は，患者の価値観や目標を，実際に受ける医療になるべく反映させることである。ACP は，患者がみずからの価値観に基づいて意思決定ができるように，ケア全体の目標を明らかにすることが重要である。病状や予後については，患者がそれをどれくらい知りたいか，受け入れられるかという，

心の準備状態にも配慮して説明しなければならない。

　またACPは，患者の健康状態だけでなく生活状況がかわるごとに行われるべきである。患者の健康状態にそって，特定の治療やケアについて話し合い，その内容は記録に残し，必要時にすぐに参照できるように保存しておく。

　ACPは，始める時期が遅すぎるとうまく機能しない。患者の意識が失われたのち，たとえば急変直後の救急外来で短時間の話し合いがされても，気管挿管や心マッサージといった救命処置をするかしないかの意思決定を迫られるだけで，その背景にある患者の価値観や目標といったものを探索できないためである。

● アドバンスケアプランニング(ACP)の問題点

　ACPにはいくつかの問題もある。まず，患者や家族のヘルスリテラシー（▶14ページ）が十分でなく，病状や予後の不確実性に関する説明を受けとめきれないことがある。たとえば，多くの抗がん薬はがんを治癒させることは不可能であり，生存期間の延長を目ざしている。しかし，あるアメリカの調査報告によれば，抗がん薬治療を受けるがん患者の70〜80%は治癒が不可能であることを理解していなかった[1]。

　また患者は，自分の意思が尊重されることを必ずしも重視しない。医師を完全に信頼して，すべてを委任してもよいと考える患者は少なくない。治療に関する意思表示を行ったとしても，それが絶対的とは考えておらず，状況の変化によってはかえてしまう。一方で医療者は，ACPの文書に書かれた患者の意思を絶対的なものとして扱う傾向がある。

● 人生の最終段階における医療

ACP等の実施▶
状況
　2017年に厚生労働省が実施した「人生の最終段階における医療に関する意識調査」によれば，一般国民のうち，「人生の最終段階における医療・療養について考えたことがある」割合は59.3%，「ご家族等や医療介護関係者と話し合ったことがある」割合は39.5%であった。「意思表示の書面をあらかじめ作成しておくという考え方について賛成している」割合は66.0%であった。しかし，「賛成している」人々のなかでさえ，実際には書面を作成していない割合が91.3%であった。リビングウィルやACPの考え方は賛同を得つつあるが，十分に実施されているとは言いがたいのが現状である。

どこで最期を▶
迎えたいか
　「人生の最終段階において，医療・療養を受けたい場所」について，一般国民が「自宅」と答えた割合は，「末期がんで，食事や呼吸が不自由であるが，疼痛はなく，意識や判断力は健康なときと同様の場合」では47.4%，「重度の

---

1) Weeks, J. C., et al.: Patients' expectations about effects of chemotherapy for advanced cancer. *The New England Journal of Medicine*, 367: 1616-1625, 2012.

心臓病で，身の回りの手助けが必要であるが，意識や判断力は健康なときと同様の場合」では29.3％，「認知症が進行し，身の回りの手助けが必要で，かなり衰弱が進んできた場合」では14.8％であった。

　一概に自宅がよい，病院がよいということではなく，人それぞれ考え方が異なり，またその人の健康状態などによっても希望する場所はかわってくることがわかる。

3 胃瘻の問題

● 寝たきりの患者への胃瘻

脳血管疾患
脳血管の異常によっておこる疾患の総称。脳梗塞，脳出血，クモ膜下出血などがある。

遷延性
長引くこと。長時間続くこと

　脳血管疾患の後遺症や認知症の末期において，遷延性（せんえんせい）の意識障害により寝たきり状態となった場合，胃瘻による栄養を行ったとしても，ADLやQOLの改善は期待できない。一方で，あるわが国の調査によれば，遷延性意識障害のある寝たきりの患者に胃瘻による栄養を継続した場合，約半数が2年以上生存した[1]。

　この事実に対する受けとめ方は人それぞれであろう。むだな延命治療と考える人もいれば，たとえ意識不明でも長生きしてほしいと考える家族もいる。さまざまな考え方があってよい。しかし，個別の価値観を他者に一方的に押しつけるべきではない。

● 胃瘻に対する批判

　2010年ごろから，メディアが胃瘻に対する批判報道を行った。胃瘻の負の側面のみを強調し，「むだな延命」「医療費のむだ」という趣旨の報道が先行した。正しい胃瘻の適応や，医療や介護の現場における切実な現状を理解しないまま，「胃瘻は人権侵害」と非難する評論家もいた。それらによって，一般の人々に「胃瘻は非人道的」という片面的な印象が植えつけられてしまった。

　その結果，2012年以降，胃瘻造設術の件数は減少し，かわりに経鼻胃管や静脈栄養が増加した。経口摂取ができなくなった患者やその家族が，胃瘻ではなく，輸液を願い出るケースも増えている。それによって，本来胃瘻の恩恵にあずかるべき患者にも静脈栄養が選択され，結果的に患者の不利益につながりかねない事態となっている。

● 胃瘻造設におけるACPの重要性

　ACPによって，単なる延命目的の胃瘻は回避できる。家族が胃瘻を望まない場合，本人も望まないという推定意思が確認できれば，胃瘻造設を差し控えることができる。また一度導入した胃瘻による栄養を中止することも，倫理

1) 鈴木裕：胃ろう栄養の適応と問題点．日本老年医学会雑誌 49：126-129，2012．

的・法的にも許容される。胃瘻を造設せず，静脈栄養も行わなければ，数日で看取りとなる。そのことを家族に理解してもらったうえで，胃瘻の非導入や中止を検討しなければならない。

胃瘻による栄養管理は介護従事者にも可能なため，経口摂取できなくても胃瘻があれば，寝たきりの患者を介護施設で受け入れてもらえることがある。しかし，医師がACPについて家族と相談せず，患者を退院させ介護施設に入所させることを主目的として，胃瘻造設を行うことはつつしむべきであろう。

また，以前よりは少なくなったものの，「胃瘻を入れないと餓死します」と言って家族に胃瘻造設に同意させるような一部の医師の行為があると，家族の思考は停止してしまい，ACPは阻害される。

📖 医療者を志すあなたへ⑥
医療者ができること

クモ膜下出血で救急搬送されたO氏（74歳，男性）。来院時は昏睡状態であり，気管挿管され人工呼吸器が装着された。救急車に同乗してきた妻は，長い時間救急外来の廊下で待たされたのち，医師から説明を受けた。「命の危険を伴う厳しい状況です」「集中治療室に入ります」。

集中治療室のベッドに横たわるO氏に面会した妻は，現実を受け入れられず，ベッドの脇で立ちつくした。新人看護師のYさんは，O氏の肩に触れながら耳もとで話しかけた。「Oさん，奥さんがいらっしゃいましたよ」。しかし，O氏に反応はない。あまりにも突然に，これまで経験したことのない状況に追いやられた妻。いろんな管を入れられ器械につながれた夫の姿を目にし，おろおろするばかり。Yさんは妻に話しかける。「どうぞ，旦那さんにお声をかけてください。手を握っていただいても，だいじょうぶですよ」。

翌日，妻に医師からまた説明があった。「たすかる見込みはほぼありません」「人工呼吸により延命しています」「それもおそらく数日しかもたないでしょう」。ベッド脇に戻り，夫のそばで泣きくずれる妻。「どうしたらいいかわからないんです」。妻はYさんに訴えた。「先生はもうたすからない，と言いました。本当かしら？……たすかる見込みがない病気になったときにどうしてほしいかなんて，この人と話したことはないんです。だって，あんなに元気だったのに。こんなことになるなんて……これからどうすればいいのか……」。

その日もその翌日も，妻の眠れない夜が続いた。Yさ

んは，ICUの看護主任のアドバイスを受けて，O氏の妻に病院の精神看護専門看護師を紹介した。突然の生活の変化からくるストレスに適応できるように，ICUの看護師と精神看護専門看護師とで協力して，妻が心の安定を取り戻せるように支援を行った。妻はなんとか気力をもち直し，夫の状態を受け入れることができるようになった。数日後，O氏は息を引き取った。妻は夫の最期を見まもった。

Yさんは思う。医療には限界がある。命を救えないこともある。治療という側面では，手の施しようがないこともたびたびだ。しかしそんなときでも，医療者は患者やその家族に寄り添うことはできる。それが家族の心の安定に少しは役にたつこともあるだろう，と。

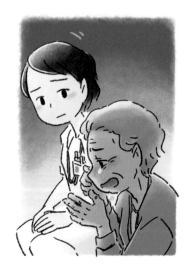

4 救急・集中治療における延命医療の中止

　救急・集中治療は，生命の危機にある重症患者を，先進医療技術を駆使して治療する現場である（▶110ページ）。すべての救急・集中治療は，傷病の回復と社会復帰を目ざして開始される。しかし不幸にして，治療の甲斐なく回復が望めず，人工呼吸器などの器械につながれたまま，ただ死を待つのみの状況となることがある。

　がん患者と異なり，救急・集中治療の患者は，そもそも元気であった患者が突然に死に直面する場面が多く，家族も心の準備ができていない。

　大切な人が死のふちにあるとき，家族の反応はさまざまである。深い悲しみを訴えることもあれば，現状を受け入れられず，茫然自失となることもある。そのため，家族との終末期の対話が最も行いにくい現場である。対話がないことが，誰も望まない無益な延命治療につながっている。患者のQOLをそこなう治療が長期化すれば，家族も疲弊する。

アメリカにおける▶延命治療の考え方　アメリカでは，延命治療は無益・有害であるという考えが定着している。救命が不可能と判断された場合，家族への心理的ケアを行いつつ，患者のQOLを重視した選択に切りかえ，モルヒネを持続静注して呼吸困難の緩和をはかったうえで，人工呼吸器は取り外す，というのがアメリカにおける標準的な考え方である。

Column 終末期の医療費

　終末期の延命治療が医療費のむだにつながっている，と論じられることがある。たとえば，脳卒中後遺症や認知症などで寝たきりの状態の患者に胃瘻を造設し，延命治療を行うのは，医療費のむだだという説である。そうした主張はほぼ根拠がないばかりか，倫理的にも不適切である。

　まず，終末期医療費がどの程度かといえば，国民医療費全体から見ればわずかである。わが国では年間約120万人が死亡するが，全死亡者の死亡前1か月分の医療費を合計しても，国民医療費全体の3.5%程度である[1]。

　健康保険組合連合会のデータによれば，2018年度の1年間に，1か月間の医療費（診療報酬請求額）が1000万円をこえたケースは728件であった。超高額医療費がかかった患者の病名は，血友病などの遺伝性疾患や先天性心疾患などであり，終末期医療で月1000万円以上かかっているケースはほとんどなかった[2]。

　倫理の問題と経済の問題は，切り離して考える必要がある。認知症の患者に胃瘻による延命治療を継続することは，家族の希望にそって行われているのであれば，倫理的になにも問題はない。そこに経済の問題を差しはさむ余地はない。延命治療の医療費がかさむからという理由で，家族の希望にそった延命治療も否定してしまうことがあってはならない。「金の切れ目が命の切れ目」というような社会を，国民の多くは望んでいないだろう。

1) 医療経済研究機構：終末期におけるケアに係わる制度及び政策に関する研究報告書．2000.
2) 健康保険組合連合会：平成30年度 高額レセプト上位の概要．（https://www.kenporen.com/include/press/2019/20190924.pdf）（参照 2019-12-01）.

**わが国における▶
延命医療の考え方**　　わが国では，一度挿入した気管内チューブは死亡するまで外せない，という誤解が，いまだに医療者のなかにもある。実際には，患者の回復が期待できず，かつ患者の推定意思と家族の意思が一致していれば，人工呼吸器を中止することは，倫理的にも法的にも許容される。望まない人に心肺蘇生をしないことと，一度開始した人工呼吸器を外すことは，感情的な違いこそあれ，倫理的・法的には同じである。

　近年の流れとして，わが国の救急・集中治療の現場における医療者の意識も変化しつつある。患者の回復が見込めないときは，そのことを家族にていねいに説明し，治療中止も選択肢の1つであることを家族に提示する。そのうえで，困難な状況にある家族をサポートすることも医療者の仕事の1つである，という考え方が広がりつつある。

参考文献　　1）アルフォンス・デーケン：よく生き よく笑い よき死と出会う．新潮社，2003.
2）イチロー・カワチ：命の格差は止められるか ハーバード日本人教授の，世界が注目する授業．小学館，2013.
3）岡村知直ほか：終末期を考える 今，わかっていること＆医師ができること．羊土社，2018.
4）木澤義之ほか：いのちの終わりにどうかかわるか．医学書院，2017.
5）日本神経学会：認知症疾患診療ガイドライン2017．医学書院，2017.
6）マイケル・マーモット著，栗林寛幸監訳：健康格差．日本評論社，2017.
7）森田達也ほか：エビデンスからわかる患者と家族に届く緩和ケア．医学書院，2016.

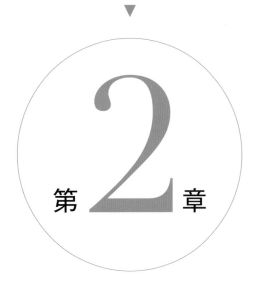

医療概論

第2章

医学と医療

A 温故知新——医学の歴史に学ぶ

なんのために，医学の歴史を勉強するのだろうか。最新の医学・医療の知識を身につけるのもたいへんであるというのに，なぜ古めかしい過去をふり返ることに時間を割かなければならないのだろうか。

歴史を学ぶ意義は，単に過去をふり返るだけではなく，過去の延長線上にある現代を理解し，未来を見通すことにある。過去の医学・医療は，現代のレベルから見れば当然に時代遅れである。それと同様に，現代の最新の医学・医療も，時がたてば時代遅れになる。昔の人を遅れていたと笑う現代の人は，未来の人に時代遅れと笑われるだろう。

また，医学・医療の進歩は輝かしいといえるだろうか。確かに，医学・医療の進歩は，多くの疾患の死亡率を低下させた。しかし，それによっていま生きている病人や老人の数が増え，その人たちの苦しみを増やしているという新たな課題も生まれている。そういった歴史の結果をふまえて，現代のわれわれは己の限界を知り，それに基づいて次になにをなすべきかを考える。温故知新，すなわち故きを温ねて新しきを知ること，それこそが歴史を学ぶ意義である。

死亡率
ある集団において，一定の期間中に死亡した者の数が，全人口に対して占める割合。

① ヒポクラテスに学ぶ——現代に通じる医療哲学

医学の父▶　先史時代の医術は呪術的・宗教的であり，現代の医学とはほど遠いものであった。医術を呪術から引き離したのは，古代ギリシャ医学の最高峰であるヒポクラテス（紀元前460年ごろ-360年ごろ）である。そのためヒポクラテスは「医学の父」と称される。

ヒポクラテスは，健康と病気を自然の現象として科学的に観察した。ヒポクラテスの治療法は，食事を改善し，新鮮な空気を吸い，睡眠や運動を規則正しくさせる，というものであった。いっさいの害を避けて自然治癒を待つという方法であり，現代医療にも通じるものである。

「ヒポクラテスの誓い」は，よき医療者はどうあるべきか，つまり医道を説いたものであり，不朽の名言である。その一節は以下のとおりである。「私は能力と判断の限り患者に利益すると思う養生法をとり，わるくて有害と知る方法をけっしてとらない」。

ヒポクラテス

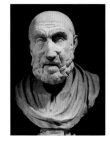

養生
健康をまもること。

② ヴェサリウスに学ぶ——医学の基本は観察

中世ヨーロッパでは14〜16世紀にかけてルネサンスが勃興し，医学にも大革新がおこった。ヴェサリウス Vesalius, A.(1514-1564)の解剖学は，人体内部

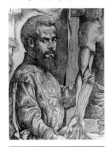
ヴェサリウス

をつぶさに観察し正確に描写するというものであった。時代を同じくしてファロピオ Falloppio, G.(1523-1562)，エウスタキオ Eustachio, B.(1524-1574)，アランチオ Aranzio, J.C.(1530-1589)といった，それぞれ卵管・耳菅・アランチウス管にその名を残す解剖学者があらわれた。また，ハーベイ Harvey, W.(1578-1657)は血液循環説を唱え，現代の循環器学の 礎 を築いた。

外科はそれまで理髪師の業とされていたが，パレ Paré, A.(1510-1590)によって，内科とならぶ医学の主要領域となった。骨折や脱臼の処置，気管切開，包帯法などを開発し，さらにさまざまな手術器具や義肢も考案した。「われは包帯するのみ，神が癒したもう」は彼の名言である。

③ スノーに学ぶ──疫学の始祖

近代医学は 19 世紀以降，細菌学の発展とともに大変革をおこした。フランスの細菌学者パスツール Pasteur, L.(1822-1895)は，同じくフランスの生理学者ベルナール Bernard, C.(1813-1878)とともにパスチャライゼーション（低温殺菌法）を開発し，病原菌説を立証した。パスツールは，結核菌やコレラ菌を

卵管
卵巣から排卵された卵を子宮に運ぶ管。ファロピウス管ともいう。

耳管
中耳の鼓室と咽頭（のど）をつなぐ管。エウスタキオ管ともいう。

アランチウス管
臍の緒の静脈から，胎児の下大静脈にそそぐ部分の管（静脈管）。

Column 「見る」と「観察する」の違い

名探偵シャーロック=ホームズが，ワトソンに「見る see」と「観察する observe」の違いを説明するくだりは有名である（短編「ボヘミアの醜聞」の一節）。彼らの下宿は二階にあるが，一階からの階段が何段あるかをホームズがたずねると，ワトソンは答えられない。何百回も行き来して見ているにもかかわらずである。つまり，よく観察して実際に数えてみない限り，17 段あることはわからないわけだ。

Column 理髪店のサインポール

理髪店のサインポールは赤・青・白の 3 色であり，世界共通である。中世ヨーロッパでは外科的な処置を床屋が行っており，サインポールの赤は動脈，青は静脈，白は包帯をあらわす，という説がある。しかしその真偽は明らかでない。

イングランド王立外科医師会は，その起源が 1308 年に創設された床屋たちのギルド（同業者組合）にあるという。しかし，ハーベイが血液循環説を唱えたのは 17 世紀であり，それまでは動脈・静脈の存在は知られていなかったはずである。サインポールの動脈-静脈-包帯説が正しいとすれば，サインポールができた

のは早くとも 17 世紀以降であろう。

ところで，フランス国旗である三色旗（トリコロール）も赤・青・白である。1815 年，フランス皇帝ナポレオンの最後の戦闘となったワーテルローの戦いで，トリコロールを巻いた棒が野戦病院に立てられ，それをモチーフに 3 色のサインポールがつくられたとする異説もあるが，それもどうか。イギリスでは 1745 年に，床屋と外科の業務は完全に分離された。1815 年のフランスで，それらがまだ分離されていなかったかどうかは定かでない──真実は闇のなかである。

発見したドイツの細菌学者コッホ Koch H. H. R.(1843-1910)とともに，近代細菌学の始祖とされる。ベルナールはまた，医学における科学的方法を提案する「実験医学研究序説」をあらわした。

　ところで，コッホがコレラ菌を発見したのは1884年である。その30年前の1854年に，ロンドンでおこったコレラの大流行を食いとめた人物がいた。イギリス人医師のスノー Snow, J.(1813-1858)である。当時，病気は「瘴気（わるい空気）」を吸うことによっておこるとする瘴気説が信じられていた。この瘴気説に疑問をもっていたスノーは，コレラの流行地域にある多くの家庭を訪問し，地図上で感染者の住居の位置に目印をつけて，ある特定の井戸の周辺住民にコレラが多発している事実を発見した。スノーは，井戸水のなかに「コレラを引きおこすなにか」が含まれていると結論づけ，ロンドンの公衆衛生局に進言して井戸水の使用をとめさせた。この対応によってコレラの流行は急速に終息したのである。

　このように疾患の原因究明に疫学的手法をはじめて用いたことから，スノーは「疫学の始祖」とよばれる。

　この時代は，パスツールやスノーが用いたような実験や観察に基づく科学的な方法論が，中世の非科学的な医学説にとってかわった時代であった。

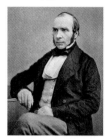

スノー

疫学

明確に規定された人間集団のなかで出現する健康関連のいろいろな事象の頻度と分布およびそれらに影響を与える要因を明らかにして，健康関連の諸問題に対する有効な対策樹立に役だてるための科学。

④ フレミングに学ぶ──医学をかえた大発見

　イギリスの細菌学者フレミング Fleming, A.(1881-1955)は，ブドウ球菌を培養中のシャーレに落下したアオカビの胞子の周囲だけにブドウ球菌の増殖が抑えられていることを偶然に発見した。これにヒントを得て，フレミングはアオカビの培養液中の抗菌物質を発見し，ペニシリンと名づけた。ペニシリンは感染症の治療薬に応用され，近代医学に大革命をもたらした。

　偶然による科学的発見はセレンディピティ serendipity と称され，フレミングによるペニシリンの発見がその代表例とされる。実験中にX線を発見したレントゲン Röntgen, W. C.(1845-1923)の業績もその一例とされる。

　しかしこれらの大発見は単なる偶然ではなく，むしろ必然といえる。パスツールは「観察の領域において，偶然は『構えのある心 prepared mind』にしか恵まれない」という金言を残している。すなわち，つねに緻密な観察を続け，観察された現象の意味を深く考察するという作業をいつも行っていなければ，大発見はおこりえないのである。

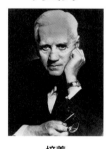

フレミング

培養

特定の微生物を液体中や固体上で増殖させること。

⑤ ナイチンゲールに学ぶ──看護の科学的実践

　イギリスの看護師ナイチンゲール Nightingale, F.(1820-1910)は，クリミア戦争に従軍し，野戦病院で看護活動に献身的につくした実績から，「クリミアの

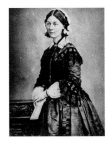

ナイチンゲール

統計学
集団を数量的に観察し，得られたデータを処理・分析する学問。

天使」と称される。ナイチンゲール看護学校の設立などでも知られ，近代看護教育の祖ともいわれる。しかし，よく知られるこれらの功績は，ナイチンゲールの一側面でしかない。ナイチンゲールの真価は，統計学を駆使し，データに基づく看護を実践したことにあるといってよい。

ナイチンゲールが野戦病院で直面したのは，劣悪な衛生環境であった。彼女は統計学者ファー Farr, W.(1807-1883)の協力のもと，戦死者・傷病者に関する膨大なデータを分析し，兵士の死亡原因が戦闘による負傷よりもむしろ，不衛生な環境下での感染症であることをつきとめた。彼女は分析結果を政府に報告した。報告書には，当時はめずらしかった円グラフなどを用いて，統計の知識がない議員や役人にも理解しやすいように説明方法を工夫した。ナイチンゲールの報告を受けて病院内の衛生環境は改善され，傷病兵の死亡率は劇的に低下したのである。

⑥ 西洋医学の隆盛

世界には伝統的に，西洋医学，インド医学，中国医学という三系統の医学が存在する。このうち西洋医学だけが，19世紀以降に大変革し，現代の高水準の医学をもたらした。

西洋医学がほかの伝統医学と違っている点はなんだろうか。19世紀以前までは，すべての医学において，病気に関する哲学的な考察が行われ，客観的証拠を欠く理論が生み出されてきた。また，病気に対処するさまざまな方法は経験的に編み出されてきた。経験的な医療は，データが蓄積されず，その効果が適切に検証されることもなかった。

たとえば，中世のヨーロッパで瀉血という治療法が行われていた。これは，針を用いたり，ヒルなどの吸血動物を用いたりして，皮下の静脈に傷をつけ，体内に蓄積した有害物を血液と一緒に外部に排出するという方法であり，どんな症状にも効果があるとされた。しかし，もちろんこの方法にはなんのエビデンス(科学的根拠)もない。中世のヨーロッパはキリスト教の強い支配のもとにあって，自然科学はまったく停滞していたのである。この不可思議で有害な行為は，19世紀の半ばまで続いた。

しかし19世紀以降，西洋医学では実験と観察という科学的手法が導入された。人体の構造・機能の解明，病因・病態の解明，治療法の開発と検証にいたるまで，西洋医学は科学的探究によって発展をとげたのである。

⑦ わが国の医学・医療を支えた先人たち

貝原益軒(1630-1714)は江戸時代の藩医であり，その書「養生訓」のなかで「医は仁術」と唱えた。すなわち，「医は仁術なり。仁愛の心を本とし，

人を救うを以て 志 とすべし。わが身の利養を 専 ら志すべからず(医は仁術である。いつくしみと愛の心を本分とし，人を救うことを志とすべきである。自身の利益のみを志すべきではない)という考え方である。

わが国における西洋医学の萌芽は，1857年，伊東玄朴(1801-1871)らによってつくられた，江戸のお玉ヶ池種痘所にある。お玉ヶ池種痘所は，天然痘の予防接種である種痘を行うとともに，西洋医学に志をもつ者が集まり研鑽する場となった。これが現在の東京大学医学部のはじまりである。また同じ年，オランダ人の軍医であるポンペ=ファン=メールデルフォールト Pompe van Meerdervoort, J. L. C.(1829-1908)は，長崎で日本人の学生たちにはじめて西洋医学を講じた。これが長崎大学医学部のおこりとされる。

十九世紀の後半に細菌学がおこり，パスツールやコッホに続いて，わが国の細菌学者も活躍した。北里柴三郎(1852-1931)(北里大学の学祖であり慶応大学医学部の創立者)はペスト菌を発見し，破傷風菌の純粋培養に成功した。志

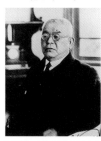
北里柴三郎

Column 森鷗外と脚気

明治時代の文豪，森鷗外(1862-1922)は東京大学医学部卒の医師である。鷗外の作品の1つである「高瀬舟」は，安楽死をテーマにした小説である。

鷗外が陸軍の軍医を務めた19世紀末から20世紀はじめのころ，陸軍の兵士たちに脚気が蔓延した。脚気はビタミンB₁が原因であることは，現代では医師ならば誰でも知っているが，当時はビタミンの存在すら知られていなかった。当時，陸軍では兵士の食事に白米を提供していた。ふだんは麦飯を口にしていた兵士たちにとって，白米はごちそうであった。白米は，戦地に向かう兵士に対するせめてもの恩情であった。しかし，ビタミンB₁は白米には含まれず，麦飯には含まれている。

同じ時期，海軍軍医の高木兼寛(1849-1920)(東京慈恵会医科大学の学祖)は，兵士に麦飯を供給すると脚気がおこらなかったという自身の経験に基づいて，海軍での麦飯の供給を奨励した。しかし鷗外は，麦飯の脚気予防効果を「根拠がない」と強く否定した。

しかしその後，日清・日露戦争において，陸軍だけに脚気が蔓延し，多くの陸軍兵士が脚気により死亡した。のちに鷗外は，麦飯の脚気予防効果を否定したことについて，世間から批判を浴びた。なかには，鷗外のせいで陸軍の死亡者が増えた，という見当違いの批判もあった。鷗外は一軍医であり，陸軍の健康管理に関して意思決定する権限をもっていたわけではない。そればかりでなく，当時は細菌学が全盛の時代であり，栄養学や疫学という学問自体がまだなかった。当時の東京大学医学部教授たちは，脚気の原因について「細菌説」を支持し，「未知栄養欠乏説」に反対した。あのコッホでさえ，どちらかといえば細菌説を支持した。鷗外は，出身校でもある東京大学医学部教授たちの説に従っただけである。

ビタミンの詳細を知る後世の人々が，その存在すら知らなかった当時の人々を安易に批判すべきでない。医学は失敗の連続のうえに進歩し続けてきたのであり，その過程で多くの貴い犠牲と悲しみをのりこえてきた。「あのときああしていたら」という後知恵に基づく主張は，ほぼ無意味である。

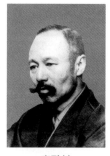
森鷗外

賀 潔(がきよし)(1871-1957)は赤痢菌を発見した。野口英世(のぐちひでよ)(1876-1928)は梅毒の研究で功績をあげた。

B 臨床疫学とEBM

① 科学とは

科学(サイエンス science)とはなんだろうか。「科学」という言葉を聞いたあなたは，高校で習った理科(物理・化学・生物・地学)をイメージするかもしれない。狭義の科学とは自然科学をさす。その意味では，科学と理科はかなり近い。しかし広義の科学は，自然科学・社会科学・人文科学，つまりほぼすべての学問を含んでいる。

英語の science の語源は，ラテン語の scientia(知識)である。すなわちサイエンスは，一定の目的のもとに再現性のある研究方法を用い，さまざまな事象について探究する活動全般をさす。なお宗教・哲学・芸術は，左記の定義に合致せず，科学ではない。

**自然科学の▶
はじまり**　科学，とりわけ自然科学のはじまりはルネサンス時代(14〜16世紀ごろ)のヨーロッパである。当時，カトリック教会が支配するヨーロッパ社会の「常識」の1つが，天動説，すなわち「地球は宇宙の中心にあって静止しており，すべての天体は地球の周囲を公転している」というものであった。しかし科学者たちは，自然現象をていねいに観察しその背後にある法則を見つけ出す，という科学的手法を用いて，天動説をくつがえした。

最初にコペルニクス Copernicus, N.(1473-1543)が「地球は太陽を中心に公転している」という地動説を唱える。その後，ガリレイ Galilei, G.(1564-1642)とケプラー Kepler, J.(1571-1630)は望遠鏡を用いて天体をていねいに観察し，天動説に不利な結果をつぎつぎと発表した。地動説を支持したガリレイは，カトリック教会によって宗教裁判にかけられ，有罪判決を受けて軟禁された。しかしガリレイの死後，ニュートン Newton, I.(1642-1727)が万有引力の法則を発見し，天動説を完全に過去のものとした。

「常識」の限界▶　「常識」とは，ある時代，ある場所で，多くの人々が「正しい」と信じている説である。しかし「常識」が真実とは限らない。真実でない「常識」がつくられる背景には，権威主義，旧来の風習，奇跡的偶然，集団的錯誤，などさまざまなものがある。

科学は，「常識」を疑うことが出発点となる。「科学的」とは万能という意味ではなく，観察や実験という手順にのっとっていて，現時点では最も真理に近い，という意味である。エビデンス(科学的根拠)とは，絶対的真理という意味ではなく，再現性があるデータに基づいて実証された事実をさすものである。

② 医学と医療の違い

医学 medical science は科学の一分野である。医療 medical practice は，医学の知見に基づいているとはいえ，純粋に科学だけでは割りきれない要素も含んでいる。

医療は，個々の患者の病気や生活に関する情報を収集し，エビデンスのある診断・治療やケア方法を利用して，患者の病気を治したり生活の質(QOL)を向上させたりすることを目的とする。医療は医学を1つの道具として用いる。医療から医学を取れば，もはや医療ではなくなる。

しかし，医療現場におけるさまざまな意思決定は，純粋な科学だけですべて割りきれるわけではない。医療の対象は社会のなかで生活している生身の人間である。医療に関する意思決定は，その国の歴史や文化に根ざした人々の思想や価値観にも左右される。

③ 臨床疫学──医療の不確実性に挑む科学

基礎医学，
基礎医学研究 ▶ **基礎医学**とは，人体のしくみやはたらき，病気のメカニズムなどを，細胞レベル・遺伝子レベル・分子レベルなどで解明する学問である。基礎医学研究は，実験室で試験管を振ったり顕微鏡をのぞいたり，動物実験をする研究である。

医学の新しい学説を検証するときや，新しい治療法の効果を検証する際には，人への応用に先だって動物実験が行われる。もちろん動物にも命があるため，それをそまつに扱うことは絶対に許されない。研究計画書に動物実験の必要性やその方法，科学の発展への貢献の可能性などを記載し，さらに倫理審査委員会(▶151ページ)に申請して審査を受け，承認を得なければならない。

臨床研究 ▶ 医療現場で実際に患者に接し診察や治療・ケアを行うことを，**臨床**という。医療者が病床に臨む，という意味である。**臨床研究**とは，患者という生身の人間を対象にした研究である。

新しい医療技術を確立するには，基礎研究から始まり，細胞レベルの実験や動物実験などの開発段階を経て，患者に応用する臨床研究を行う必要がある。臨床研究は，基礎研究の結果に基づいて開発されたさまざまな医療技術を患者に適用し，多くの患者からデータを集めて統計分析し，医療技術の効果を検討するなどの研究である。

個々の医療に効果があるかないかは，それを評価する臨床研究が科学的に正しい手法で実践され，なおかつその結果が医学論文として発表されているかどうかによって判定される。

臨床疫学 ▶ 臨床研究を遂行するには，きわめて緻密な方法論を要求される。**臨床疫学** clinical epidemiology とは，臨床研究の方法論に関する，臨床医学・疫学・統計学を統合した学問体系である。臨床疫学は，人間集団における疾病の分布を明

らかにしたり，遺伝的・環境的要因と疾病の罹患（りかん）との因果関係をつきとめたり，診断技術の精度を測定したり，治療やケアの効果を判定したり，患者の予後の予測を行うために，大規模な患者データを収集し，統計学的な分析を行う科学である。

不確実性に挑みつづける ▶ 医療技術はまさに日進月歩である。現在ある医療の知識や技術はつぎつぎとアップデートされ，各領域の専門家でなければその進歩の速さについていけない。なぜ医療は進歩を続けるのか。それは，いつまでたっても医療は不確実であり，完璧ではないからである。これだけ医学が進歩しても，人体にはまだ説明のつかない不可思議な現象が数多くある。いまだに多くの疾患は原因不明である。多くの難病は，治療法がまだない。

臨床疫学は，医療の不確実性に挑む科学である。不確実な医療を，ほんの少しずつでも確実にしていくための科学である。

④ 臨床疫学研究の実際

臨床疫学研究には，① 記述疫学研究，② 疾病のリスク要因を解明する疫学研究，③ 治療やケアの効果を評価する研究，④ 診断の精度を評価する研究，⑤ 患者の予後を予測する研究など，さまざまなタイプがある。本書では ① ～ ③ について概説する。

Column　医療の限界

患者は病気の苦しみに耐えかね，「治りたい」「たすかりたい」と強く思う。ごくあたり前の感情である。概して患者は，医療に大きな期待をかける。これだけ医療が進歩しているのだから，自分の病気もきっと治せる，自分の生命はきっと救われる，と信じたくなる。

しかし，しばしば現実は患者の期待を裏切る。現代最高の医療を受けても，病気は治らないことが多い。治療の副作用に苦しむ人々も多くいる。治療法がないという厳しい現実をつきつけられる人々もいる。

医学は万能ではないし，医療者は神様ではない。すべての病気を克服することは不可能である。それどころか，克服できないことのほうが多い。医療は限界だらけである。

患者が医療の不確実性を理解しないと，医療をうまく利用することもできないし，誤った選択によってむしろ病気を悪化させてしまうこともある。正直な医療者の役割は，医療の不確実性を伝え，患者に過剰な期待をもたせないことである。医療の限界を受けとめ，可能な限りの治療やケアを選択し，限りある人生のQOLを最大化することである。

また，医療にリスクはつきものである。リスクを最大限回避したとしても，ゼロリスクはありえない。すべての薬は大なり小なり副作用をおこしうる。きわめてまれな副作用をおそれて薬の服用自体を回避すれば，その薬の効果という恩恵を受けることはない。どれだけ経験を積んだ心臓外科医であっても，手術死亡のリスクをゼロにすることはできない。1%以下の手術死亡をおそれて手術自体を回避すれば，その人の心臓死のリスクは高いままである。副作用や合併症を悪ととらえ，医療自体を否定することは非合理的である。

医療者が心がけるべきことは，医療に伴うリスクの回避に最大限努めることと同時に，患者とのリスクコミュニケーションを密に行うことである。

1 記述疫学研究

患者の臨床データを収集し，患者の特性や疾病の経過，治療やケアのバリエーション，転帰などを克明に記述する研究である。

● 事例研究

事例研究 case study とは，めずらしい症例，診断・治療やケアに難渋した症例，などを発表する報告である。事例研究は症例報告 case report とよばれることもある。通常とは異なる症状や経過，めずらしい副作用や有害事象，診断・治療・ケアの改良や新しい試みなど，従来とは異なる新規性のある事例を報告し，医療のコミュニティのなかで情報共有することを目的とする。

● 症例シリーズ研究

症例シリーズ研究 case-series study は，まとまった数の症例を観察した記録を集め，患者を類型化するとともに，一定の傾向やバリエーションを明らかにする研究である。従来は数十例から数百例程度の症例シリーズ研究が多かったが，近年は医療ビッグデータが登場し，数万ないし数百万例規模の症例シリーズ研究も行われるようになっている（▶175ページ）。

2 リスク要因を解明する疫学研究

人々が病気にかかることを罹患という。さまざまな遺伝的・環境的な要因によって，人々は罹患にいたる。要因にさらされていることを曝露という。要因への曝露と罹患との関係を因果関係という。

医療の目的の1つは，疾病を予防することである。疾病のリスク要因を突きとめ，排除できるリスク要因を排除することが，疾病の一次予防につながる。

多くの臨床疫学研究によって，喫煙とがん罹患との因果関係が明らかになっている。このため，禁煙の推進はがん予防の最重要課題とされている。塩分の過剰摂取は高血圧や脳卒中などのリスク要因であることが明らかになっており，減塩食の推奨は脳卒中予防対策の基本である。

因果関係を解明する臨床疫学研究の方法論として，おもにコホート研究と症例対照研究があげられる。

● コホート研究

コホート研究 cohort study の「コホート」とは「集団」という意味である。一定数の集団を対象として，各要因の有無と疾病への罹患の状況を一定期間観察しつづける研究である。たとえば，喫煙と肺がん罹患の因果関係を証明するには，数千から数万の地域住民を対象として，全員の喫煙状況および肺がんの罹患状況を数年から数十年にわたって追跡調査し，喫煙群と非喫煙群それぞれ

転帰

疾患が経過して，どのような結果となったかということ。

の肺がんの罹患率を求め，それらを比較するといった方法がある。

アメリカのフラミンガムで実施されたコホート研究（フラミンガム研究）では，男性・高齢・喫煙・高血圧・脂質異常症・糖尿病・ストレスなどが要因となって心筋梗塞・脳梗塞に罹患しやすくなることが明らかにされた。これらの要因のうち，男性と高齢だけは避けられない要因である。そのほかの要因への曝露をなるべく避けることによって，心筋梗塞・脳梗塞の予防につなげられる。

罹患率
ある集団において，一定の期間中に特定の疾患に罹患した者の数が，全人口に対して占める割合。

● 症例対照研究

症例対照研究 case control study は，症例群と対照群を比較し，過去にさかのぼって2群で差のある要因をさぐる研究である。たとえば，喫煙と肺がん罹患との因果関係を証明するために，ある時点で肺がんに罹患している患者の集団（症例群）と，年齢・性別などの条件は同じだが肺がんに罹患していない集団（対照群）を集め，過去にさかのぼって喫煙状況などについて調査するといった研究方法である。症例群と対照群の間で喫煙歴に差がある場合，喫煙と肺がんの罹患との間に因果関係が示唆される。

症例対照研究はコホート研究と比べて小規模・短期間で実施できるというメリットがある。しかし症例対照研究では，肺がんの罹患率は計算できない。また，対照群の設定が困難であったり，対象者に過去の喫煙を聞いても正確な情報が得られないなどの欠点がある。

3 治療やケアの効果を評価する研究

治療やケアに本当に効果があるかどうかを正しく評価するには，治療やケアを受けた患者だけを観察するのでは不十分である。その治療やケアを受けた群と受けなかった群の間で，効果を比較しなければならない。たとえば，かぜの患者がかぜ薬を飲んだらかぜが治った。そのことからただちに，「かぜ薬はかぜに効果がある」とはいえない。なぜなら，かぜ薬を飲まなくてもかぜは自然に治るからである。

治療やケアの効果を評価する研究の方法論には，ランダム化比較研究（RCT）などの**介入研究**と，コホート研究などの**観察研究**がある。

● バイアスと偽薬効果

治療薬の効果を判定するために，薬の投与群と非投与群の間で単純に効果を比較しても，真の効果を評価できない。その理由は以下の2つである。

第一に，患者の年齢，男女比，疾患の重症度，併存症の分布などといった患者背景に偏り（バイアス）がある場合である。第二に，偽薬（プラセボ）効果がある場合である。真の効果がまったくない薬でも，「この薬は効果がある」という情報を与えられたり，患者が効果を信じて疑わない場合，見せかけの効果が出現したりすることがある。たとえば，デンプンや乳糖などを詰めたカプ

セル剤をつくり，疼痛を訴える患者に「鎮痛薬である」と伝えて服用してもらうと，疼痛がおさまってしまうことがある。鎮痛薬を飲んだという安心感による心理的な効果であり，これを偽薬(プラセボ)効果という。

● ランダム化比較試験(RCT)

薬の真の効果は，上記のような患者背景の偏りや偽薬効果による影響を除外したうえで，判定しなければならない。最も妥当性の高い方法論がランダム化比較試験 randomized controlled trial(RCT)である。対象となる患者集団をくじ引きと同じ原理でランダム(無作為)に治療群と対照群に割りあて，治療群には本物の薬(実薬)を，対照群には実薬と同じ色と形状をもつ偽薬(プラセボ)を投与し，両群間で効果を比較する。治療群・対照群どちらの患者も，実薬・偽薬のどちらを与えられたかは伝えられない。これを盲検化という。とくに治験(新薬の臨床試験)では，RCT が行われることが多い。

臨床研究における▶
　　　　倫理

RCT はヒトを対象とした実験である。患者が不利益を受けないように，倫理的に非常に厳しい条件でしか実施できない。現代の臨床試験は，すべて「ヒトを対象とする医学研究の倫理的原則」(ヘルシンキ宣言)などの倫理的原則に基づいて実施されなければならない。すなわち，被験者本人の自発的・自由意思による参加，インフォームドコンセント(説明と同意)の取得，倫理審査委員会による審査などが必須要件となっている(▶151ページ)。

● 観察研究

すべての治療やケアが，RCT を経て臨床現場に導入されているかといえば，そうではない。因果関係を解明したい場合と同様に，コホート研究や症例対照研究といった観察研究のみを根拠として導入されている場合が多い。これにはいくつか理由がある。

RCT が不必要な▶
　　　　場合

1つは，RCT をやる必要がない場合である。RCT は，プラセボ効果の存在によって，真の効果の評価が困難な場合には必須である。プラセボ効果がほとんどなく，観察研究で大きな効果が明らかにみとめられる治療に関しては，RCT を実施することは無意味であるだけでなく，非倫理的である。なぜなら，対照群に割りあてられた患者が治療を受ける機会を逸して，不利益をこうむる可能性があるからである。

たとえば，高齢者が転倒すると大腿骨頸部骨折をおこすことがある。それに対して唯一有効な治療法は外科手術である。手術を行えば骨折は治癒し，また歩けるようになる可能性が高い。手術を行わなければ高い確率で寝たきりになってしまう。このような治療法に対して，治療群と比較群を無作為にふり分ける RCT を行うことは非倫理的である。

RCT の実施が▶
困難な場合

もう1つは，RCT の実施そのものが困難な場合である。救命救急治療でRCT のためのインフォームドコンセントを得ることが困難な場合や，症例数

の少ない難病の場合，すでに一般に普及している治療法の場合，などである。

観察研究では，治療群と非治療群はランダムに割りあてられていないため，両群間の患者背景に偏りがある。そのため，それらに関するデータを網羅的に収集し，統計学を用いてそれらの影響を調整する必要がある。

⑤ エビデンスに基づく医療(EBM)

1 エビデンスに基づく医療(EBM)とは

世界中で日々多くの医学研究の成果が，医学論文というかたちで発表されている。あるテーマについて過去から現在までに発表された医学論文の結果をまとめたものを**エビデンス** evidence(**科学的根拠**)という。

医療者が個々の患者の診療にあたって，自分の経験や勘だけに頼るのではなく，最新のエビデンスを活用することを，**エビデンスに基づく医療** evidence based medicine(**EBM**)という。

EBM の歴史はまだ浅い。サケット Sackett, D. L.(1934-2015)が「治療法などを選択する根拠は，正しい方法論に基づく観察や実験に求めるべきである」という概念を唱え，EBM と名づけたのは 1990 年のことである[1]。

具体的に EBM とは，① 患者の臨床的問題を明確にし，② その問題に関連する質の高い臨床疫学研究の論文を効率よく検索し，③ 検索した論文の内容を批判的に吟味し，④ 個々の患者に特有の臨床状況と患者の価値観や意向もふまえてエビデンスの患者への適用可能性を慎重に検討し，⑤ 左記のプロセスと患者への適用結果を評価する，という過程を通じて，個々の患者に最適な医療を提供することを目的とした行動様式である。

▶EBM に対する誤解

EBM に対する典型的な誤解の 1 つが，「EBM を実践することとは，エビデンスを患者にあてはめること」というものである。そのような医療は「料理本医療 cookbook medicine」といわれ，EBM ではない。患者の意向を排除して，エビデンスを個々の患者に無理やりあてはめることは，EBM とはいえない。

▶EBM から派生した行動様式

なお，EBM は医師が実践する診療に限った話ではない。近年は EBM から派生して，エビデンスに基づく看護 evidence-based nursing(EBN)，エビデンスに基づくリハビリテーション evidence-based rehabilitation(EBR)，エビデンスに基づく栄養管理 evidence-based nutrition(EBN)，エビデンスに基づく保健活動 evidence-based health care(EBHC)，エビデンスに基づく保健医療政策 evidence-based health policy(EBHP)といった行動様式も提唱・実践されつつある。

---

1) Evidence-Based Medicine Working Group: Evidence-Based Medicine. A new approach to teaching the practice of medicine. *The Journal of the American Medical Association*, 268: 2420-2425, 1992.

2 論文検索・診療ガイドライン

医療者が EBM を実践することはたやすいことではない。

PubMed ▶ アメリカ国立医学図書館(NLM)が運営する PubMed という医学論文検索サイトは,過去から現在にわたって世界中で出版された医学論文をほぼ網羅している。この検索サイトを使って,自分の専門領域の最新論文をつねに確認することは膨大な時間と労力を要する。また,質の高い医学論文は英語で書かれているが,忙しい日常診療のあいまに膨大な数の英語論文を読みこなすことは,たいていの医療者にとって困難である。

各学会による ▶ EBM の実践を普及させるために,各専門領域の学会が大きな役割を果たしている。学会に所属する医療者たちのなかから選ばれた専門家集団が,個々の専門領域について世界中で出版された多数の論文を徹底的に検索し,質の高い論文を収集し,それらの結果を統合・要約して,**診療ガイドライン**という文書にまとめている。診療ガイドラインは,各専門領域の医療者たちが EBM を実践するための参考書として活用される。

日本の学会が作成するガイドラインは日本語で作成されるため,ふだん英語論文を読む時間的ゆとりがない医療者たちにも読みやすい。近年は,多くの専門学会がそれぞれの領域に関する診療ガイドラインを作成している。「肺がん診療ガイドライン」「脳卒中診療ガイドライン」など,いまや数百種類のガイドラインがある。ガイドライン作成後も,新しい論文は継続的に出版されるため,各ガイドラインは数年に 1 回改訂される。

Column 補完代替医療

1990 年前後から**補完代替医療(CAM)**という領域が出現した。さらに近年,西洋医学と CAM を融合させた,**統合医療**という概念が提唱されている。CAM の範囲は広く,世界の伝統医学や民間療法も含まれる。具体的には,中国医学(漢方,鍼灸,指圧,気功など),インド医学(アーユルベーダなど),健康食品・サプリメント,アロマセラピー,温泉療法などがある。

しかし,多くの CAM はエビデンスがない。一定程度のエビデンスがあるのは,一部の漢方と鍼灸のみである。とくに漢方医学は,2001 年から大学医学部の教育にも組み入れられ,基礎研究や臨床研究も進められてきた。漢方はもはや CAM ではなく,エビデンスに基づく医療(EBM)の仲間入りを果たしている。鍼灸はさまざまな疼痛に対して有効性が示されており,国際的にも認知されている。一部の漢方と鍼灸は保険診療の適応にもなっている。そのほかの CAM については,今後の臨床疫学研究によるエビデンスの蓄積が強く求められるであろう。

2017 年のアメリカの研究では,通常の医療を受けずに CAM を選択したがん患者たちと,通常の医療を選択したがん患者たちとの間で,死亡率が比較された[1](なおこの研究における CAM に漢方と鍼灸は含まれていない)。がん診断後 5 年以内の死亡率は,CAM を選択した患者たちのほうが,通常の医療を選択した患者の 2.5 倍以上高かった。この研究は,がん患者がエビデンスのない CAM に走ってしまうことがいかに危険であるかを科学的に立証したといえる。

---

1) Johnson, S. B., et al.: Use of Alternative Medicine for Cancer and Its Impact on Survival. *Journal of the National Cancer Institute*, 110: 121-124, 2018.

Minds▶ 日本医療機能評価機構が運営する Minds ガイドラインライブラリは，わが国で公開されている診療ガイドラインを収集・掲載している。

⑥ エビデンスをみずから生み出す

1 臨床研究のすすめ

　本書を読んでいるあなたにも，将来，臨床研究に挑戦することをすすめる。看護研究やリハビリテーション研究，臨床栄養研究を実践してみよう。

　看護研究を奨励している病院も多くある。看護師として何年か実践を積んだのちに研究をすすめられ，「順番がまわってきたからしかたなく」研究に取り組む看護師もいるだろう。しかし，それではなかなかモチベーションが上がらない。研究のための研究，つまり研究することを自己目的化しては意味がない。

研究の意義▶　医療者は，なぜ研究をするのだろうか。1つは，医学・医療の進歩のためである。あなたがすぐれた研究を行い，その結果を論文にまとめて発表すれば，多くの医療者に読まれる。彼らの知識をアップデートし，臨床における実践に変化をもたらし，結果的に多くの患者の QOL を向上することにつながるかもしれない。

　あるいは，それほど大きな目標をたてずとも，職業人としての自身の成長のために，研究を行うこともよい。初歩的な事例研究であっても，日々のケアで

Column インチキ治療に手を出す患者に非はない

　EBM の観点からはまったく受け入れがたい非科学的な治療も少なくない。「がんが消えた！」などという甘言にまどわされて，インチキ治療に手を出すがん患者や家族は少なくない。

　医療者が，患者や家族からそうした治療に関する相談を受けた際，注意すべきことがある。インチキ治療そのものやそれを提供する者たちを批判するのはよい。しかし，それに手を出そうとする患者や家族を批判すべきではない。患者に対して「そんな治療を受けるのは，馬鹿げている」と鼻で笑う医師がいる。そのような態度が，医療者と患者の信頼関係をそこねる原因になる。

　患者に非はない。患者は死の不安と向き合っている。がんになったショック，再発の恐怖，治療の効果が不十分であることへの不安感にさいなまれている。医師に「もう治療法はない」といわれては，希望を失ってもしかたがない。

　患者も家族も，ただ自分の命にとってなにかできることはないのか，真剣に考えているだけなのだ。その人たちの不安につけ込んで，インチキ治療が提供されている。それを見て「やってみる価値がある」と思い込んでしまい，高額な料金を支払ってまでもインチキ治療を受けるケースもあろう。そういう患者や家族に対して，医療者が木で鼻をくくるような態度を取ってはならない。

　医療者は科学と非科学を切り離し，エビデンスに基づくベストな医療を冷徹に実践することがその本道である。それと同時に，科学とは別の次元で，患者の価値観を受け入れ，患者・家族の藁をもすがる思いにも共感しなければならない。患者・家族には，動揺する精神状況のなかでも少し立ちどまって冷静に考える姿勢を失わないように，医療者として適切な説明やアドバイスを心がけねばならない。

の体験を言語化・概念化する過程を通じて，自身のプロ意識を問い直す機会となり，医療者としての成長につながる。

　研究することの目的を総じていえば，看護やリハビリテーションなどの改善による医療の質の向上，新たな看護やリハビリテーションなどの創造である。慣例的に行われている看護やリハビリテーションについても，研究の視点で評価し直し，エビデンスに基づく看護やリハビリテーションの実践につなげることが，研究の大きな意義である。

いざ，研究に▶
ふみ出そう
　研究に関する勉強の必要性を感じつつも，日々の業務に追われ，第一歩をなかなかふみ出せない看護師や理学療法士・作業療法士などは多い。あなたが将来医療者になり，そのうち自分の研究を始めたくなったら，もう一度本書をひもといてほしい。あなたが研究に向かうモチベーションを高めるきっかけとして，本書を再び役だててもらえれば幸いである。

2　事例研究──臨床研究の「はじめの一歩」

● 事例研究の意義

　事例研究は臨床研究の基本である。医師の診療に関する研究だけでなく，看護研究やリハビリテーション研究などにおいても，はじめの一歩は事例研究である。

　医療者として医療機関に勤めはじめると，学生のころとは異なり，多くの患者を同時に担当することになる。新人のうちは誰しも目先の仕事に忙殺され，学生時代に学んだはずの看護理論やリハビリテーション理論もうまく使いこなせない。そこで，原点に戻って，自分が経験した実臨床を研究の観点から見つめ直すことが有用である。その初歩となるのが事例研究である。

● 事例研究の手順

事例を決める▶
　事例研究においては，まず適切な事例を決めることが重要である。その際，一般的な経過をたどった事例ではなく，思いがけずケアがうまくいった事例や，あるいは逆にうまくいかなかった事例など，聴衆や読者になにかしら示唆を与えうる事例を選ぶとよい。大事なことは，あなた自身が深くかかわっており，書き残したいと強く思える事例を選ぶことである。

問題の掘り下げ▶
　次に，その事例のなにについて書きたいかを明らかにしなければならない。雑多な情報をひたすら羅列するのではなく，患者のケアに関する問題を1つ，多くても2つ提起し，それを深く掘り下げる。

事例の紹介▶
　事例の紹介では，提起した問題に関連する所見や経過を記載し，関連しない事項は記載しない。

考察▶
　事例研究での考察は，次のように進めるとよい。

（1）その事例に注目すべき理由，事例が提起する問題点の重要性を強調する。

(2) 事例に関連する文献のレビュー結果を簡潔にまとめ，患者がかかえる問題に関する既存の理論について記述する。

(3) その事例がたどった特異な経過，想定外の所見や結果などを記し，考えられる理由について述べる。その際，この事例が既存の理論を裏づけ，強化するものなのか，あるいはそれらに反するものなのかに留意する。

(4) その事例研究が，日常臨床にどのように貢献しうるかを簡潔に記述する。

3 分析的研究

看護研究などにおける分析的研究には，**量的研究**と**質的研究**がある。量的研究とは，実験や調査を行って数量的なデータを収集し，変数間の関連を統計解析によって明らかにする研究である。質的研究は，おもにインタビューやフィールドワークによって，数値化できない現象について言語的・概念的な分析を行う研究である。以下，本項では量的研究の進め方について解説する。

[1] **CQの発掘** 日常臨床における疑問を，**クリニカルクエスチョン** clinical question（**CQ**）という。CQの出所は病室だけとは限らない。申し送りやカンファレンスの最中にCQが浮かぶかもしれない。つまり臨床研究は，日常臨床からすでに始まっているのである。疑問に感じたことは，ふだんからメモを取る習慣をつけるとよいだろう。

申し送り
勤務交代時に行われる報告・連絡。

カンファレンス
会議・相談。臨床においては，対象者に関係する医療従事者が集まり，情報交換や治療方針についての討議などを行う。

[2] **CQからRQへの構造化** CQの段階では，まだ研究計画を固めることはできない。たとえばあなたが「看護師の人手不足が医療事故をまねいているのでは？」というCQをもったとしよう。しかしこのCQはあいまいで答えようがない。看護師の人手不足も医療事故も定義がはっきりしない。なにとなにを比較すればよいかもわからない。このCQを，臨床研究として検証可能な**リサーチクエスチョン** research question（**RQ**）に構造化しなければならない。

RQは，**PECO**によって構成される。PECOとは，患者 patients，曝露 exposure，対照 control，アウトカム outcome である。

アウトカム
成果・結果。

「看護師の人手不足」も「医療事故」も，さまざまな状況が考えられるが，研究として成立させるには，対象とする範囲を明確にし，数量化できる妥当な指標を選ぶ必要がある。一例だが，次のようにまとめてみよう。

P：多施設における全身麻酔手術患者（緊急手術を除く）
E：病床数あたり看護師数が平均以上の病院
C：病床数あたり看護師数が平均未満の病院
O：術後の転倒転落事故

こうすることよって，「看護師の人手不足が医療事故をまねいているのでは？」というあいまいなCQは，「病床数あたりの看護師数が多い病院は，少ない病院に比較して，全身麻酔手術を受けた患者の術後転倒転落事故の件数が少ないのでは？」という検証可能なRQに構造化できた。

[3] **文献レビュー** 先行文献を検索し，文献を読んでまとめる作業を，文献レ

ビューという。研究を行ううえで，文献レビューは必須である。文献レビューの目的は，自分が研究したいテーマについて，①先行研究ではどこまで明らかになっているか，②まだ明らかになっていないのはなにか，③そのうえで自分が明らかにしたい内容はなにか，を明示することである。

[4] **データの収集・分析，論文執筆**　上記(i)〜(iii)に基づいて研究計画がまとまったら，データの収集・分析を行う。その方法は，研究デザインによって異なる(▶49ページ)。実際のデータ収集・分析および論文執筆については成書を参照されたい。

　ここでは，実際に行われた看護研究論文を１つ紹介しよう[1]。筆頭著者は看護師であり，大学院に進学して臨床研究の方法論を深く学んだ。そして，みずから研究を行い，まとめた論文が，海外の医学論文誌に掲載された。

病床数あたり看護師数と院内骨折発生の関係

〈背景〉先行研究によれば，入院中の患者の転倒転落事故は1,000床1日あたり1.3〜8.9回発生している。転倒転落のうち3〜5%が骨折，頭部外傷，死亡などにつながる。アメリカ看護師協会は，病院での転倒転落を“nursing-sensitive quality indicator”(看護の質を鋭敏に評価する指標)としている。本研究は，病床数あたりの看護師数が多い病院ほど，院内骨折が少なくなっているかどうかを検証した。

〈方法〉わが国の医療ビッグデータの1つであるDPCデータベース(▶176ページ)を用いた。2010〜2014年に全国約1,100施設で待機的ながん手術または心臓血管手術を受けた50歳以上の成人770,373名を対象とした。100床あたりの病棟勤務看護師数を最も少ない($\leq$79)，少ない(80-86)，多い(87-94)，最も多い($\geq$95)の4群に分け，院内骨折発生との関連を分析した。患者および施設の背景要因は多変量解析を用いて調整した。

〈結果〉院内骨折は全体で662名(0.09%)に発生した。100床あたり看護師数が最も少ない，少ない，多い，最も多い4群において，院内骨折はそれぞれ0.11%，0.08%，0.08%，0.06%であり，最も少ない群と最も多い群の差は統計学的に有意であった。

〈結論〉十分な看護スタッフの配置は急性期病院における術後院内骨折発生の減少と関連することが示唆された。

参考文献
1) 坂井建雄：図説 医学の歴史．医学書院，2019.
2) 坂下玲子ほか：看護研究(系統看護学講座)．医学書院，2016.
3) 康永秀生：できる！臨床研究 最短攻略50の鉄則．金原出版，2017.
4) Sackett, D. L., et al.: Evidence-based Medicine. Churchill Livingstone, 1996.

---

1) Morita K. et al.: Association between nurse staffing and in-hospital bone fractures: a retrospective cohort study. *Health Services Research*, 52: 1005-1023, 2017.

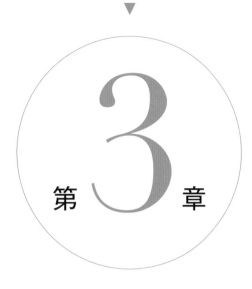

第 **3** 章

保健・医療・介護 ──切れ目ないサポート の実現

本章では，保健・医療・介護を含む幅広い領域について解説する。

A節では，保健・医療・介護を取り巻く社会環境の変化について概観する。近年，少子高齢化と人口減少が進み，それに伴い地域社会は変容し，さらには人口全体の疾病構造も変化している。必要とされる保健・医療・介護サービスの量も質も，それらを供給するための制度も，時代とともに変化している。

B節では，社会保険，公的扶助，社会福祉，公衆衛生・医療の基盤となる社会保障制度の全体像を概観する。これらのうち，公衆衛生および保健についてはC節，医療についてはD～J節，介護についてはK節で詳述する。

A 保健・医療・介護を取り巻く社会環境の変化

① 少子高齢化と地域社会の変容

1 少子高齢化と人口減少

日本の人口▶　総務省「人口推計」によれば，日本の総人口は，2022（令和4）年10月現在1億2495万人である。65歳以上人口は3624万人，総人口に占める割合（高齢化率）は29.0％である。65歳以上の男性は1573万人，女性は2051万人であり，男女比は約3対4である。75歳以上人口は1936万人であり，総人口に占める割合は15.5％である。

将来の人口▶　2023（令和5）年の国立社会保障人口問題研究所「日本の将来推計人口」によれば，日本の総人口は2045年に1億2千万人を下まわり，2056年に9965万人，2070年には8700万人になると推計されている（▶図3-1）。

　65歳以上人口は，2043年に3953万人でピークを迎え，その後は減少に転じると推計されている。高齢化率は2038年に33.9％，2070年には38.7％に達するとされる。

出生と死亡▶　すでにわが国は，死亡者数が出生数を上まわる多死社会を迎えている。厚生労働省「人口動態統計」によれば，2022年における出生数は約70.1万人，死亡数は約157万人であった。1人の女性が生涯に産む子どもの数にあたる合計特殊出生率は1.26であった。上述の「日本の将来推計人口」によれば，2070年には出生数は45万人に減少すると予測されている。

2 地域社会の変容

世帯の状況▶　2022（令和4）年の厚生労働省「国民生活基礎調査」によれば，全国の世帯総

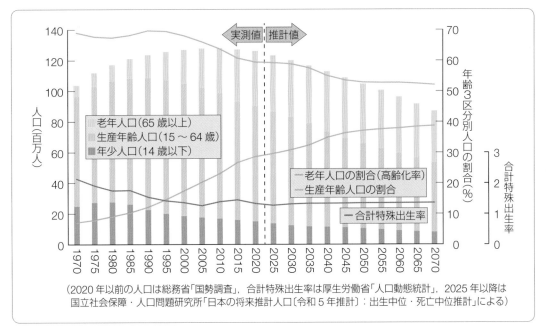

▶図 3-1　年齢階級別人口の推計

数は 5431.0 万世帯である。そのうち「単独世帯」が 1785.2 万世帯(32.9%)で最も多く，ついで「夫婦と未婚の子のみの世帯」が 1402.2 万世帯(25.8%)，「夫婦のみの世帯」が 1333.0 万世帯(24.5%)となっている。かつて多かった三世代世帯(祖父母・父母・子どもが同居する世帯)は，減少している。

世帯類型でみると，「高齢者世帯」は 1693.1 万世帯(31.2%)で年々増加傾向となっている。このうち，「単独世帯」が 873.0 万世帯(51.6%)，「夫婦のみの世帯」が 756.2 万世帯(44.7%)となっている。三世代世帯の減少とともに，高齢者の単独および夫婦のみの世帯が増加の傾向にある。

所得と貧困の状況▶　2021(令和 3)年の 1 世帯あたり平均所得金額は，「全世帯」が 545.7 万円，「高齢者世帯」が 318.3 万円，「児童のいる世帯」が 785.0 万円となっている。高齢者はおもな所得が年金であるため，働く世代に比較して相対的に所得金額が低くなっている。

2021 年の貧困線(等価可処分所得の中央値の半分)は 127 万円となっており，相対的貧困率(貧困線に満たない世帯員の割合)は 15.4% となっている。また，子どもの貧困率(17 歳以下)は 11.5% となっている。

② 疾病構造の変化

1 死亡原因

わが国のおもな死亡原因は，時代とともに大きく変化してきた(▶図 3-2)。

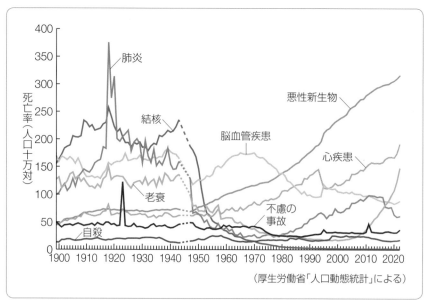

▶図3-2 死亡原因別死亡率（人口10万対）の推移

結核

結核菌による感染症。おもに肺に病巣をつくり咳などの症状をおこす。

[1] **感染症の時代** 1940年代までのほとんどの期間，わが国に住む人々の死亡原因の第1位と第2位は結核と肺炎であった。公衆衛生の改善，国民栄養の向上などにより，これら感染症による死亡は大幅に減少した。

[2] **生活習慣病の台頭** 1950年以降は，それらにかわり，脳血管疾患，悪性新生物（がん），心疾患といった慢性疾患が増加した。これらの疾病の罹患には，食事・喫煙・運動などの生活習慣がかかわっている。なお，1970年以降，脳血管疾患は減少しているが，これは食塩摂取量が減少し，高血圧が減少したことと関連している。

誤嚥性肺炎

食物や逆流した胃内容物が気道に入ることでおこる肺炎。

[3] **肺炎の増加** 第二次世界大戦後に激減した肺炎が，1980年以降に漸増している。戦前と異なり，近年の肺炎の増加は高齢者が中心であり，脳血管疾患や認知症による寝たきり患者が併発する誤嚥性肺炎の増加も影響している。2017年に肺炎の順位が低下したが，これは2017年より誤嚥性肺炎が分類項目に追加され，別で集計されるようになった結果である（▶表3-1）。

死亡に影響する▶
要因

　アメリカ疾病予防管理センターの推計によれば，75歳未満での死亡に影響する要因として，個人の生活習慣が40％，遺伝的要因が30％，社会経済的状況が20％，医療技術が10％である。医療技術は救命や延命に確かに役にたっているものの，国民全体の死亡減少に占めるその貢献度合いはさほど高くない。むしろ個人の生活習慣や社会経済的状況のほうが死亡に大きく影響している。

2 患者数の推計

　表3-2は，おもな疾患について，継続的に医療を受けている患者数（総患者数）を示している。これらの疾患はおもに40歳以上でみられるため，総数を

▶表3-1　2016年・2017年における死因順位

順位	2016年	2017年
1	悪性新生物	悪性新生物
2	心疾患	心疾患
3	肺炎	脳血管疾患
4	脳血管疾患	老衰
5	老衰	肺炎
6	不慮の事故	不慮の事故
7	腎不全	誤嚥性肺炎
8	自殺	腎不全
9	大動脈瘤及び解離	自殺
10	肝疾患	血管性等の認知症

(厚生労働省「人口動態統計」による)

▶表3-2　おもな疾患の患者数(2017年)

疾患名	患者数(万人)	40歳以上人口100人あたりの患者数
高血圧	994	12.8
糖尿病	329	4.2
脂質異常症	221	2.8
悪性新生物(がん)	178	2.3
心疾患	173	2.2
脳血管疾患	112	1.4
慢性腎臓病	39	0.5
慢性閉塞性肺疾患	22	0.3

(厚生労働省「患者調査」などをもとに筆者作成)

40歳以上の人口(約7760万人)で割った値で見ると，高血圧は100人あたり12.8人，糖尿病は4.2人，脂質異常症は2.8人などとなっており，これらがありふれた疾患であることがわかる。

B 社会保障制度

「日本国憲法」第25条は，「(1)すべて国民は健康で文化的な最低限度の生活を営む権利を有する」「(2)国は，すべての生活部面について社会福祉，社会保障及び公衆衛生の向上及び増進に努めなければならない」と規定している。これに基づいて政府は国民の生存権の保障に努め，社会福祉，社会保障および公衆衛生にかかわる制度を整備してきた。

社会保障制度とは，個人や家族では対応することがむずかしいさまざまな困難から，国民をまもるための制度である。わが国の社会保障制度の4つの柱は，①社会保険，②公的扶助，③社会福祉，④公衆衛生・医療である。

① 社会保険

社会保険とは，病気・けが・失業・高齢・死亡などによって生活がおびやかされたときの生活保障のため，一定の給付を行う公的保険である。医療保険・介護保険・労働者災害補償保険・雇用保険・年金保険の5つがある。

1 医療保険

● 保険者と被保険者

わが国は，国民のほぼ全員が**公的医療保険**に加入する**国民皆保険制度**を 1961(昭和36)年に導入した。保険に加入している人々は**被保険者**とよばれる。被保険者は**保険者**に毎月**保険料**を納付し，保険者は必要時に給付を行う。

被用者保険▶　74歳以下で企業などに雇用されている人は，**健康保険**に加入する。健康保険の保険者には，大企業ごとに設立される**健康保険組合**と，中小企業を対象とする**全国健康保険協会(協会けんぽ)**がある。公務員などは，**共済組合**に加入する。健康保険や共済組合を総称して**被用者保険**という。被用者保険の保険料は給与から天引きされる。

国民健康保険▶　74歳以下で被用者保険の対象とならない居住者(農林漁業従事者，自営業者や年金生活者など)は，市町村が保険者である**国民健康保険**の被保険者となる。その他，建築や土木などの同業者組合が保険者となる**国民健康保険組合**もある。

後期高齢者医療▶　75歳以上の高齢者(後期高齢者)は**後期高齢者医療制度**の被保険者となる。
制度　2006(平成18)年に老人保健法から改正され，2008(平成20)年より施行されている。「**高齢者の医療の確保に関する法律**」(高確法)が，この制度の根拠となっている。

● 医療費支払いのしくみ

国民は全国のどの医療機関(病院・診療所)でも，保険証を提示すれば**保険診療**を受けることができる。被保険者が医療機関に受診した際は，**一部自己負担金**のみを医療機関の窓口で支払い，残額を医療機関が保険者に請求する。医療機関が作成する**診療報酬明細書**は，**レセプト**とよばれる。

保険診療で認められる各診療行為や医薬品などの価格は全国一律であり，**診療報酬点数表**や**薬価基準**に規定されている。これらは2年ごとに改定される。

自己負担の割合▶　一部自己負担金は定率負担で3割が原則であり，後期高齢者については1割(現役並み所得者は3割)，義務教育就学前の小児は2割である。なお小児に対しては各自治体が独自に**小児医療費助成制度**を導入しており，その場合は実質的に自己負担はほぼゼロである。

公的医療保険が▶　なお，正常な妊娠・分娩費用，健康診断・予防接種，差額ベッド代，美容外
適用されない場合　科治療などは公的医療保険の適用外である。正常分娩では健康保険から**出産育児一時金**が支給され，支給額はかかった費用とは関係なく一律である。

● 高額療養費制度

自己負担割合が3割でも，医療費全体が高額になると，一部負担金も相当な額になる。そこで一定額を超過した場合，自己負担金を軽減する制度が**高額療**

▶表3-3　高額療養費の自己負担額（70歳未満の場合）

適用区分	1か月の自己負担上限額（世帯ごと）	多数回該当の場合*
年収約1160万円以上	252,600円＋（医療費−842,000円）×1%	140,100円
年収約770万〜1160万円	167,400円＋（医療費−558,000円）×1%	93,000円
年収約370万〜770万円	80,100円＋（医療費−267,000円）×1%	44,400円
年収約370万円未満	57,600円	44,400円
住民税非課税者	35,400円	24,600円

＊過去12か月以内に3回以上上限額に達した場合は，4回目以降上限額が下がる。

養費制度である。たとえば70歳未満で年収約370万〜770万円の場合は1か月の自己負担額が80,100円（医療費総額では267,000円）をこえると，超過分を窓口で支払わなくてもよい（▶表3-3）。

2 介護保険

● 介護保険制度の概要

介護の社会化▶　介護とは，身体上または精神上の障害により日常生活に支障がある者に対し，心身の状況に応じて，食事・入浴・排泄の介助や身のまわりの世話を行うことである。少子高齢化や核家族化の進行により，家族にとって高齢者の介護は重い負担となってきた。そこで介護の社会化が進められている。2000（平成12）年に「介護保険法」が施行され，介護は公的なサービスとして受けられるようになった。

介護保険法▶　介護保険法は，「加齢に伴って生ずる心身の変化に起因する疾病などにより要介護状態となり，入浴，排泄，食事などの介護，機能訓練並びに看護および療養上の管理そのほかの医療を要する者などについて，これらの者が尊厳を保持し，その有する能力に応じ自立した日常生活を営むことができるよう，必要な保健医療サービスおよび福祉サービスに係る給付を行うため，国民の共同連帯の理念に基づき介護保険制度を設ける」と規定している（第1条）。

介護保険の保険者▶　介護保険の保険者は市町村である。被保険者はおもに65歳以上の高齢者である。40歳以上65歳未満の特定疾病に該当する患者も，認定されれば介護保険サービスを利用できる。特定疾病とは，心身の病的加齢現象との医学的関係があると考えられる疾病であり，関節リウマチ，筋萎縮性側索硬化症（ALS），初老期認知症，パーキンソン病関連疾患，などがある。

介護保険の財源は，税金と介護保険料がほぼ50%ずつである。40歳以上の者から，毎月介護保険料が徴収される。

要介護認定▶　保険給付，つまり介護保険サービスを受けるためには，まず保険者である市町村に申請し，要介護状態または要支援状態に該当するかどうか，要介護状態

の場合はその介護度について認定を受けなければならない(**要介護認定**)。要介護状態は要介護1から要介護5までの5段階，要支援状態は要支援1と要支援2の2段階に区分される(▶132ページ)。

利用者負担▶　サービスの利用の際は，利用者負担として保険給付の対象費用の1割を負担する。残り9割が介護保険から給付される。居宅サービスについては，要介護度に応じて保険給付の上限額(区分支給限度基準額)が設定されており，支給限度基準額をこえるサービスを利用する場合，超過分は全額利用者負担となる。

● 居宅介護支援(ケアマネジメント)

要介護者などが必要なサービスを利用するには，利用者にかわり居宅サービスの計画(ケアプラン)を作成し，計画に従ってサービス利用ができるようにサービス事業者と連絡・調整するなどの，利用者を支援する役割が必要となる。こうした支援を**居宅介護支援**(ケアマネジメント)とよび，都道府県知事によって指定を受けた居宅介護支援事業者が実施することになっている。

介護支援専門員▶　居宅介護支援事業者は，**介護支援専門員**(ケアマネジャー)という資格をもった職員を配置していなければならない。介護支援専門員は，看護師，保健師，介護福祉士，社会福祉士などの専門職のうち5年以上の実務経験のある者で，都道府県単位で実施される試験に合格し，一定の研修を受けた者が認定される。

3　そのほかの保険

● 労働者災害補償保険

労働者災害補償保険は，業務上の事由による労働者の傷病・廃疾・死亡に対する災害補償制度である。1947(昭和22)年に公布された「**労働者災害補償保険法**」に基づく。国が保険者で，事業主が保険に加入し，労働者またはその遺族に，療養・休業・障害・遺族の各補償給付や葬祭料の保険給付を行う。保険給付の対象には，通勤災害も含まれる。

● 雇用保険

雇用保険は，1974(昭和49)年に公布された「**雇用保険法**」に基づき，労働者が失業した場合に必要な給付を行い，労働者の生活の安定をはかるとともに，求職活動を促進する保険である。雇用安定事業，能力開発事業の2事業がある。国が保険者となり，原則として全産業に適用されている。

● 年金保険

わが国の年金保険は，1959(昭和34)年に公布された「国民年金法」に基づき，全国民が公的年金に加入する国民皆年金制度となっている。全国民が加入する国民年金部分を基礎年金といい，それに上乗せして会社員は厚生年金，公

務員は共済年金に加入する。公的年金は，現役世代の加入者が保険料を払う賦課方式である。

2004(平成16)年の制度改正では，保険料負担の上限を定め，この負担の範囲内で年金を給付するというマクロ経済スライドが導入された。少子高齢化が進むと年金支給額が抑えられるしくみである。

② 公的扶助

貧困の問題▶ 　貧困の問題は，経済不況による雇用の不安定・低賃金・失業といった社会全体の経済状況によるもの以外に，個人の傷病や障害による離職なども原因となる。著しい貧困は生活の崩壊をきたすこともあり，憲法第25条が規定する「健康で文化的な最低限度の生活」すらあやうくなる。

実際，貧困・低所得者のなかには，地域のなかで孤立する高齢者や障害者，ホームレス生活を送る人々など，多様な生活課題をかかえる人たちがいる。貧困は，窃盗・強盗などの犯罪の原因の1つでもある。

貧困の状態は2世代以上にわたり続くことがあり，貧困の世代間継承，貧困の連鎖などといわれる。貧困を背景に，家庭内暴力(DV)や児童虐待など，家族関係の破綻にいたることもある。

生活保護制度▶ 　上記のように複雑な問題につながりうる貧困への対策として，「生活保護法」に基づく**生活保護制度**がある。生活保護は，要保護者がもっている資産や能力を活用したうえで，それでも最低限度の生活を維持できない場合にのみ適用される。具体的には，預貯金があればそれを活用すること，資産価値のある土地・家屋・自動車・贅沢品などは売却して活用することが原則である。働ける人は働いて収入を得ることが原則であるが，傷病・障害や家族の介護などで仕事ができない場合はその限りではない。

要保護者
保護を受けているかいないかにかかわらず，保護を必要とする者。

生活保護制度の実務は，市町村の**福祉事務所**が担当する。申請を受け付けると，ソーシャルワーカーが訪問面接を行い，**資力調査(ミーンズテスト)**を行う。この調査の結果に基づき，申請の可否が判断される。生活保護によって保障される生活水準(生活保護基準)は居住地により異なり，被保護者の年齢や世帯構成によっても異なる。

被保護者
実際に保護を受けている者。

扶助▶ 　生活保護制度の給付は**扶助**とよばれ，①生活扶助(食費・被服費・光熱費など)，②教育扶助(学用品費など)，③住宅扶助(家賃・地代など)，④医療扶助，⑤介護扶助，⑥出産扶助，⑦生業扶助(生業費・技能習得費・就職支度費)，⑧葬祭扶助の8種類がある。

医療扶助と介護扶助では，それぞれ医療保険や介護保険と同様の給付が受けられる。生活保護開始の理由は「傷病」が最も多く，被保護者の約80%が医療扶助を受けている。

出血性ショック

出血により循環血液量が著しく低下した危険な状態。

季肋部

左右の肋骨の下端よりもやや下の腹部。

肝硬変

肝臓が線維化し、かたくなった状態。原因として、B型・C型肝炎ウイルスやアルコールが多い。

食道静脈瘤

肝硬変などが原因で門脈圧が亢進した結果、その迂回路として食道部分の静脈の血流が増え、こぶのようにふくれた状態。

S-Bチューブ

圧迫止血用に、2個のバルーンを備えたチューブ。

結紮術

血管などの管状組織を糸やワイヤーで結びとめる手術。

更生施設

生活保護法に基づく保護施設。

ハローワーク

厚生労働省が設置する公共職業安定所。

自助グループ

当事者どうしが、相互に援助することで問題に対処するグループ。

　その夜は都内にめずらしく雪が積もっていた。ある救急病院に、吐血による出血性ショックの患者が救急車で搬送された。患者のH氏は、都内のある大きな公園にいることの多いホームレスの男性である。公園内の街灯の下、白い雪の上に広がる赤い血の光景が、通行人によって119番通報されるきっかけになった。

　ホームレスのH氏が全身から放つ生ごみのような異臭に、救急室の医師たちも看護師たちも眉をひそめずにはいられない。X医師はH氏の結膜の黄疸を確かめるとすぐに、腹部超音波のプローブを右季肋部にあて、肝硬変の診断を下す。吐血の原因は肝硬変による食道静脈瘤の破裂である。すぐに輸血を開始するとともに、食道静脈瘤を圧迫するS-Bチューブを鼻腔から食道内に挿入した。X医師のそばでサポートしていた研修医が「たすける意味があるんですか？」という無神経な言葉を発した。それを聞いたX医師は研修医にどなりつけた。「たすけなくていい患者なんかいないんだよ！」と。

　H氏は消化器内科に緊急入院となり、内視鏡的食道静脈瘤結紮術を受け、一命をとりとめた。

　H氏は46歳、独身。専門学校を卒業後、就職のため上京したものの、経済不況のあおりを受けて会社は倒産し、その後は職を転々とした。アルコール依存が原因で生活はあれ果て、住んでいたアパートの家賃も払えず、昨年春からホームレスとなった。日雇い労働で得た賃金の大半は酒類の購入にあてられていた。大量飲酒によるアルコール性肝硬変をきたしていたが、医療機関にはまったくかかっていなかった。

　ソーシャルワーカーの支援により、H氏は生活保護を受給することとなった。そして、都内のアルコール依存症専門病院へ転院となった。専門病院での4か月間の断酒治療を終え、更生施設に一時的に入所し、ハローワークの紹介で得た仕事につき、再びアパートを借りて自立生活を営むようになった。現在もアルコール依存症の自助グループに参加し、断酒は続けられている。

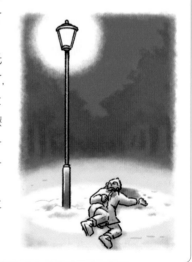

③ 社会福祉

1 社会福祉の理念

　社会福祉とは、身体・精神障害者や児童・高齢者などで救いの手を必要とし

ている人に対し，彼らがかかえるさまざまな問題の解決や緩和を目ざし，自立して生きていけるように援護する制度である。

1951(昭和26)年に公布された「**社会福祉法**」には，社会福祉の理念と原則が示されている。その第3条には，「福祉サービスは，個人の尊厳の保持を旨とし，その内容は，福祉サービスの利用者が心身ともに健やかに育成され，又はその有する能力に応じ自立した日常生活を営むことができるように支援するものとして，良質かつ適切なものでなければならない」と記されている。

社会福祉においては，1人ひとりの人間の尊厳を尊重すること，その人が生きていくうえでの課題をふまえ，その人の意思を理解したうえで，社会福祉サービスを提供することが基本となる。

自立支援▶ **自立支援**とは，本人ができることは本人にしてもらう，本人ができないことは社会福祉の力を用いて支援する，本人が希望しなければ無理にすすめない，ということである。なにからなにまで福祉で対応してしまうと，その人は自立できないし，本人が希望しないものを無理じいすれば，その人らしい生き方を奪うことにつながりかねない。

2 福祉に関する法体系

社会福祉の基盤となる法律が社会福祉法である。「**生活保護法**」「**児童福祉法**」「**身体障害者福祉法**」をあわせて福祉三法という。これらに「**知的障害者福祉法**」「**老人福祉法**」「**母子及び父子並びに寡婦福祉法**」をあわせて福祉六法という。ほかに，「**精神保健及び精神障害者福祉に関する法律**」（精神保健福祉法）がある（▶図3-3）。

[1] **児童福祉法** 要援護児童の保護に重点がおかれる。児童虐待に対する施策として，虐待を受ける児童を児童相談所の一時保護所で保護したり，児童養護施設に入所させたりするなどの援護を行う。児童相談所には児童福祉司が配置される。そのほか，児童自立生活援助事業，放課後児童健全育成事業，子育て短期支援事業，小児慢性特定疾病児童に対する支援，里親制度など，児童福祉

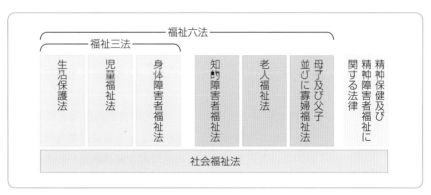

▶図3-3　福祉に関する法体系

に関するさまざまなことがらが規定されている。

[2] 老人福祉法　もともと高齢者福祉全体について規定する法律であったが，現在では「高齢者の医療の確保に関する法律」(高確法)や「介護保険法」が適用されない部分について規定している。老人福祉施設には，養護老人ホーム，軽費老人ホーム(ケアハウス)，老人介護支援センターなどがある。また，高齢者向けの生活施設として，有料老人ホームがある。老人福祉センターは，地域の老人に対して，各種の相談，健康と教養の向上およびレクリエーションを供与することを目的とした，老人福祉法に基づく機関である。

[3] 母子及び父子並びに寡婦福祉法　母子家庭・父子家庭の児童の心身ともに健やかな育成と，その父母，および寡婦の文化的な生活を保障する法律である。母子・父子自立支援員による情報提供や求職活動の支援，福祉資金の貸し付け，保育・食事の世話・生活相談などを行う日常生活支援事業，職業訓練・資格取得などを支援する自立支援給付金，などについて規定している。

寡婦
夫と死別または離別し，再婚していない女性。本法の対象とする寡婦は，かつてひとり親として子を養育していた者に限定される。
----

3 障害者福祉

● 障害者の類型

厚生労働省「障害者白書 平成 29 年版」によると，現在，わが国には，身体障害者が約 392 万人，知的障害者が約 74 万人，精神障害者が約 392 万人生活しており，合計すると国民の約 7% にあたる。

身体障害▶　**身体障害**には，視覚障害，聴覚・言語障害，肢体不自由，内部障害などがある。このうち，内部障害には，① 心臓機能障害(ペースメーカー植込み後など)，② 腎臓機能障害(慢性透析など)，③ 呼吸器機能障害(人工呼吸器装着など)，④ 肝臓機能障害(進行した肝硬変など)，⑤ 膀胱・直腸機能障害(人工肛門造設後など)，⑥ 小腸機能障害(中心静脈栄養の実施など)，⑦ ヒト免疫不全ウイルス(HIV)による免疫機能障害の 7 つがある。

「**身体障害者福祉法**」は，身体障害者手帳の交付，身体障害者更生相談所や身体障害者福祉司などについて定めている。

知的障害▶　**知的障害**は，さまざまな中枢神経系疾患が原因となり，同年齢の子どもと比べて全般的な知的機能が明らかに遅滞している状態である。具体的には，漢字の読み書きができない，計算ができない，抽象的な考え方ができないなどの障害がみとめられる。早期の治療・療育が必要であり，本人だけでなく家族への支援も欠かせない。

「**知的障害者福祉法**」は，知的障害者の自立と社会経済活動への参加を促進するため，知的障害者を援助するとともに必要な保護を行うことを定めている。知的障害者更生相談所，知的障害者援護施設や知的障害者福祉司についても規定されている。

精神障害▶　福祉の対象となる**精神障害**は，統合失調症などの精神疾患によって長期にわ

たり生活に相当な制限を受ける状態である。「**精神保健福祉法**」は，精神障害者などの自立と社会経済活動への参加を促進させることを目的としている。精神保健福祉手帳の交付を受けることにより，さまざまな福祉サービスを受けられる。

● 障害者基本法

1970(昭和45)年に公布された「**障害者基本法**」は，すべての国民が，障害の有無にかかわらず，等しく基本的人権を享有するかけがえのない個人として尊重されるものであるとの理念にのっとっている。障害の有無によって分け隔てられることなく，相互に人格と個性を尊重し合いながら共生する社会を実現するため，障害者の自立および社会参加の支援などのための施策を行うとされており，国および地方公共団体が行うべき障害者支援の範囲として，障害者医療，年金・手当，教育，職業相談・雇用促進，住宅確保，公共施設のバリアフリー化などの包括的な項目を定めている。

● 障害者の日常生活及び社会生活を総合的に支援するための法律

2013(平成17)年に公布された「障害者の日常生活及び社会生活を総合的に支援するための法律」(**障害者総合支援法**，は，身体障害・知的障害・精神障害を合わせて一体化された制度体系のもとで実施される障害者福祉サービスの具体的な内容を規定している。障害者総合支援法のサービスには自立支援給付と地域生活支援事業の2種類がある。

自立支援給付▶　**自立支援給付**は，国がサービスの類型や運用ルールを定め，障害者が福祉サービスを利用した際に，行政が費用の一部を負担するものである。①障害福祉サービス(介護給付・訓練等給付)，②自立支援医療(18歳未満の育成医療，18歳以上の更生医療，精神科通院医療)，③相談支援事業(基本相談支援，地域相談支援，計画相談支援)，④補装具の4つがある。

地域生活支援事業▶　**地域生活支援事業**は，地方自治体が主体となり，障害者に必要な支援のうち，地域の特性に応じたサービスが位置づけられている。障害者の外出に付き添う移動支援，日常生活用具の給付・貸与，手話通訳や要約筆記を派遣する意思疎通支援，成年後見制度支援などある。

4 ノーマライゼーション

● ノーマライゼーションとは

障害をもつ人々が，もたない人々と同等の生活ができるようにすることを**ノーマライゼーション**という。障害者本人をかえたり，障害者を地域社会から隔離したりするのではなく，障害があっても暮らしていけるように社会環境をあらためていくことである。

　ノーマライゼーションは，社会福祉の柱となる理念である。ノーマライゼーションをはかるには，市民の理解も重要な課題である。

● バリアフリーとユニバーサルデザイン

　バリアフリーは障害者・高齢者などのために，生活の障害となる物理的な障壁を解消することである。これに対し，**ユニバーサルデザイン**は，バリアフリー化が「障害者だけの特別扱い」であるとの反省から，障害がある者にもない者にも使いやすい設計を最初から行う手法である。

　すでにある段差にスロープを付けるのはバリアフリーである。ユニバーサルデザインでは，設計時点からスロープを設計する。両者はでき上がった結果は同じであっても，もととなる発想が異なっている。

C 公衆衛生と保健

① 公衆衛生の概要

1 公衆衛生とは

　公衆衛生は英語で public health（パブリックヘルス）という。その本来的な意味は「人々の健康」である。

衛生▶　わが国で，「衛生」という言葉を広めたのは，長与専斎(なが よ せんさい)(1838-1902)である。彼は欧米を視察中に，“sanitary”“health”“hygiene”などの単語を名にもつ行政機関が，国民一般の健康保護を担当していることを知り，のちにその訳語として，中国の古典「荘子」にある「衛生」という言葉をあてたとされる。明治時代はたびたびコレラが流行し，そのため「人々の健康」に向けた対策の中心は伝染病予防であり，その方策は飲料水や生活環境の清潔の確保が主眼であった。当時の「衛生」の概念は現代にも受け継がれ，今日でも「衛生的」という表現は「清潔」とほぼ同義である。

今日的な▶
パブリックヘルス　しかし今日的な意味でのパブリックヘルスにおいて，伝染病予防対策としての衛生はそのごく一部に過ぎない。現代のパブリックヘルスは，生活習慣病予防・がん予防をはじめとした予防医学，母子保健，学校保健，産業保健，精神保健，環境保健，国際保健など幅広い領域を対象としている。

2 公衆衛生行政

　公衆衛生行政は，家庭や地域社会の生活を対象とする一般公衆衛生行政（おもに厚生労働省が所管），労働衛生行政（おもに厚生労働省が所管），学校保健行政（おもに文部科学省が所管），環境保健行政（おもに環境省が所管）に分けら

れる。

　一般公衆衛生行政は，国(厚生労働省)－都道府県(衛生主管部局)－保健所－市町村という一貫した体系が確立されている。

厚生労働省▶　一般公衆衛生行政と労働衛生行政を主管する**厚生労働省**には，内部部局として大臣官房ほか11局(医政局，健康局，医薬・生活衛生局，労働基準局，職業安定局，雇用環境・均等局，子ども家庭局，社会・援護局，老健局，保険局，年金局)，外局として中央労働委員会，さらに各種審議会などがある。

保健所▶　**保健所**は，医師や保健師などの多くの専門家で構成される，公衆衛生を推進するための行政機関である。疾病予防，環境衛生，食品衛生などの公衆衛生活動に関する地域における第一線の中心的機関として広域的・専門的役割を担っている。2022(令和4)年現在，全国に468か所ある。

市町村保健▶
センター　**市町村保健センター**は，保健師が中心になって，健康相談や保健事業など，身近で利用頻度の高い対人保健サービスを提供する拠点である。市・区役所や町村役場に併設されていることが多い。

② 感染症対策——見えない敵とたたかう

1 感染症法

　「感染症の予防及び感染症の患者に対する医療に関する法律」(**感染症法**)は，感染症予防のための施策や，感染症患者の人権への配慮などについて規定する。

　感染症法では，感染力や罹患した場合の重篤度(じゅうとく)などに基づく総合的な観点からみた危険性によって，感染症を1類〜5類感染症，および新型インフルエンザ等感染症，指定感染症，新感染症の8種類に分類している。

2 予防接種

　免疫の獲得による感染症の予防のために，弱毒化・不活化した病原体や毒素(**ワクチン**)を投与する(接種する)ことを，**予防接種**という。

　予防接種には，「**予防接種法**」に基づく**定期接種**と**臨時接種**，希望者が受ける**任意接種**がある。定期接種・臨時接種は公費で利用できるが，任意接種は全額自己負担となる。

　定期接種のワクチンの名称と対象疾患を**表3-4**に示す。臨時接種の対象疾患は新型コロナウイルス感染症(COVID-19)である。任意接種の対象疾患には，流行性耳下腺炎(ムンプス)，高齢者以外のインフルエンザ，などがある。

　定期接種による健康被害が発生した場合，予防接種健康被害救済制度による給付を受けられる。任意接種による健康被害に対しては，「独立行政法人医薬品医療機器総合機構法」による救済制度がある。

▶表3-4　定期接種のワクチン名称と対象疾患（2022年10月現在）

A 類疾病（集団予防を目的とする感染症）	
Hib ワクチン	ヘモフィルス-インフルエンザ菌 b 型（Hib）感染症 （細菌性髄膜炎，喉頭蓋炎など）
小児用肺炎球菌ワクチン	小児の肺炎球菌感染症（細菌性髄膜炎，肺炎など）
B 型肝炎ワクチン	B 型肝炎
4 種混合ワクチン	ジフテリア，百日咳，破傷風，ポリオ
BCG ワクチン	結核
MR ワクチン	麻疹（はしか），風疹
水痘ワクチン	水痘（みずぼうそう）
日本脳炎ワクチン	日本脳炎
HPV ワクチン	ヒトパピローマウイルス（HPV）感染症（子宮頸がん）
ロタウイルスワクチン	ロタウイルス感染症（胃腸炎）
B 類疾病（個人予防を目的とする感染症）	
インフルエンザワクチン	インフルエンザ（高齢者が対象）
成人用肺炎球菌ワクチン	成人の肺炎球菌感染症（高齢者が対象）

空洞陰影

厚い壁があり，その内部に空洞があるように見える X 線検査の異常像。

塗抹検査

痰などをガラス上に塗りつけ，顕微鏡像で菌を確認する検査。

PCR 検査

PCR という反応を利用して，核酸を増幅する検査。

排菌患者

菌を排出している患者。

陳旧性

発症からある程度時間が経過していること。

　E さん（女性，35 歳）は，小さな会社で経理事務を担当している。10 か月前から咳が出はじめたが一向によくならず，2 か月前からは痰も出はじめた。市販薬の服用などでずっと様子を見ていたが，ある日の未明に激しい咳におそわれ，痰に血がまじっていたため，近所の病院の初診外来を受診した。胸部 X 線で典型的な空洞陰影をみとめ，喀痰の塗抹検査で陽性，結核 PCR 検査でも陽性のため，結核と診断された。いわゆる排菌患者であり，周囲の人々に伝播させるリスクが高いため，結核病棟のある感染症指定病院に入院することとなった。E さんには病院で抗結核薬の多剤併用療法が開始された。

　医師が感染症法に基づき最寄りの保健所に届け出を行い，保健所は接触者健診を実施した。E さんが咳をするようになった 10 か月前から，E さんと同じ部屋で過ごした人たちが対象となる。同居の父親と，職場の同僚数人が接触者健診を受けることとなった。

　E さんの父親（74 歳）は 40 年前に結核の治療歴があり，現在は目だった症状はないものの，喀痰検査で結核菌陽性と判明し，

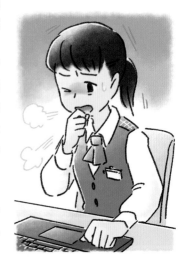

慢性排菌者であることがわかった。父親の陳旧性肺結核が再燃し，Eさんに感染したと考えられる。父親にも抗結核薬による治療が開始された。

また，Eさんの職場の同僚1名に，結核菌に感染しているもののまだ発病していない潜在性結核感染症(LTBI)が疑われ，抗結核薬内服が開始された。

潜在性肺結核感染症（LTBI）
結核に感染しているが，発病していない状態。

3 性感染症

● 性感染症とは

性感染症 sexually transmitted diseases(STD)は，性行為を介した細菌やウイルスなどの感染症の総称である。性交は，濃厚な接触を通じた性器の分泌液の移入がおこるため，感染がおこりやすい機会となる。

性感染症の種類▶ 最も多いクラミジア感染症は全性感染症の約3分の1を占め，若年女性に多く，20〜24歳の罹患率は千人年対12.7(1年間で千人中12.7人)との報告もある。しかし，医療機関に未受診の無症候性感染者も多く，実数はさらに多いとみられる。

そのほか，淋菌感染症，細菌性腟症，B型肝炎，性器ヘルペス，ヒト免疫不全ウイルス(HIV)感染・後天性免疫不全症候群(AIDS)，ヒトパピローマウイルス(HPV)感染症，梅毒，トリコモナス症，カンジダ症などがある。

性感染症の予防と▶ ワクチンが利用できるのは，HPV感染症とB型肝炎のみである。感染者自
治療 身が治療を行うとともに，セックスパートナーの治療も行わなければ，パートナーと交互に感染をおこすピンポン感染をまねく。

帯下
腟や子宮からの分泌物。おりもの。

膿瘍
膿(うみ)がたまったもの。

骨盤腹膜炎
骨盤内に限定した腹膜炎。

Cさん(22歳，女性)は，帯下の多少の増加と性交痛を以前から自覚していたものの，さほど深刻には考えておらず，パートナーを含め誰にも相談することなく放置していた。数日前から腹痛と発熱があり，市販の解熱鎮痛薬を服用しても一向におさまらず，痛みに耐え切れなくなって近所の婦人科クリニックをひとりで受診した。腹部超音波検査で腹腔内に膿瘍が発見されたため，T病院産婦人科に紹介され入院となった。診断はクラミジア感染症による骨盤腹膜炎であった。S医師(女医)はCさんにさらに詳細な問診を行った。性交のパートナーはただ1人，同い年の男性である。

S医師はCさんに性感染症の知識をわかりやすく伝え，治療の必要性をよく説明した。無治療で放置すると将来不妊症になるリスクが高まること。現在の状態は，感染がおなかの中まで広がりかなり大きな膿がたまっているので，（針を刺して膿を抜き出す処置(ドレナージ)が必要であること。抗菌薬をしっかり投与し，クラミジア感染症を完治させる必要があること。

Cさんの治療は進められ，幸いに数日で回復した。

S医師はCさんに，パートナーにも感染の可能性があるため診察の必要があ

ると告げた。Cさんの了解を得たうえで，パートナーがお見舞いに来院した際に，S医師が直接そのことを告げた。パートナーはとまどいの表情を浮かべながらも，すなおに受診した。

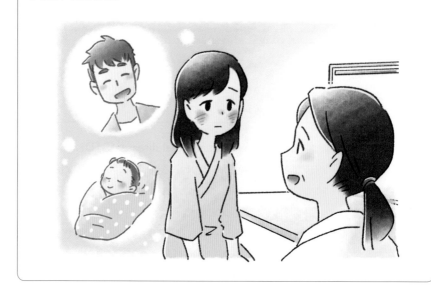

● エイズ

エイズ(後天性免疫不全症候群，AIDS)の初の報告は，1981年，アメリカ在住の男性同性愛者の症例であった。当初は原因不明であり，男性同性愛者や麻薬中毒者に患者が多発したことから，発病者に対する社会的偏見もみられた。しかし1983年に患者からウイルスが分離され，のちに**ヒト免疫不全ウイルス** *human immunodeficiency virus*(HIV)と命名された。

HIVによる免疫▶ 不全の機序

人体には，ウイルスや細菌からの攻撃を防御する免疫という機構が備わっている。免疫にかかわる細胞のうち，CD4陽性T細胞(いわゆるヘルパーT細胞)は，ウイルスや細菌の侵入を感知し，ほかの免疫担当細胞に攻撃の指令を出すという役割を担っている。HIVは，このCD4陽性T細胞を破壊することで，細胞性免疫自体を機能不全におとしいれ，感染症やがんのリスクを高める。

無症候性キャリア
病原体をもつが，症状や徴候のない人。

HIV感染後は，**無症候性キャリア**の期間が長く続き，無治療の場合は約5年の潜伏期を経て感染症や発がんをきたす。この状態をエイズという。

HIVの感染▶

血液製剤
血液を原料として製造された医薬品。

HIVの感染は，同性間の性行為だけでなく，異性間の性行為，分娩や授乳(母子感染)，輸血，注射針の使いまわしでもおこる。なお，唾液や汗にウイルスは存在せず，食器の共用，握手・抱擁などの身体接触，入浴やプールなどでヒトからヒトへ感染することはない。日本をはじめ先進各国で，血友病患者がHIVに汚染された血液製剤を投与されたことによりHIV感染が拡大するという**薬害エイズ**がおこった。

予防▶

性行為感染の予防には，コンドームの正しい使用などによる「より安全な性

行為 safer sex」の教育と普及が重要とされる。

検査と治療▶　スクリーニング検査として HIV 抗体検査が実施される。感染者に対しては，無症候性キャリアの段階からさまざまな抗 HIV 薬を併用し，潜伏期間を延長させることによって長期生存が可能となっている。

　抗 HIV 薬は高価であり，先進国の患者には手に入っても，開発途上国の貧しい患者には手が届かない。世界中の HIV 陽性者のうち，抗 HIV 薬を服用しているのは半分以下である。

感染者数・▶　近年，先進国においてエイズの新規罹患（りかん）は減少している。一方で，開発途上
死亡者数など　国におけるエイズの問題はいまだに深刻である。国連合同エイズ計画(UNAIDS)の報告によれば，2021 年末現在，全世界の HIV 陽性者数は 3840 万人，新規 HIV 感染者数は年間 150 万人，エイズによる死亡者数は年間 65 万人であり，その多くはアジア・アフリカの開発途上国に見られる。

エイズと▶　HIV 感染者に対する**スティグマ stigma** という問題が，依然としてエイズの
スティグマ　予防・治療の障害となっている。

　スティグマとは，個人のもつある属性によって，いわれのない差別や偏見の対象となることをいう。スティグマは HIV/AIDS だけでなく，精神疾患，身体障害などさまざまな状態にみられる。

　HIV 感染がスティグマをまねくのは，その病気の特性，すなわち感染が個人の不適切な行動の帰結であると人々に認識されてしまうことによる。人々は，エイズにかかる人たち自身がわるいのであって，自分たちの問題ではないと考え，エイズ患者たちを政治的・社会的に否定し，患者を地域社会から排除しようとした。先進国であっても，地域・職場・学校などで HIV 感染者への偏見は根強く残っており，感染者は周囲にその事実を隠す。そのこと自体が，長期になるほどストレスとなる。不寛容な社会は，病気とともに生きるエネルギーを患者から奪いかねない。

4　食中毒

　飲食によって摂取した微生物や物質が原因で，嘔吐・下痢や神経障害などの中毒症状をおこすことを**食中毒**という。

　食中毒の原因として，細菌・ウイルス・自然毒・寄生虫などがある（▶表3-5）。喫食（きっしょく）から症状発現までの潜伏期間（せんぷくきかん），症状や重症度などもさまざまである。

　食中毒は夏場にとくに多いわけではなく，年間を通じて発生している。厚生労働省「食中毒統計調査」によれば，2022 年の 1 年間で食中毒事件数は 962 件，患者は 6,856 人，そのうち死者は 5 人であった。原因別では，ノロウイルス(2,175 人)が最も多く，その他の病原大腸菌，カンピロバクター属，ウェルシュ菌，サルモネラ属，アニサキス，腸管出血性大腸菌などがこれに続く。

　また，施設別の患者数では，飲食店が最も多くなっている。

▶表3-5　食中毒のおもな原因

細菌	腸管出血性大腸菌（O157など），カンピロバクター属，リステリア属，サルモネラ属，黄色ブドウ球菌，腸炎ビブリオ，ウェルシュ菌，セレウス菌，ボツリヌス菌など
ウイルス	ノロウイルス，E型肝炎ウイルス，A型肝炎ウイルスなど
自然毒	フグ，二枚貝，巻貝，キノコなど
寄生虫	アニサキス，クドア属など

腸管出血性大腸菌
大腸菌の一種。飲食によって感染し，下痢や出血性大腸炎をおこす。大腸菌の分類方法に血清型というものがあり，わが国の腸管出血性大腸菌感染症は，血清型O157：H7によるものが多い。

検体
尿や便，血液など，検査の対象となる物体。

　ある年の7月31日，某県のX保健所に，Y病院から食中毒の疑いのある患者が3名入院しているとの連絡があった。保健所の職員は，発生場所，発病時期，患者の症状，糞便（ふんべん）・血液・吐物などの検査および検体確保の状況，治療内容などについて医師から聞き取ったのち，初動調査を開始した。

　保健所が調査した結果，3名のうち男性2名は友人どうしであり，7月25日にある料理店で食事しており，それ以外に一緒に食事したことはなかった。残る1名は，その料理店の経営者である男性であった。同店は夫婦2人で営業しており，調理は夫，接客は妻が行っていた。8月2日，同医療機関から連絡があり，客の男性の1名から腸管出血性大腸菌O157が検出された。

　上記の状況から，保健所は同店を原因とするO157による食中毒と断定した。保健所長は，「食品衛生法」に基づいて，同店に7日間の営業停止命令を下した。ほかの利用客も調査した結果，最終的に計8名からO157が検出された。店内の調理場や調理器具のふきとり検体，店内に残っていた食品の検体からO157は検出されなかった。

　夫婦への聞き取り調査から，非加熱食品として自家製の浅漬（あさづけ）が提供されていたことが判明した。浅漬はすでに残っておらず，食中毒の原因の特定にはいたらなかったものの，原因である可能性は考えられた。保健所職員は夫婦に，一般的な

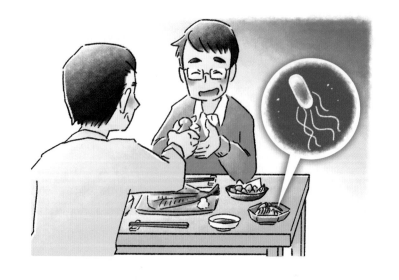

食中毒予防対策のほかに，浅漬は製造工程で加熱による殺菌がないため，野菜の洗浄・消毒や低温管理などの一貫した衛生管理が必要であること，などをていねいに伝えた。

③ 母子保健──ママと子ども，そろって健やかに

1 母子保健法

乳児・幼児
生後1年以内の児を乳児，生後1年〜6年の児を幼児という。

晩婚
婚姻の時期が遅いこと。

核家族
夫婦のみ，または親子のみで構成される家族のこと。

「**母子保健法**」の目的は，母性ならびに乳児および幼児の健康の保持および増進をはかるため，保健指導，健康診査，医療そのほかの措置を講じることとされる。

近年は，晩婚化に伴い高齢出産が増加している。また，核家族化の進行に伴い，母親が育児にあたって孤立することも多くなっている。さらに子どもの貧困と健康格差などの問題もある。このように，母子保健に関連する社会状況は，厳しさを増している。

妊産婦は誰しも，出産や子育てに多少とも不安を感じるものである。そのうえ，核家族化や地域のつながりの希薄化により，妊婦中や産後の女性たちの孤立感や負担感は高まっている。彼女らが安心して出産・子育てができるために，母子保健の役割がとくに重要である。

対象となる事業▶ 母子保健の具体的な事業として，母子健康手帳の交付，妊婦健康診査，母親学級・両親学級，妊婦訪問，新生児訪問，予防接種，乳幼児健康診査，産後ケア事業などがある。医療対策としては，未熟児養育医療，小児慢性特定疾病医療費の支給，子どもの心の診療ネットワーク事業，不妊に悩む方への特定治療支援事業などがある。

● 母子健康手帳

医療機関で妊娠の診断を受け，妊娠の届出をすると，**母子健康手帳**が交付される。母子健康手帳は，妊娠の経過から出産，児の健康診査，予防接種，児が小学校に入るまでの健康状態などを記録する手帳である。母親自身が主体となって健康記録を記載・所持することで，母親自身による母子の健康管理を促進・支援するばかりでなく，必要な保健医療支援などに結びつけるための情報伝達にも役だっている。子どもの成長後もその軌跡をふりかえることのできる，思い出あふれる一冊として，国民に親しまれている。

● 妊婦健康診査

妊婦は，妊娠中に医療機関で**妊婦健康診査**を無料で受けられる。受診票は，母子健康手帳交付時に一緒に渡されることが多い。

基本的な妊婦健康診査(診察・計測・血圧・尿化学検査)のほか，血液検査

（血液型，血糖・貧血検査，B型肝炎抗原検査・C型肝炎抗体検査・HIV抗体検査・梅毒血清反応検査・風疹ウイルス抗体検査・HTLV-1抗体検査），B群溶血性レンサ球菌検査，クラミジア検査なども行われる。子宮頸がん検診，超音波検査が行われることもある。

● 乳幼児健康診査

　3・4か月児，6・7か月児，9・10か月児健康診査では，身体計測と医師による診察などが実施される。1歳6か月児，3歳児では集団健診による健康診査が実施される。新生児期から乳児期の健康診査では，先天性疾患のスクリーニングも同時に行われる。

● 産後ケア事業

　家族から十分な家事・育児などの援助が受けられず，産後に心身の不調や育児不安がある産婦に対して，退院直後に心身のケアや育児のサポートなどを行う事業である。

2　健やか親子21

　厚生労働省の「健やか親子21」は，母子の健康水準を向上させるためのさまざまな取り組みを推進する国民運動計画である。2015(平成27)年度からの「健やか親子21(第2次)」では，3つの基盤課題として，① 切れ目ない妊産婦・乳幼児への保健対策，② 学童期・思春期から成人期に向けた保健対策，③ 子どもの健やかな成長を見まもり育む地域づくり，を掲げている。さらに重点課題として，育てにくさを感じる親に寄り添う支援，妊娠期からの児童虐待防止対策の2つを掲げている。

3　成育基本法

　「成育過程にある者及びその保護者並びに妊産婦に対し必要な成育医療等を切れ目なく提供するための施策の総合的な推進に関する法律」(成育基本法)が，2018(平成30)年に公布された。

　「成育基本法」の基本的施策には，成育過程にある者および妊産婦の医療・保健に関する支援，成育過程における心身の健康などに関する教育および普及啓発，予防接種や健康診査・健康診断，死亡原因に関する記録の収集などに関する体制整備，調査研究などが含まれる。妊産婦や母親の相談支援を通じた虐待の予防や早期発見，食育などに関する教育の普及，予防接種・健診記録のデータベース整備，子どもが死亡した場合における死因を検証する体制づくり，といった具体策も盛り込まれている。

4 産後うつ

　産後うつは，育児による不眠と疲労が重なり，気分が沈み，それまで楽しいと感じていたことがそう思えなくなり，物事に対する関心がなくなったりする状態である。出産した母親の 5〜10 % がかかるとされる。

　産後うつが続くと，児に向き合うことも困難になる。重症化した場合，児童虐待や自殺のリスクにもなる。人口動態統計を用いたある調査によると，2015〜2016（平成 27〜28）年の 2 年間に日本全国で生児出産後 1 年以内の褥婦の自殺は 92 例であったという[1]。産後うつをかかえた母親を死なせないために，母子保健と精神保健・医療の連携が重要となる。

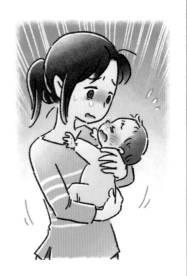

　保健師の D さんが勤務する保健センターに K さん（24 歳，女性）から電話があったのは，ある年の暑い夏の日であった。生後 2 か月の女児（I ちゃん）の育児に不安を感じる K さんの様子を，近くに住む姉が見かねて，保健センターに電話するように教えてくれたという。

　D さんは K さんの自宅を訪問した。I ちゃんの体重・身長・胸囲・頭囲を測定し，順調に育っていることを確認し，「お母さんはちゃんと休めていますか？」「なにか困っていることはないですか？」「もしつらいことがあったら，お話してください」と語りかけた。

　それまでかたい表情だった K さんは，堰を切ったように語りはじめた。「夜泣きがひどくて，どうしていいかわからないんです。昼間に 2 人きりでいるときにも泣かれて，なんで泣いているのかわからなくて，なにも考えられなくなって。子どもに追い詰められているような気がするんです。どうしようもなくてイライラして，涙があふれてきて。自分はダメな母親なんです」。

　D さんは K さんの産後うつを疑った。「お母さん，あなたはちゃんと子育てできていますよ。その証拠に，赤ちゃんはちゃんと育っています」。D さんは K さんに，産後うつについてわかりやすく伝えた。

　──この時期の母親には誰にでもおこりうること。産後うつからの回復には十分な休息が必要であること。育児・家事を完璧にこなそうとは思わなくてよく，

1）国立成育医療研究センター：人口動態統計（死亡・出生・死産）から見る妊娠中・産後の死亡の現状．（https://www.ncchd.go.jp/press/2018/maternal-deaths.html）（参照 2019-12-01）

手を抜けるところは抜いてもよいこと。市が提供しているヘルパーサービスや，生後3か月以降であれば託児サービスを利用できること。

　さらに，母子が孤立しないように，ママ友たちが集い支えあうセルフヘルプグループの存在も情報提供した。DさんはKさんの訪問指導を継続し，うつ状態に改善がなければ，連携している精神科クリニックに紹介する準備も整えた。しかし，Kさんは夫の協力もあって少しずつ回復してきたので，精神科クリニックの紹介は当面控え，このまま継続的に見まもることとした。

④ 学校保健——学びの場での安全と健康

1 学校保健の体制

　「**学校保健安全法**」は，「学校における児童生徒等及び職員の健康の保持増進を図るため，学校における保健管理に関し必要な事項を定めるとともに，学校における教育活動が安全な環境において実施され，児童生徒等の安全の確保が図られるよう，学校における安全管理に関し必要な事項を定め，もつて学校教育の円滑な実施とその成果の確保に資すること」を目的としている(第1条)。

養護教諭▶　学校保健といえば，保健室の先生(**養護教諭**)が思い浮かぶだろう。養護教諭免許を取得するためには，大学・短大で養護教諭育成課程を修了するか，看護学部・看護専門学校で所定の単位を履修しかつ保健師の免許を取得しなければならない。看護師として医療機関に勤務したのち，指定教員養成機関で所定の単位を修得し，養護教諭免許を取得する人もいる。免許取得後，学校の教員採用試験に合格すれば，養護教諭として採用される。

　また，学校長の監督のもと，学校保健を担当する教諭または養護教諭を**保健主事**という。

その他の専門職▶　養護教諭以外にも，学校保健に携わる専門職は多数いる。

　学校給食に関しては，学校給食栄養管理者，栄養教諭が担当する。

　学校保健計画や学校安全計画に参与し，健康診断，救急処置，健康相談などにあたる医師を**学校医**といい，学校の近隣の開業医などが担当していることが多い。そのほか，**学校歯科医・学校薬剤師・学校看護師**もいる。

　スクールカウンセラーは臨床心理士や精神科医があたり，児童・生徒の保健指導にあたる。**スクールソーシャルワーカー**は，複雑な問題をかかえる児童・生徒の問題解決にあたる。

　学校医以下は，非常勤であることが多い。

2 学校保健活動

　学校保健活動には，**保健教育**と**保健管理**がある。

保健教育▶　保健教育は，保健の授業で行われる**保健学習**，ホームルームなどを通じて行

われる**保健指導**がある。

保健管理 ▶ 　保健管理には，**対物管理**と**対人管理**がある。対物管理には，学校環境の衛生管理と，学校環境の情操面への配慮がある。後者には，学校の緑化(花壇など)やウサギやカメなどの動物飼育がある。対人管理には，心身の管理と生活の管理があり，前者には健康観察，健康相談，救急処置(応急処置)がある。

具体的な取り組み ▶ 　学校保健の具体的な取り組みには，以下のようなものがある。就学時および定期健康診断は，疾病や異常のスクリーニング，結果に基づく疾病の予防措置，治療の指示などを目的とする。学校における感染症予防対策には，養護教諭を中心する発生状況の情報収集や保健だよりなどによる周知，学校長による出席停止などがある。アレルギー性疾患など慢性疾患を有する児童・生徒には，給食や体育など学校生活上の配慮や管理を行う。いじめや不登校への対策，発達障害を含む障害や疾患のため教育上の特別な支援を要する児童・生徒へのサポート，なども学校保健上の重要課題である。

⑤ 産業保健──働く人々の安全と健康

1 産業保健とは

　産業保健は，職場で働く人々の安全と健康をまもり，経済・社会の発展を健康面で支える保健領域である。労働環境や労働そのものが，労働者の心身の健康をそこなうことがある。そのような状況は，労働者個人にとっても，企業にとっても，ひいては社会にとっても大きな損失となる。産業保健にかかわる医療者(産業医・産業保健師・産業看護師)は，各職種や職場に合ったかたちで，労働者の健康をまもる役割を担っている。

2 労働関連法規

　「日本国憲法」は，第 27 条で「すべて国民は，勤労の権利を有し，義務を負う。賃金，就業時間，休息そのほかの勤労条件に関する基準は，法律でこれを定める。児童は，これを酷使してはならない」と，第 28 条で「勤労者の団結する権利及び団体交渉そのほかの団体行動をする権利は，これを保障する」と定めている。

　これらに基づき，労働者の権利を保護し生存を保障するためのさまざまな法律が定められている。とくに「**労働基準法**」「**労働組合法**」「**労働関係調整法**」は**労働三法**とされる。また，「**労働安全衛生法**」は，労働基準法から独立・分離したもので，とくに職場における労働者の安全と健康を確保するとともに，快適な職場環境を形成することを目的とする。

労働安全衛生法の ▶ 　労働安全衛生法は，① 労働衛生管理体制，② 安全衛生教育，③ 健康を保持内容　　　　　 増進するための措置，④ 事業主(経営者)の安全配慮義務，⑤ 労働者の自己保

健の努力義務について定めている。

　労働安全衛生法は，従業員から総括安全衛生管理者・衛生管理者・安全衛生推進者などを選任すること，産業医を選任すること，これらの職種によって労働安全管理体制をつくることとしている。

塵肺

粉塵の吸入によって生じる肺疾患。珪酸(石英など)による珪肺，石綿(アスベスト)による石綿肺などがある。

　労働衛生3管理とは，作業環境管理，作業管理，健康管理をさす。3管理に労働衛生教育と総括管理を加えて，労働衛生5領域といわれる。

　労働安全衛生法に基づく職場における健康診断には，雇入時の健康診断や定期健康診断などの**一般健康診断**と，鉛業務や放射線業務などの有害業務に従事する労働者に対する**特殊健康診断**がある。

3 労働災害

中皮腫

胸膜・腹膜などの中皮に生じる腫瘍。

　労働者が(通勤中を含む)業務中に負傷・疾病・障害・死亡にいたった災害を**労働災害(労災)**という。「**労働者災害補償保険法**」に基づき，事業者は労働者災害補償保険への加入が義務づけられており，被災者や遺族を保護するために必要な保険給付が行われる。

業務上疾病▶　労災補償の対象となる疾病を**業務上疾病**といい，職種によってさまざまなものがある。医療従事者の業務上疾病の1つに，針刺しによる肝炎ウイルスなどの感染があげられる。

職業性疾病▶　職業が直接の原因となって生じる疾患を**職業性疾病**とよび，歴史的には，珪肺・石綿肺(アスベストによる中皮腫)などの塵肺，重金属中毒(鉛・水銀など)，有機溶剤中毒(トルエンなど)が有名である。

作業関連疾患▶　職業のみが原因とはいえないものの，作業環境・内容がその発症・増悪に大きく関連する疾患を**作業関連疾患**といい，いわゆる生活習慣病(高血圧，糖尿病など)や虚血性心疾患(狭心症・心筋梗塞)，脳血管疾患(脳梗塞・脳出血・くも膜下出血など)，がん，精神疾患なども含まれる。作業関連疾患の原因もさまざまであり，長時間業務や過度の心理的負担も含まれる。

過労死・過労自殺▶　長時間の過重労働による蓄積疲労と関連する虚血性心疾患・脳血管疾患による死亡を**過労死**，うつによる自殺を**過労自殺**といい，近年は労災認定される例が増加している。

4 産業保健師・看護師の役割

保健指導など▶　産業保健師・産業看護師の業務のうち，健康診断の結果に基づく保健指導が最も比重が高い。そのほか，健康教育やヘルスプロモーション(健康強化週間や健康イベントの実施など)による一次予防活動，長時間労働者への面接やストレスチェック，休職者への職場復帰の支援，などがある。

ワークライフ▶
バランス　職場だけでなく私生活も含めた**ワークライフバランス** work-life balance(労働と生活の調和)にも配慮が必要である。「育児休業，介護休業等育児又は介護を行う労働者の福祉に関する法律」(**育児・介護休業法**)は，育児・介護が必要な

労働者から申請があった場合，一定の休暇を与えることを企業に義務づけている。企業によってはワークライフバランスを社内制度(在宅ワーク，短時間勤務やフレックス勤務など)として導入するケースもあり，産業保健師・看護師がそうした制度の構築や管理にかかわることが期待される。

ワークエンゲージ▶メント　職場のメンタルヘルス対策として，産業保健師・看護師は企業の労務・人事部門と協調して，従業員の**ワークエンゲージメント** work engagement を高める教育や研修にかかわることも期待される。ワークエンゲージメントとは，労働者が仕事に対して感じる意欲や充実感をさし，「活力」「熱意」「没頭」の3要素から構成される概念である。ワークエンゲージメントは，上司や同僚からのサポート，仕事のコントロール(自身で仕事のやり方を決める自由度が高いこと)，学習の機会などの業務支援があると高まる。

母性保護▶　**母性保護**とは，女性がもつ妊娠・出産などの身体機能がそこなわれることがないように，労働時間の制限などにより女性労働者を保護することである。産業保健師・看護師は，母性保護という観点からの女性労働者支援にもかかわることが期待される。「**労働基準法**」には母性保護規定，「雇用の分野における男女の均等な機会及び待遇の確保等に関する法律」(**男女雇用機会均等法**)には母性健康管理の措置が規定されている。

医療者を志すあなたへ⑦
保健師の悩み

Fさんは看護学校を卒業後，大学病院の循環器内科や腎臓内科に数年間勤務した。循環器内科の患者のなかには，高血圧・糖尿病・脂質異常症など生活習慣病を複数かかえ，冠動脈の動脈硬化が著しく進行して心筋梗塞になってはじめて病院に訪れる患者もいた。腎臓内科の外来では，糖尿病を長年放置していた患者が，外来初診時にはすでに進行した糖尿病性腎症にいたっており，すぐに透析導入が必要という状況を何度も見た。

「病院で患者を待っているだけではだめだ」「予防が大事だ」と強く感じたFさんは，一念発起して保健師学校に通い直し，保健師の免許を取得した。現在はある大企業で，新人の産業保健師として働いている。

Fさんは，産業保健師になったいま，臨床看護師のころよりもさらに高い壁に行く手をさえぎられているように感じている。保健師学校で学んだ行動科学の理論を産業保健の現場でいかそうとしても，理想と現実の差にはばまれる。労働者のなかには，健康管理意識が低く，保健指導をしてもまともに話を聴こうとしない人もいる。従業員のワークエンゲージメントを高める研修の実施を企業の労務管理担当者に提案しても，あまりのってこない。

くじけそうになる日々のなかで，保健師学校の授業でとったノートを読み返してみた。「相手も大人だから敬意をもって接する……意味があると本人が感じる内容を選ぶ……本人ができることに着目……明確な目標設定……指導よりも支援……」

尊敬する恩師が語った言葉を必死にメモに取った，思い出の詰まったノートである。「明日もがんばろう」と気持ちをふるいたたせるFさんであった。

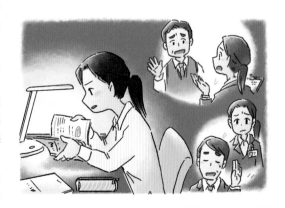

⑥ 精神保健——心を病む人々のサポート

1 精神疾患

　　　　　　　　　精神疾患は，統合失調症，気分障害(うつ病など)，神経症性障害，摂食障害，パーソナリティー障害，精神遅滞，発達障害，認知症など多くある。

身近な病気である▶
精神疾患
　　　　　　　　　精神疾患は誰でも罹患する可能性のある身近な病気である。ストレスの多い現代社会において，多くの人々が精神疾患をかかえている。2017(平成29)年の厚生労働省「患者調査」によると，精神疾患を有する総患者数は約419万人，このうち入院患者数は約30万人，外来患者数は約389万人である。精神病床(▶102ページ)の入院患者数は過去15年間で約4万人減少したが，一方で外来患者数は約2倍に増加した。とくにうつ病と認知症が増加している。入院患者の2人に1人は統合失調症，外来患者の3人に1人はうつ病である。

2 精神障害者の医療

差別と偏見▶
　　　　　　　　　歴史的に見れば，精神障害者は差別や偏見を受け続けてきた。かつて精神障害者は隔離や監視の対象とされ，その人権は侵害されてきた。現在でも，精神障害者の言動や行動，ときにおこす自傷他害行為に対して，一般の人々がいだく緊張感や恐怖の感情が解消されたとはいいがたい。

入院形態▶
　　　　　　　　　精神障害は，あくまでも疾患である。精神障害者の言動・行動は，その人自身ではなく，病気がそうさせているのである。したがって，疾患の治療が先決である。本人の意思に反する入院は人権侵害のおそれがあり，自傷他害の危険性が差し迫っている場合はそれもやむをえないものの，その判断にはよほどの慎重を期す必要がある。「精神保健福祉法」(▶69ページ)では，精神科への入院形態として，表3-6に示す4つが定められている。

長引く入院▶
　　　　　　　　　精神病床数は2021年までの過去15年間で約35.2万床から32.4万床に減少している(厚生労働省「病院報告」による)。とはいえ，日本の人口10万人あ

▶表3-6　精神保健福祉法に基づく精神科への入院形態

入院形態	概要
任意入院	本人の同意に基づく入院
医療保護入院	精神保健指定医の診察の結果，精神障害者で医療および保護のため入院が必要と認められた者を，保護者の同意に基づいて入院させる制度
措置入院	2名以上の精神保健指定医による診察の結果，精神障害のため入院させなければ自傷他害のおそれがあると診断が一致した場合に，知事等がその者を都道府県立精神科病院または指定病院に入院させる制度
応急入院	精神障害者で，ただちに入院させなければその者の医療および保護をはかるうえで著しく支障がある場合，72時間に限り，本人の同意がなくても入院させることができる制度

たり精神病床数は約258床であり，世界で最も多い。

精神病床の平均在院日数は275.1日であり，過去10年間で23.0日短縮している。それでも日本の平均在院日数は，イギリスの約40日，ドイツの約20日などと比較して非常に長い。新規入院患者の約9割は1年以内に退院するが，一方で入院患者の約4割が5年以上在院している。

退院可能であっても，地域で生活を支えるしくみが整っていないため，しかたなく入院を継続している精神障害者が多いとみられる。

3 精神保健福祉活動

わが国の精神保健・医療の課題は，精神障害者を病院に入院させたままにしておくのではなく，地域で生活が送れるように支援することである。入院を減らすための取り組みとして，退院後の生活に関連する機関との調整を行う**退院促進支援**，精神科訪問支援などの**訪問型支援**がある。

▶精神科通院医療，精神障害者保健福祉手帳

障害者総合支援法（▶71ページ）に基づく自立支援医療の1つに，精神科の継続的な通院医療費を支援する**精神科通院医療**がある。また，**精神障害者保健福祉手帳**を交付されると，さまざまな行政サービスや交通機関の運賃割引などが受けられる。

▶精神保健福祉活動の拠点

保健所は，地域における精神保健福祉活動の拠点であり，地域で生活する精神障害者の生活支援にもあたっている。**精神保健福祉センター**は各都道府県に設置されており，精神保健福祉全般にわたる相談を行っている。

⑦ 環境保健──公害の歴史から学ぶこと

1 わが国の環境保健の歴史

人の活動に伴って生じた物質や物理的影響によって，健康や生活環境などに被害が生じることを，公害という。高度経済成長期には，重化学工業化とともに，四大公害事件（水俣病〔▶Column〕，新潟水俣病，イタイイタイ病，四日市喘息）が発生した。1960年代後半にこれらの訴訟がおこり，いずれも患者側の全面勝訴となった。

これらの公害事件では多くの患者や死亡者が出た。そのような尊い犠牲の上にたって，多くの法的規制がなされた。具体的には，1967（昭和42）年には「公害対策基本法」，1973（昭和48）年には「公害健康被害の補償に関する法律」が制定された。1971（昭和46）年には**環境庁**が設置され，2001（平成13）年には**環境省**となった。1993（平成5）年に制定された「**環境基本法**」では，環境の恵沢の享受と継承，環境への負担の少ない持続的発展が可能な社会の構築，国際的協調による地球環境保全の積極的推進が掲げられた。

環境基本法では**典型7公害**として，大気汚染，水質汚濁，土壌汚染，騒音，

新潟水俣病
1964年ごろに新潟県阿賀野川流域でみられた有機水銀中毒。

イタイイタイ病
1955年ごろに富山県神通川流域でみられたカドミウムの慢性中毒。

四日市喘息
1960年ごろから三重県四日市市でみられた亜硫酸ガスなどによる呼吸器障害。

振動，地盤沈下および悪臭をあげている。また，福島第一原子力発電所事故を契機に，2012 年に放射能汚染も公害の 1 つに位置づけられた。

2 地球規模の環境問題

地球温暖化，オゾン層破壊，熱帯雨林減少，酸性雨，砂漠化，海洋汚染など，さまざまな地球的規模の環境問題が人類の未来にとって大きな脅威となりつつある。ここではとくに地球温暖化について解説する。

地球温暖化▶　**地球温暖化**とは，人間の活動が活発になるにつれ，石油や石炭などの化石燃料の使用によって，二酸化炭素(CO_2)・メタン(CH_4)・一酸化二窒素(N_2O)などの**温室効果ガス**が大気中に放出され，地球の平均気温が上昇する現象である。気温の上昇により，氷河・氷床の融解と海水面の上昇がおこり，異常気象が頻発する。その影響は，自然生態系や農業にも及ぶ。人間の健康への影響として，熱波の発生による熱中症患者の増加，マラリアやデング熱などの感染症の流行地の拡大，などがあげられる。

温暖化対策▶　地球温暖化への国際的な取り組みとして，1992 年の国際連合環境開発会議（地球サミット）において，気候変動枠組条約(UNFCCC)が採択された。1997

Column 水俣病と福島第一原発事故

1956 年春，熊本県水俣市に住む 5 歳と 3 歳の姉妹に，上下肢の運動障害，歩行障害，言語障害などの症状があらわれた。その後，同様の症状を呈する患者が多発した。患者の発生地域は水俣湾沿岸の農漁村に限られており，患者らは水俣湾でとれた魚介類を多く摂取していた。また，同地区ではネコが同様の症状で変死する事案も多発していた。

医師たちは 3 年がかりで原因を突きとめた。1940 年のイギリスの報告で，農薬工場でメチル水銀を扱った労働者たちがおこした中毒症状が，水俣病の症状と一致することを見出した。水俣湾の近くにはチッソという名の企業の工場があり，工場からの廃水が水俣湾に垂れ流されており，その廃水中にメチル水銀が含まれていた。

その後，水俣病の新規発生は数字のうえでは減少した。しかしそれはチッソが廃水処理を行ったからではない。チッソは当初，メチル水銀説を否定し，安全対策をとろうともしなかった。新規患者数が減ったのは，魚介類の危険性を聞き知った住民たちが水俣湾産の魚介類を食べなくなったためである。

そうこうするうちに 1965 年，新潟県阿賀野川流域で第二水俣病が発生する。厚生省（現在の厚生労働省）は，1968 年になってはじめて，水俣病を公害病と正式に認定した。水俣病訴訟の原告は 2 千人をこえた。一連の訴訟は，1996 年の最終的な和解調停まで，実に 27 年もの歳月を要した。

水俣病は公害の原点といわれる。海に捨てられた汚染物質が食物連鎖によって濃縮され，最終的にヒトの体内に入って恐ろしい病気を引きおこす。環境汚染が人命をおびやかす典型例であり，世界中に衝撃を与えた。現在も，英語の医学書に Minamata Disease が詳しく書かれている。

水俣病は，人類に大きな教訓を残した。自然界ではまれな有毒物質が人工的に産生・精製され，コントロールを失ってしまえば，人間はほとんど無防備である。こうした環境を再びつくり出してはならない。

しかしその教訓がいかされなかった事件が，2011 年 3 月 11 日におこった。福島第一原子力発電所事故では，放射性物質が放出され，発電所周辺の広大な地域が帰還困難地域となっている。

年の第3回気候変動枠組条約締約国会議(COP3)では「京都議定書」が採択され，各先進国が温室効果ガス排出量を削減する数値目標が決められた。2015年のCOP21では，全加盟国が自主的削減目標を策定する「パリ協定」が採択された。

⑧ 国際保健——国境をこえる健康問題

1 国際保健の進化

2020年の「世界保健統計」によれば，世界最長寿国である日本の平均寿命は約84歳であるが，それに対してアフリカのシエラレオネの平均寿命は約53歳である。貧しい国ほど平均寿命が短いという傾向がみられる。原因としては，乳児死亡率が高いこと，エイズなどの感染症が蔓延していること，飢餓など栄養状態がわるいこと，衛生環境がわるいことなどが考えられる。

このような国際レベルでの人々の健康問題についての対策を検討する領域が，**国際保健**(グローバルヘルス global health)である。国際保健学は，医学・看護学，公衆衛生学・疫学，人類学，政治・経済学などの複合的な学問領域である。もともとはマラリアやデング熱など熱帯地域に多い感染症などを研究する**熱帯医学**から始まり，開発途上国への国際協力，グローバリゼーションや気候変動などによる地球規模の健康課題などと，対象を広げてきた。

世界保健機関 World Health Organization(**WHO**)は国際連合 United Nations(国連，UN)の専門機関であり，国際保健に関する基準の決定，世界的な新興・再興感染症への対処，感染症以外の地球規模の健康問題への対処，開発途上国への保健上の支援，世界的な健康状態の統計の作成，などにあたっている。

2 持続可能な開発目標

MDGs▶　2000年，WHOなどの国連機関や国連加盟国は共同して，2015年までに達成すべき**ミレニアム開発目標** Millennium Development Goals(MDGs)を設定した。MDGsでは，8項目のうち，乳幼児死亡率の低下，妊産婦の健康の改善，エイズ・マラリア・そのほかの疾病の蔓延の防止，の3項目が，国際保健に関連していた。

SDGs▶　さらに2015年9月の国連サミットにおいて，2030年までに達成すべき**持続可能な開発目標** Sustainable Development Goals(SDGs)が設定された。SDGsは，持続可能な世界を実現するための17のゴール(貧困の解消，飢餓の解消，保健福祉の向上，平等な教育の機会，ジェンダー平等，水の衛生，エネルギーへのアクセス，雇用促進，産業化促進，国内・国際間不平等の是正，都市と人間居住，生産消費形態の確保，気候変動対策，海洋保全，陸域生態系の保護，平和で包摂的な社会の促進，グローバルパートナーシップの活性化)から構成され

ている。

　SDGs は，感染症以外の疾患の対策も対象としており，地球上の万人（ばんにん）が保健医療サービスを受けられる**ユニバーサルヘルスカバレッジ（UHC）**と，質の高い保健医療の実現を取りあげている。

⑨ 生活習慣病予防 ——メタボリックシンドロームへの介入

1 予防とは

　病気になったあとに患者に治療を施す治療医学に対して，**予防医学**は，疾病（しっぺい）の罹患（りかん）そのものを防いだり，早期発見により早期治療につなげたり，治療後の再発を防ぐことを目ざす医学である。予防は，介入する対象と時期により，一次予防，二次予防，三次予防に分類される（▶表3-7）

2 健康教育

● 健康教育と行動変容

健康教育▶　**健康教育**とは，個人や集団の健康問題を解決するにあたり，対象者が必要な知識をみずから獲得し，積極的に問題に取り組み，意思決定できるように，は

▶表3-7　予防の分類

一次予防	生活習慣改善，予防接種などにより病気にかからないようにすること
二次予防	健康診断やがん検診によって病気を早期発見し，早期治療につなげて，病気の重症化や手遅れになることを防ぐこと
三次予防	病気になったあとの治療過程において，保健指導により再発を防止したり，リハビリテーションにより社会復帰を促すこと

Column　乳児死亡率

　児が生後1年以内に死亡する割合を示す乳児死亡率は，国家レベルの健康の指標として用いられる。なぜなら，乳児は，戦争，貧困，飢餓（きが），劣悪な衛生環境，脆弱（ぜいじゃく）な医療システムなどの被害を真っ先に受けるからである。乳児死亡率は，各国の医療システムや公衆衛生，社会保障制度，国民の栄養状態，健康習慣などを総合的に評価する国際間比較の指標の1つとしてよく用いられる。

　「OECD Health Data」によれば，乳児死亡率（出生千対）はわが国が世界最低レベルの2.0であり，先進国はおおむね4.0未満（スウェーデン2.5，イタリア2.9，ドイツ3.3，フランス3.5，イギリス3.9）であるものの，アメリカはやや高く5.9である。一方，アジア・オセアニア・南米の一部の国々とアフリカの多くの国々では20をこえ，たとえばシエラレオネは80をこえる（いずれも2015年）。

たらきかけることである。

行動変容▶ 　**行動変容**とは，個人がみずからの行動を健康保持・増進にとって望ましいものに改善することをいう。行動変容には，正しい知識を得るだけでなく，それに基づいて行動をおこそうという気持ちになり，実際に行動をおこし，さらにそれを習慣化するという過程が含まれる。健康教育は，個人の行動変容を支援することを目的とする。

健康行動に影響▶
**　する因子**
　健康に対する個人の行動に最も影響するのは，個人の価値観や信念である。それらは，各個人の性別，年齢，現在の健康度，病歴，家族歴だけでなく，学歴や職業・収入など社会経済的要因にも影響される。個人の価値観や信念によって，行動変容に対する「やる気」は人それぞれ異なる。そのため健康教育では，それぞれの対象者に合った個別のはたらきかけが必要となる。

● 健康教育の手順

　健康教育の実践者が，対象者の価値観・信念を批判したり，対象者になにかを強制したりすることはまったくの逆効果である。対象者を全人的に受けとめるよう努めることが大切である。行動変容は対象者が主体的に行うべきものであり，健康教育の実践者は対象者と目的を共有し，対象者の取り組みを支援することが重要である。

　一般に，健康教育は以下の手順にそう。

(1) 問題行動の特定：喫煙や過食など，問題とすべき行動を具体的にとらえる。

(2) 行動分析：問題とすべき行動が，なにをきっかけに，どの程度の頻度で発生するか，対象者に自己分析するように支援する。

(3) 行動選択：問題とすべき行動を解決できそうな方法を対象者とともに考え，解決に向けた実現性のある具体的な目標の設定を支援する。食行動の変容の場合，対象者の負担感を軽減するために，妥協点を見いだすことも大切である。セルフモニタリングの方法として，食事内容の記録や，体重を毎日同じ条件で測定・記録することなどをアドバイスする。

セルフモニタリング
みずからの行動や考えを観察・記録すること。

(4) 継続支援：行動変容の実践やその効果を評価し，対象者にフィードバックすることを通じて，行動の継続を支援する。

3 生活習慣病

　がん・心疾患・脳血管疾患などはかつて「成人病」とよばれていた。つまり，疾病の罹患に加齢が関連することを強調した概念であった。ところが1996(平成8)年，厚生省(現在の厚生労働省)の公衆衛生審議会は，成人病にかわって「生活習慣病」という言葉を導入した。食事・栄養，運動，睡眠，嗜好品(喫煙・飲酒など)などの生活習慣が関連することを強調した概念となったのである。

糖尿病
インスリンの不足などによって血糖(血液中のグルコース)値が高い状態が持続する疾患。

　この呼称の変更には，これらの疾患が，「年だからかかってもしかたがない」ものではなく，「生活習慣をあらためればある程度予防できる」というメッ

セージが込められている。

● メタボリックシンドローム

メタボリックシンドローム metabolic syndrome（通称メタボ）とは，内臓脂肪蓄積を背景に，糖尿病・脂質異常症・高血圧といった動脈硬化のリスク因子が重複した状態である。

わが国では，腹囲（男性 85 cm 以上，女性 90 cm 以上：臍レベルでの内臓脂肪面積 100 cm^2 に相当）を必須項目として，① 空腹時血糖値 110 mg/dL 以上，② 血圧 130/85 mmHg 以上，③ 中性脂肪 150 mg/dL 以上または HDL コレステロール 40 mg/dL 未満，のうち 2 項目以上を満たしたときに，メタボリックシンドロームと診断される。単に腹囲が基準値をこえるだけでは，メタボリックシンドロームとは診断されない。

Column　健康と長寿の秘訣

食事は健康の維持に欠かせない。しかし，特定の「健康食品」や「スーパーフード」を摂取しつづけることは，健康増進の役にたたず，ほとんど意味がないということを，医療者を志すあなたにはよく知っておいてほしい。毎日同じ「健康食品」や「スーパーフード」を食べている患者がいたら，バランスのよい食事を心がけるように助言したほうがよい。

食事と疾病予防に関するエビデンス（科学的根拠）は，「バランスのよい食事」「腹八分目」「よく噛んで食べる」の3つに集約できる。

わが国で行われた約8万人の大規模なコホート研究では，対象者に農林水産省の「食事バランスガイド」が奨励された。「食事バランスガイド」は，米飯・パンなどの主食，野菜・キノコ類などの副菜，肉・魚などの主菜，乳製品，果物をバランスよく摂取するよう推奨している。「食事バランスガイド」の遵守度に基づいて対象者を4つの群に分類したところ，遵守度が最も高いグループは，最も低いグループと比べて，約15年間の観察期間中の死亡リスクが15%減少した[1]。

別のコホート研究では，成人男女 3,287 人のうち，「満腹まで食べる」と回答したのは男性が 50.9%，女性が 58.4%であった。「食べるのが早い」と回答した

のは男性が 45.6%，女性が 36.3%であった。「満腹まで食べない，かつ早食いでない」人々に比べて，「満腹まで食べる，かつ早食い」の人々が肥満になる割合は，男性では 3.13 倍，女性では 3.21 倍とであった[2]。

どのような栄養素も，過剰摂取や不足が病気につながる。「バランスのよい食事」「腹八分目」によって，糖質・タンパク質・脂質などの栄養素やビタミン・ミネラルを過不足なく摂取できる。「よく噛んで食べる」ことは消化吸収の手だすけになるだけでなく，インスリンなどのホルモン分泌機能にも好影響を与える。

「バランスのよい食事」「腹八分目」「よく噛んで食べる」——どれも昔から経験的に言われている健康な食習慣である。これらの習慣を何十年も保つことが，健康と長寿の秘訣といえるだろう。

1) Kurotani K. et al.: Quality of diet and mortality among Japanese men and women: Japan Public Health Center based prospective study. *BMJ*, 352: i1209, 2016.
2) Maruyama K. et al. The joint impact on being overweight of self reported behaviours of eating quickly and eating until full: cross sectional survey. *BMJ*, 337: a2002, 2008.

4 特定健康診査・特定保健指導

● 特定健康診査

　特定健康診査(特定健診，通称メタボ健診)は，40歳から74歳までの者を対象に行われる，メタボリックシンドロームに着目した健診である。健診項目は**表3-8**のとおりである。健診結果が一定の基準値をこえると保健師による**保健指導**，さらに高い基準値をこえると医療機関への**受診勧奨**となる。

　特定健診の標準的な質問票は，服薬の状況，既往歴，喫煙，運動習慣，食習慣，飲酒，睡眠，生活習慣改善への意欲について聞く内容となっている。

● 特定保健指導

　特定保健指導は，特定健診の結果から生活習慣病の発症リスクが高いと判断された受診者に対して行われる，健康教育の1つである。専門スタッフ(保健師，管理栄養士など)によって，生活習慣の改善に向けた支援が行われる。対象者が健診結果からみずからの健康状態を把握し，生活習慣改善のための行動目標をみずから設定・実施できるよう，個々人の特性やリスクに応じた，保健師などによる動機付け支援・積極的支援がなされる。

動機付け支援▶　**動機付け支援**は，個別面接またはグループ支援を原則1回行い，対象者がみずからの生活習慣をふり返り行動目標をたてて行動に移し，その生活が継続できることを目ざした支援である。6か月後に電話や電子メールなどを利用して評価を行う。

積極的支援▶　**積極的支援**は，動機付け支援に加えて実施される，3か月以上の定期的・継続的な支援である。対象者がみずからの生活習慣をふり返り行動目標をたてて行動に移し，その生活が継続できることを目ざした支援である。

▶表3-8　特定健康診査の項目

- 質問票(服薬歴，喫煙歴 など)
- 身体計測(身長，体重，BMI*，腹囲)，理学的検査(身体診察)，血圧測定
- 血液検査：脂質検査(中性脂肪，HDL コレステロール，LDL コレステロール)，血糖検査(空腹時血糖または HbA1c)，肝機能検査(AST，ALT，γ-GTP)，貧血検査(赤血球数，血色素量〔ヘモグロビン値〕，ヘマトクリット値)
- 検尿(尿糖，尿タンパク質)
- 心電図検査
- 眼底検査

＊BMI(体格指数 body mass index) ＝体重(kg) ÷身長(m)^2

⑩ がん予防

1 がんの罹患率・死亡率・生存率

誰もがかかりうる▶
がん

わが国では，男性の62%（およそ3人に2人），女性の47%（およそ2人に1人）は，生涯になんらかのがんに罹患する（▶表3-9）。「万が一，がんにかかったら……」などと話す人が多いが，現実には，どの人ががんにかかってもなんの不思議もないのである。

がん＝死ではない▶

ここで，生涯がん罹患リスクと生涯がん死亡リスクの差に注目してみよう。生涯がん死亡リスクは男性が25%，女性は15%である。生涯がん罹患リスクとの差はそれぞれ，39%，32%である。つまり，がんにかかった人のうち，がんで死ぬ人はおよそ3分の1程度である。逆にいえば，がん患者のうち，がんが治療によって治癒する患者や，がんをかかえたまま長生きして別の病気で死亡する患者は，かなり多いといえる。

肺がんや胃がん・大腸がん・乳がん・前立腺がんは，かかってもそのがんで死なない人が多くいる。男女の膵臓がんと男性の胆囊・胆管がんだけは，生涯

📖 **医療者を志すあなたへ⑧**
若気のいたり

新人看護師のN君は，ある日，糖尿病性腎症のH氏（52歳・男性）とけんかしてしまった。H氏は医師からカロリー制限をすすめられているが，「病室に食べ物を持ち込まないでください」というお願いをいつも無視する。院内のコンビニエンスストアに売っているフライドチキンがお気に入りで，今日もひとりで買ってきて，ベッドのカーテンを引いて中でこっそり食べていた。においが部屋中にただよう。もうこれで何回目だろうか，とあきれながら，N君はバッとカーテンを開けた。「食べないでくださいって言いましたよね」と，ぎりぎりのところで感情を抑えながら注意した。H氏はもぐもぐしながら「いえ，なにも食べていません」と言い切る。布団のうえにはフライドチキンの衣がこぼれている。「いい加減にしてください！」N君は，ついつい声をあらげてしまった。H氏も逆上して，「うるせー，この！」と叫ぶ。

ナースステーションに戻ったN君は，5年目の男性看護師であるZ先輩に，思わず「なんであんな患者のケアをしないといけないんでしょう」とこぼした。Z先輩は厳しい表情で語る。「注意はしても，おこっちゃだめだ。おこったってなんにもならない。わがままな患者

もいる。どんな患者もきちんとケアする。それが医療ってものだ」。

「先輩は達観しているな。声をあらげてしまったのは，若気（わかげ）のいたりだったな」と反省するN君であった。

N君は，Z先輩と連れだってH氏のもとに戻った。N君は，声をあげてしまったことは謝ったものの，病室に食べ物を持ち込まないように，あらためてお願いした。Z先輩が，ていねいに，しかし毅然（きぜん）と，H氏に厳重注意した。Z先輩の威厳ある態度に押されたか，H氏はしぶしぶ「わかりました」と答えた。

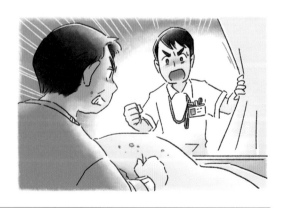

がん罹患リスクと生涯がん死亡リスクに差がほとんどない。

● 年齢別死亡率・罹患率

2022 年にがんで死亡した人は男性が約 22.3 万人，女性が約 16.3 万人である。男女とも 60 歳代からがん死亡率は急激に増加する。2019 年に新たにがんと診断された患者は，男性が約 56.6 万人，女性が約 43.3 万人である。50 歳代からがん罹患率は急激に増加する。

● 部位別死亡率・罹患率

がん死亡率を部位別にみると，2022（令和 4）年の「人口動態統計」によれば，男性では肺・大腸・胃・膵臓・肝臓，女性では大腸・肺・膵臓・乳房・胃の順に高い。また，がん罹患率を部位別にみると，2019 年の全国がん登録によれば，男性では前立腺・大腸・胃・肺・肝臓，女性では乳房・大腸・肺・胃・子

▶表 3-9　生涯がん罹患リスクと生涯がん死亡リスク（2019 年データに基づく）

部位	生涯がん罹患リスク		生涯がん死亡リスク	
	男性	女性	男性	女性
全がん	65.5%	51.2%	26.2%	17.7%
食道	2.5%	0.5%	1.0%	0.2%
胃	10.0%	4.7%	3.2%	1.6%
結腸	6.5%	5.9%	2.1%	2.1%
直腸	3.8%	2.3%	1.1%	0.6%
大腸	10.3%	8.1%	3.3%	2.7%
肝臓	3.0%	1.5%	1.9%	0.9%
胆のう・胆管	1.5%	1.3%	1.2%	0.9%
膵臓	2.7%	2.6%	2.2%	2.1%
肺	10.0%	5.0%	6.2%	2.5%
乳房（女性）	－	11.2%	－	1.7%
子宮	－	3.4%	－	0.8%
子宮頸部	－	1.3%	－	0.3%
子宮体部	－	2.1%	－	0.3%
卵巣	－	1.6%	－	0.6%
前立腺	11.0%	－	1.6%	－
甲状腺	0.6%	1.7%	0.1%	0.1%
悪性リンパ腫	2.3%	2.1%	0.9%	0.7%
白血病	1.1%	0.8%	0.7%	0.4%

（国立がん研究センター：がん情報サービス〈https://ganjoho.jp/reg_stat/statistics/stat/summary.html〉〈参照 2022-10-01〉による）

宮の順に高い。

胃がん ▶ 　胃がんの死亡率は 1960 年代以降，男女とも減りつづけている。また罹患率は，1980 年代以降，男女とも減りつづけ，2000 年代以降は横ばいである。これは，胃がんの原因の 1 つである食塩の過剰摂取が減少したことが関連している。また，胃がんの内視鏡検査・治療技術の発展による早期発見・早期治療の関連も考えられる。さらに，胃がんのもう 1 つの原因であるヘリコバクター–ピロリ感染に対する除菌療法が，今後の動向に影響する可能性がある。

肝臓がん ▶ 　1995 年ごろを境に，男女とも肝臓がんの罹患率・死亡率は減少している。これは 1989 年に C 型肝炎が発見され，抗体検査が確立し，輸血や血液製剤中の肝炎ウイルスを確実に検出できるようになり，輸血後 B 型・C 型肝炎の新規発症がほぼゼロになったことと強く関連している。

前立腺がん・ ▶
乳がん
　2000 年代以降，前立腺がんと乳がんの見かけ上の罹患率は急増している。これは前立腺がん検診(PSA 検査)や乳がん検診(マンモグラフィ)の普及による発見率の向上が影響している(▶99 ページ)。

● 生存率

　5 年相対生存率は，がん患者のうち 5 年後に生存している人の割合を，日本人全体で 5 年後に生存している人の割合で除した指標である。国立がん研究センターの計算によれば，2009 年から 2011 年の新規がん患者の 5 年相対生存率は，男性 62.0%，女性 66.9%であった。部位別では，皮膚，乳房，子宮，前立腺，甲状腺の各がんの生存率は高く，食道，肝臓，肺，胆嚢・胆管，膵臓，中枢神経系の悪性腫瘍，多発性骨髄腫，白血病の生存率は低い。

拡張型心筋症
心室の拡張と収縮機能低下を呈する心筋疾患。

補助人工心臓
自己の心臓を温存したまま，血液循環を補助する装置。ポンプが体外にある体外設置型と体内にある植込み型がある。

　D 氏(56 歳，男性)は，雑誌のライターである。拡張型心筋症による重症心不全に対して，3 年前に大学病院で植込み型補助人工心臓(VAD)を装着する手術を受け，心臓移植の待機患者リストに加えられた。D 氏の看護には，大学病院の VAD 専任看護師である E さんがかかわった。手術後に心不全症状は改善し，長期在宅治療を受けながら，雑誌記事の執筆を自宅で少しずつ続けられていた。

　D 氏は手術から約 1 年後，急に左の手足がしびれ，力が入らなくなる症状を自覚した。D 氏の妻がすぐに大学病院に連絡し，E さんに取りついでもらった。E さんは VAD の合併症を疑い，すぐに救急車を要請して大学病院に来てもらうように妻に告げた。VAD の内部で血液がかたまり，血栓が血流に乗って脳の動脈まで運ばれ，脳梗塞をおこしたのである。迅速な治療により脳梗塞の後遺症は軽度ですんだ。在宅治療に復帰し，以降は合併症もなく順調に経過した。

　しかし最近になって D 氏は食欲不振と体重減少を自覚し，検査の結果，末期の膵臓がんと診断された。今度は VAD の合併症ではなく，別の病気である。がんに対する積極的治療の選択肢はなく，余命いくばくもないと判断された。D 氏は心臓移植対象患者リストから外れ，大学病院の緩和ケア病棟に入院した。E さ

んは緩和ケア病棟の看護師と連携し, 引き続きD氏のVAD管理にあたった。

　Eさんは, 次から次に病気がおそいかかってくる状況にD氏がさぞや気を落としているのかと思いきや, 意外にも落ち着いた様子であることに少し驚いた。

　D氏は淡々と語る。「人工心臓になる前から, 私は死を覚悟していましたよ。末期がんと診断されてむしろほっとしています。ああこれでやっとあの世に行ける, という気持ちです」。自棄になっているわけでも, あきらめきっているわけでもない。病苦をかかえつつ, その先の死をも受容している。

　その後D氏は, 緩和ケア病棟でやすらかな最期を迎えた。臨終にはEさんも立ち会った。妻がEさんに声をかける。D氏がEさんにあてた手紙を書き残し, 死後にEさんに手渡すように妻に依頼していたという。

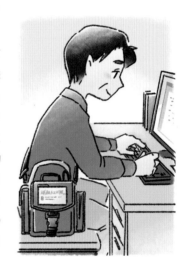

　D氏からの手紙に, Eさんは心を強く打たれた。「人工心臓を入れる前, 私は死と隣り合わせでした。人工心臓を入れたあとも不安ばかりでした。この機械が急にとまったら, すぐにあの世行きだ。いつもおびえていました。そんな私をEさんはいつも励まし, 不安を取り除いてくれました。Eさんには感謝しかありません。もう死ぬと思っていたのに, 再び命をもらったようなものです。おかげで3年間せいいっぱい生きられました。わが人生に悔いなし」。

2　がんの一次予防

　がんの一次予防とは, がんの原因を取り除くことによってがんの罹患を予防することである。がん罹患は遺伝的要因と環境的要因が関連する。環境的要因にはおもに生活習慣(喫煙など)と感染症があげられる。

● タバコとがん

喫煙率の低下▶　「国民生活基礎調査」によれば, 2022(令和4)年における喫煙率は男性が25.4%, 女性が7.7%であり, 2005(平成13)年の男性48.4%, 女性14.0%と比べて大幅に減少している。

タバコとがんの▶　がん罹患と関連する生活習慣の第一は喫煙である。がん予防には, タバコを
　関係　　吸わないことが最も効果的である。がん患者のうち, 男性の30%, 女性で5%は喫煙が原因と考えられている。とくに, 肺がん・口腔がん・咽喉頭がん・食道がん・胃がん・大腸がん・肝臓がん・膵臓がん・腎臓がん・膀胱がん・子宮のがん(子宮頸がん・子宮体がん)・白血病と喫煙との明らかな関連が指摘されている。

タバコとがん以外▶
の疾患の関係

喫煙はがんだけでなく，虚血性心疾患・脳梗塞・慢性閉塞性肺疾患(COPD)などのリスク要因でもある。さらに喫煙者本人だけでなく，タバコの副流煙を吸入することによる**受動喫煙**の健康被害も明らかになっている。まさにタバコは「百害あって一利なし」であり，禁煙は一次予防の基本である。

● 糖尿病とがん

糖尿病は，虚血性心疾患・脳梗塞のリスク要因である。認知症の罹患とも関連している。さらに最近の研究では，がんの罹患とも関連していることが明らかになっている。糖尿病はがん罹患のリスクを20〜30%増加させる。とくに，肝臓がん・膵臓がん・子宮のがん(子宮頸がん・子宮体がん)・大腸がん・直腸がん・乳がん・膀胱がんなどの罹患リスクを上昇させる。糖尿病の罹病期間が長いほどがんの罹患率が高くなる。

糖尿病のリスク▶
因子とがん

糖尿病のリスク因子は，肥満，運動不足，食習慣(高カロリー，高脂肪，低繊維食)，アルコール多飲などであり，それらは同時にがんのリスク要因にもなる。

● 感染症とがん

感染症によるがんとしては，ヘリコバクター-ピロリによる胃がん，B型・C型肝炎ウイルスによる肝臓がん，ヒトパピローマウイルス(HPV)による子宮頸がんが知られる。長期間の感染による慢性炎症が，がん化の原因である。

感染症治療による▶
がんの予防

ヘリコバクター-ピロリ感染に対しては除菌療法が有効である。B型肝炎に対してはワクチンによる予防が可能である。またB型・C型慢性肝炎に対してはさまざまな薬物治療が行われる。HPV感染に対してはワクチン接種による予防効果が科学的に証明されている。

3 がん検診

● 厚生労働省が推奨する5つのがん検診

一部のがんは，二次予防としてがん検診による早期発見が可能であり，早期治療につなげ，がんによる死亡を減少させることができる。

がん検診の対象者▶

がん検診の対象者は，症状のない人である。症状がある場合は，医療機関で治療の対象となる。がん検診は必ず不利益を伴う(▶99ページ)。症状のない健常者が対象であるため，不利益よりも利益が上まわる検診を行う必要がある。

検診の対象となる▶
がん

検診の対象となるがんは，罹患率や死亡率が比較的高いことが条件である。また，検査が安全であること，検査の精度が高いこと，発見されたがんに対する治療法があることも条件である。また，最も重要な条件として，死亡率減少効果に関するエビデンスが確立されていることがあげられる。

厚生労働省は，厳密な臨床疫学研究(▶49ページ)に基づいて，死亡率減少効

▶表3-10　国が対策型検診として推奨するがん検診

種類	検査項目(問診などに加え)	対象者	受診間隔
胃がん検診	胃部X線検査または胃内視鏡検査	50歳以上	2年に1回
子宮頸がん検診	子宮頸部の細胞診	20歳以上	2年に1回
肺がん検診	胸部X線検査および喀痰細胞診(50歳以上で喫煙指数が600以上の人のみ)	40歳以上	年1回
乳がん検診	乳房X線検査(マンモグラフィ)	40歳以上	2年に1回
大腸がん検診	便潜血検査	40歳以上	年1回

果に関するエビデンスが確立されている5種類のがん検診(胃がん,子宮頸がん,肺がん,乳がん,大腸がん検診)を対策型検診として推奨している(▶表3-10)。

　対策型検診でないそのほかの検診は任意型検診といわれる。医師から検診の利益と不利益に関する説明を十分に受けたうえで,個人の判断でこれらの検診を受けることは可能である。

検診の受診率▶　2022(令和4)年の「国民生活基礎調査」によれば,過去1年間のがん検診受診率は,肺がん検診は男性が53.2%で女性が46.4%,胃がん検診は男性が47.5%で女性が36.5%,大腸がん検診は男性が49.1%で女性が42.8%となっていた。また,過去2年間に子宮頸がん・乳がん検診を受診した者の割合は,それぞれ43.6%・47.4%であった(子宮頸がんは20〜69歳,ほかは40〜69歳)。いずれの検診も受診率は上昇傾向である。

● がん検診の利益・不利益

　がん検診の利益はいうまでもなく,がんの早期発見・早期治療による救命である。これに対して,がん検診の不利益として,おもに偽陽性と過剰診断の問題がある。

Column　前立腺がん検診

　前立腺がん検診では,血液中の前立腺特異抗原(PSA)を測定する。血液検査でできる簡便な方法であるため,多くの自治体や健診機関で導入されている。しかし,前立腺がん検診の有効性については賛否両論である。最近のランダム化比較試験で死亡率減少効果をみとめているため,日本泌尿器科学会はPSA検診を推奨している。しかし厚生労働省は,これを対策型検診としては推奨していない。過去の複数のランダム化比較試験で結果が一致しないこと,過剰診断や治療に伴う合併症による不利益が大きいことが非推奨の理由である。

　このように同じがん検診であっても,推奨・非推奨の意見が分かれることもある。対策型検診として推奨されていなくても,任意型検診として行うことは可能である。しかしその場合は,医師が検診の利益と不利益をわかりやすく説明したうえで,受診の意思決定を支援することが必要である。

偽陽性 ▶　がんではないのにがんの疑いがあると判定されることを**偽陽性**という。すべてのがん検診には偽陽性がある。例として，乳がん検診のケースを説明しよう。

　乳がんのマンモグラフィ検診はX線検査であり，乳がんは白く映る。ところが乳腺も白く映るため，乳腺密度の高い20〜30代女性では，乳がんなのか乳腺組織の一部なのかの区別がつきにくく，偽陽性が多くなる。そのため現在は，マンモグラフィ検診の対象は40歳以上になっている。

　偽陽性の場合は，がんではないのにがんと疑われて，精密検査を受けることになる。乳がん検診における精密検査では超音波検査を行い，さらにがんと疑われる部位に針を刺して生検し，細胞診・組織診を実施する。精密検査によって疑いが晴れるわけであるが，そこにいたるまでの被検者の負担は相当に大きい。

過剰診断 ▶　検診を受けずに放置されても，一生涯にわたって症状が出ず，死にいたることもないようながんを，**潜在がん**という。また，潜在がんのような進行の緩徐ながんを精度の高い検診で発見してしまうことを，**過剰診断**という。がんが発見された時点では，潜在がんなのか，通常の進行性のがんなのか，区別がつかない。そのため，追加の検査や治療を行うこととなり，結果的に患者の不利益につながりうる。

　過剰診断がおきる例として，甲状腺がんがあげられる。超音波検査やPET(陽電子放射断層撮影)によりごく小さい甲状腺がんを発見できるものの，ほとんどが死亡にいたらない潜在がんであるため，早期治療による死亡率減少効果はほとんどない。

　40歳，女性のNさんに，市役所から乳がんマンモグラフィ検診の案内がはじめて郵送されてきた。マンモグラフィを受けたことがないため，インターネットで検索してみたところ，「信じられないくらい痛い！」「おっぱいをギュウギュウ押しつぶされた」「恥ずかしいったらありゃしない」といった否定的な意見の数々に，少々おじけづいてしまった。しかし，テレビタレントの乳がん闘病ブログを読んで，やっぱり行こう，と思い直した。

　自己負担額は900円で，市内にあるいくつかの委託医療機関のどれかを選んで受診すればよいとのことであった。以前に受診したことのある駅前のレディースクリニックの名前があったので，Nさんはそこに電話をかけて予約した。

　検診当日，Nさんは個室に入り，上半身はすべて脱衣し，ガウンを着用した。女性の放射線技師が，Nさんの乳房を装置のかどにあたらないように，部分的に引っぱられないように，じょうずに2枚のプラスチックの板の間にはさみ込む。乳房が押しつぶされていく光景を見て，Nさんは少しとまどったが，幸い痛みはほとんど感じなかった。技師が「痛くないですか？」と声をかけてくれたので，「だいじょうぶです」と返事する。全体で10分弱ほどの検査時間は，あっという間に感じられた。

　約2週間後に送られてきた検査結果通知を見て，Nさんは青くなる。そこには「要精密検査」とあった。レディースクリニックに電話し，なんとか4日後に予約を入れることができた。

　4日後，不安に押しつぶされそうになりながら受診したNさんの診察を担当した初老の女医は，なぜか終始笑顔で，ていねいに説明してくれた。淡々と超音波検査を行い，手ぎわよく生検を行う。「超音波で見たところ，がんの心配はほとんどありませんよ。針の検査は念のためです」そう言われてもなお顔を引きつらせたままのNさんに，女医は「だいじょうぶですよ」と笑っている。「だいじょうぶじゃないわよ」と思いつつ，Nさんは1週間後に再診の予約を入れ，ほうほうの体で帰宅した。その一週間，Nさんは生きた心地がせず，仕事も家事も手につかなかった。

　再診の日，Nさんは「最後の審判」を受けるような覚悟で，レディースクリニックにおもむき，前回の女医と再会した。「だいじょうぶですよ，がんではありませんでした」。その言葉に，Nさんは泣きくずれてしまった。「あらあら，ずいぶん心配していたのね」。女医はあいかわらず笑顔であった。

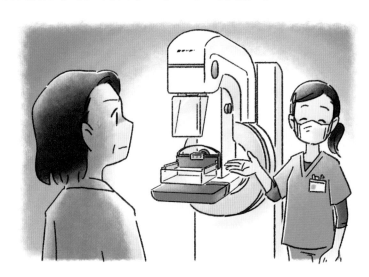

D｜わが国の医療システム

　わが国において，医療に関する法的な規制の根幹となっているのは，「医療法」であり，医療に関する情報の提供や，医療提供体制，医療安全など，広範な事項について定めている。

　医療法によれば，医療は，生命の尊重と個人の尊厳の保持を旨とし，医療者と患者との信頼関係に基づき，治療のみならず疾病予防やリハビリテーション

　を含む良質かつ適切なものでなければならないとされている（第1条の2）。

　現代の医療は多職種によるチーム医療が進んでおり，それぞれの職種の役割についての理解が重要である。

① 病院と診療所

　医療施設にはおもに**病院**と**診療所**がある。病院は20以上の病床をもつ医療施設である。診療所は，19床以下の病床をもつ**有床診療所**と，病床をもたない**無床診療所**に分かれる。病床は，**一般病床，療養病床，精神病床，感染症病床，結核病床**に区分される。

医療施設の数▶　厚生労働省「医療施設調査」によれば，2022（令和4）年10月1日時点で，病院は8,156施設（うち，精神科病院は1,056施設），一般診療所は105,182施設（うち，有床診療所が5,958施設），歯科診療所は67,755施設であった。

特定機能病院・　医療法は，一定の基準を満たす特別な病院として，特定機能病院や地域医療
地域医療支援病院▶　支援病院などについて定めている。

　特定機能病院は，高度医療の提供，医療技術の開発および評価，高度医療の研修を実施する能力などを有する病院であり，病床数400以上，16以上の診療科，集中治療室・無菌病室・医薬品情報管理室などを備える。大学病院および国立がん研究センター，国立循環器病センターなど，計80以上の施設が存在する。

　地域医療支援病院の制度は，地域の病院と診療所が連携して地域医療を支えることを目的に創設された。地域医療支援病院は，200床以上の病院であって，診療所などで対応できない重症の患者の紹介を受け，一定の治療を終えたあとは紹介元の診療所に逆紹介する。すべての診療所が高額な医療機器を備えることはむずかしいため，地域医療支援病院に医療機器を集約し，診療所の医師も共同利用可能としている。また，地域の医療者の資質の向上のため，生涯教育などの研修を実施している。2022年現在，600以上の施設が存在する。

② 医療従事者

1 医師

　医師の一部は，医学研究に従事する研究医，保健医療行政に携わる医師，介護施設に勤める医師などであるが，大多数は，病気の診断・治療にあたる**臨床医**である。臨床医はさらに，病院・診療所に勤める**勤務医**と，診療所を経営する**開業医**に分かれる。病院に勤める医師が全国約24万人，診療所に勤める医師が約14万人である（▶表3-11）。

専門医▶　各臨床分野に**専門医認定制度**が設けられ，それぞれの専門領域における医師

▶表3-11　病院・診療所に勤務する医療従事者（2020年10月1日現在）

	病院	一般診療所	歯科診療所
医師	243,064	141,268	163
歯科医師	10,352	2,409	101,007
薬剤師	50,991	4,576	480
保健師	6,135	8,931	…
助産師	23,807	8,282	…
看護師	827,451	161,161	768
准看護師	90,775	85,283	170
看護業務補助者	153,382	18,303	…
理学療法士（PT）	84,459	16,505	…
作業療法士（OT）	47,854	3,202	…
視能訓練士	4,586	5,544	…
言語聴覚士	16,799	1,106	…
義肢装具士	97	30	…
歯科衛生士	6,124	1,811	123,369
歯科技工士	645	182	9,238
歯科業務補助者	…	…	72,422
診療放射線技師	45,177	10,447	…
診療エックス線技師	146	1,103	…
臨床検査技師	55,170	12,582	…
衛生検査技師	89	421	…
臨床工学技士	22,654	7,755	…
あん摩マッサージ指圧師	935	2,136	…
柔道整復師	439	3,649	…
管理栄養士	22,476	4,674	…
栄養士	4,445	1,595	…
精神保健福祉士	9,374	1,797	…
社会福祉士	14,643	1,606	…
介護福祉士	38,966	19,606	…
保育士	5,493	1,589	…
公認心理師	4,109	2,203	…
その他の技術員	14,553	4,904	…
医療社会事業従事者	3,478	1,102	…
事務職員	223,064	185,783	28,930
その他の職員	70,982	44,878	8,152

（厚生労働省「医療施設調査・病院報告」による）

の資質の向上と専門医療のレベルの維持をはかっている。2018年に開始された新専門医制度においては，総合診療専門医が新設された。特定の診療領域ではなく，すべての分野にまんべんなく対応できる総合診療医や家庭医を養成することを目的としている。なお，「かかりつけ医」は日本医師会がつくった呼称であり，家庭医とほぼ同義である。

2 看護師・准看護師・保健師・助産師

[1] 看護師　「療養上の世話」と「診療の補助」を行う。その仕事内容は多彩であり，病院・診療所・介護施設その他，働き場所によっても大きく異なる。

　保健師・助産師の免許を得るには，看護師免許が必要である。また，がん看護などの専門看護分野で実践・相談・調整・倫理調整・教育・研究を担う**専門看護師**，救急看護などの特定の看護分野で実践・指導・相談を担う**認定看護師**という資格があり，日本看護協会が認定制度を運営している。

[2] 准看護師　看護師と同様に「療養上の世話」と「診療の補助」を行うが，医師または看護師の指示を受けて業務を行うこと，免許者が厚生労働大臣ではなく都道府県知事であること，教育課程などに違いがある。

　看護師は，医療従事者のなかで最も人数が多い。看護師・准看護師に免許をもたない看護業務補助者を合わせた看護系従業者数は，病院では110万人をこえ，全従事者数の半数をこえる。

[3] 保健師　保健所や市区町村の保健センターなどに勤務し，集団健診や保健相談，必要に応じた家庭訪問など，保健に関する支援活動を行う。相談内容は，育児，生活習慣病，心の健康，介護保険関連など多岐にわたる。企業などで社員の健康管理を担う産業保健師もいる。

[4] 助産師　病院・産科診療所などに勤務し，妊婦への指導や心と身体のケア，授乳の指導や育児相談，分娩の介助，帝王切開術後ケア，産後の母親に対する心と身体のケアなどを行う。また，助産院を開設できる。

3 薬剤師

処方箋
医師・歯科医師が，患者に与える薬品の名称・分量・用法・使用期間などについて記載した指示書。

　薬剤師は，薬局や医療機関で，医師が発行した処方箋（しょほうせん）の確認と，それに基づく調剤，薬の飲み合わせの確認，患者への服薬指導を行う。病院の薬剤師は，これらに加えて，注射薬の調製・管理，薬剤の血中濃度を測定して投与量・方法を決定する薬物血中濃度モニタリング(TDM)，なども担っている。

　ドラッグストアにおける一般用医薬品の販売では，購買者の求めに応じ，症状に合った薬を説明したり，医療機関への受診をすすめたりするなど，**セルフメディケーション**をサポートする。

　製薬企業で新薬の研究開発などに従事している薬剤師もいる。

4 理学療法士・作業療法士・言語聴覚士・義肢装具士

[1] **理学療法士** physical therapist(PT) 歩行練習などの**運動療法**や，電気・温熱・光線などを使った**物理療法**を用いて，「座る」「立つ」「寝返る」「起きあがる」などの日常生活で必要な基本動作ができるように患者の身体の機能回復を支援する。看護職，医師についで人数の多い職種である。

[2] **作業療法士** occupational therapist(OT) 入浴や食事など日常生活の動作や，手工芸・園芸・レクリエーションなどの作業活動を通じて，高齢者や障害者の機能回復や日常生活動作の維持や改善をはかり，社会適応力を向上させる。

[3] **言語聴覚士** speech therapist(ST) 脳卒中や頭部外傷などを原因とする失語症や高次脳機能障害，口腔や喉頭の疾患が原因で話せなくなる運動障害性構音障害など，さまざまな言語障害に対して言語聴覚療法を行う。また，脳卒中，パーキンソン病，咽頭がん・喉頭がんなどによる摂食嚥下障害に対して，摂食嚥下リハビリテーションも担当する。

[4] **義肢装具士** 義肢・装具の装着部位の採型，製作，身体への適合を行う。

医療者を志すあなたへ⑨
いつも堂々と

新人看護師のKさんは，はじめての夜勤の日を迎えた。10年目の先輩看護師との2人夜勤である。慣れないことばかりで，びくびく，あたふたの連続であった。その姿を見られていたのだろうか，ナースコールが鳴った病室に行くなり，気むずかしそうな高齢の男性患者に「あんたはだめだから先輩にかわって」とどなられた。すごすごナースステーションに戻り，先輩にそのことを告げると，先輩はあきれ顔をしていた。

夜勤が終わり，看護師宿舎に歩いて帰る道すがら，Kさんは情けないやら悔しいやら悲しいやら，いろんな気持ちがこみあげてきて，涙があふれた。なにがだめだったのだろう。いや，全部だめだった。私は，看護師に向いていないのだろうか。

次の出勤の日，Kさんは，5年目の男性看護師であるZ先輩に相談した。Z先輩はKさんのプリセプター（マンツーマンで指導してくれる先輩）である。

Z先輩は静かに語る。「そういう患者さんもいるよ。患者さんの気持ちを考えてごらん。自信のなさそうな新人看護師には，なにをされるのかわからないという恐怖感をいだくことだってある。患者さんも必死なんだよ」。

Z先輩の言葉はさらに続く。「君も，落ち着いてやれば，なんだってちゃんとできるよ。内心びくびくしていても，態度だけはいつも堂々としていなさい」。

Kさんは少し気を取り直し，その後もがんばって仕事を続けた。Z先輩の教えどおりにやっていると，びくびく，あたふたすることも少なくなっていった。

Kさんをどなった患者が，約1年後に再び入院してきた。Kさんは素知らぬふりで，その患者の処置を堂々とこなす。「まともになったじゃないか」。患者がKさんに声をかける。Kさんは笑顔でこたえた。「私のこと，覚えていてくださったんですか？」。患者に一人前の看護師と認めてもらえたことが，Kさんにはうれしかった。

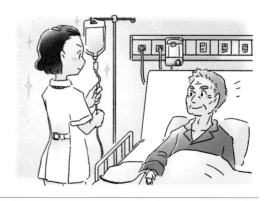

従業の場▶　これらのリハビリテーション関連の医療従事者のおもな勤務場所は病院であるが，診療所や介護施設などで働く者も少なくない。

5　診療放射線技師・臨床検査技師・臨床工学技士

[1] **診療放射線技師**　医師の指示を受け，放射線検査(X線検査，CT，MRI，核医学検査など，▶121ページ)や放射線治療のために，X線そのほかの医療用放射線などを人体に照射する。

[2] **臨床検査技師**　医師の指導・監督のもと，患者の血液・尿・便などの検体を用いたさまざまな検査(血算・生化学・血液凝固検査，細菌検査，病理検査など)や，心電図・超音波検査・脳波などの生理学的検査を実施する。

[3] **臨床工学技士**　生命維持管理装置(人工呼吸器，人工心肺装置，人工透析器など)の操作および保守点検を行う。集中治療室，手術室，透析室，心臓カテーテル室などがおもな仕事場である。

従業の場▶　これらの医療従事者のおもな勤務場所は病院であるが，診療所などで働く者も少なくない。

6　歯科医師・歯科衛生士・歯科技工士

齲歯
齲蝕した歯。いわゆる「むし歯」。

補綴物
歯に生じた欠損を補うために装着される人工物。

[1] **歯科医師**　齲歯をはじめとする歯の病気の治療と予防において中心的な役割を担っている。

[2] **歯科衛生士**　歯科予防処置(歯・歯肉の状態の点検，歯石除去，齲歯予防のためのフッ素塗布など)，歯みがきの指導，歯科医の診療補助などを行う。

[3] **歯科技工士**　歯科医療に用いる補綴物，充填物または矯正装置を作成し，修理し，加工する。

従業の場▶　これらのほかに，免許をもたない歯科業務補助者を加えた歯科医療従事者の9割以上は，歯科診療所で働いている。

7　そのほかの医療従事者

[1] **視能訓練士**　両眼視機能に障害のある者に対する機能回復のための矯正訓練と必要な検査を行う。

[2] **管理栄養士**　病院や介護施設などにおいて，個々の患者の病態に合わせた食事を提供し，栄養状態の維持・向上と病態・病状の改善をはかる。生活習慣病などの患者に対する食生活と栄養の指導なども行う。

[3] **社会福祉士**　患者・家族の経済的・心理的・社会的問題の解決のための援助を行い，退院支援や職場復帰・社会復帰の支援を行う。また，本人の障害の受容など心理的状況の把握も行う。医療機関では，**医療ソーシャルワーカー** medical social worker(MSW)として働く。

[4] **精神保健福祉士**　精神科ソーシャルワーカー psychiatric social worker (PSW)として，精神障害の患者・家族の経済的・心理的・社会的問題の解決

のための援助を行い，退院支援や職場復帰・社会復帰の支援を行う。

[5] **介護福祉士**　身体上または精神上の障害があることにより日常生活を営むのに支障がある患者に対して心身の状況に応じた介護を行い，患者やその介護者に対して介護に関する指導を行う。

③ 受診から入院までの流れ

1 一般外来受診

人々は病気やけがの際，軽症であれば市販薬を服用したり，自宅で静養したりするなど，自身で治療を行う。これを**セルフメディケーション**という。

症状が強かったり持続したりすれば，医療機関の**外来**を受診する。症状がなくても，健康診断や人間ドックなどで異常を指摘された場合に，同様に医療機関の外来を受診する。外来は診療所（クリニック）と病院の両方にある。わが国の外来受診は**フリーアクセス**とよばれ，患者は健康保険証を持参すれば原則としてどの診療所・病院の外来でも受診可能である。

紹介状▶　はじめは診療所を受診することが推奨されている。診療所では対処しきれない場合は，診療所の医師が病院あての紹介状を書く。患者は後日，紹介状をもって病院を受診する。しかし，病院のほうが設備は整っているため，最初から病院を受診する患者も多い。

しかし，大病院に軽症患者が集中すると，大病院でしかみられない重症患者の診療に支障をきたすおそれがある。そのため多くの大病院は，紹介状がない場合は初診時に 5,000 円以上の特別料金を徴収することで，そのような患者を減らそうと試みている。

厚生労働省の 2020（令和 2）年「受療行動調査」によれば，病院の外来を受診した患者のうち，「最初は診療所・クリニック・医院を受診」した者は，18.0％にすぎなかった。紹介状を持たずに病院を受診する患者は，依然として多いようである。

受診までの期間▶　さらに同調査において，症状を自覚したときから，または自覚症状がなかったが受診した理由が生じたときから最初の受診までの期間をみると，1 週間〜1 か月未満が 19.3％と最も多かった。受診までの期間が 1 週間以上かかった理由をみると，「自覚症状があった」患者では「まず様子をみようと思った」が65.4％と最も高く，「自覚症状がなかった」患者では「医療機関の都合（予約が取れないなど）」が 30.6％と最も高くなっていた。

2 救急外来受診

夜間・休日の急病やけがの際は，救急外来を受診することがある。重症であれば，救急車を要請し搬送されることもある。

救急受診者の内訳▶　消防庁の「令和4年中の救急出動件数」によれば，2022(令和4)年における救急車による救急出動件数は722万9838件であり，搬送人員は621万6909人であった。そのうち高齢者が62.1％であった。傷病程度別にみると，重症が7.7％，中等症が43.5％である一方，入院加療を要しない軽症が47.3％であった。

　このなかには，救急搬送が必要でなかった例も数多くあると考えられる。24時間体制の救急搬送システムのなかで，不必要な救急隊への出動要請は，緊急を要する傷病者のより早い搬送を阻害しかねない。

救命救急安心▶
システム　**救命救急安心システム**は，一般市民が急病にかかったりけがを負ったりして，救急車を呼ぶべきかどうか判断に迷った場合に，電話(＃7119)でアドバイスを受けることができる救急相談サービスである。このシステムを一般市民へと周知することも1つの課題である。

3 入院

　入院治療の必要性は医師が医学的に判断する。入院には，**予定入院**と**緊急入院**がある。予定入院の場合，一般外来を経ての入院となる。

クリニカルパス▶　**クリニカルパス(クリティカルパス)**とは，入院診療計画書であり，患者に入院中の治療や検査などの予定を説明するためのスケジュール表である。入院時に患者に提供し，入院中の診療や療養の流れを理解してもらい，安心して入院生活を送ってもらうための資料である。

　クリニカルパスを別の側面から見れば，医師によりばらつきがあった治療の過程を標準化し，医療スタッフ全員が患者の診療計画を共有するための手段である。クリニカルパスをチーム医療に役だて，医療安全や医療の質向上をはかることができる。

　しかし，すべての患者にクリニカルパスが使用できるわけではない。標準化しにくい疾患や，患者の状態によっては，クリニカルパスは使用できない。

④ 地域医療連携

1 自宅退院の阻害要因

　医師が退院の許可を出すと，退院が可能になる。しかし，患者がかかえるさまざまな事情によって，退院がむずかしくなることもある。2020(令和2)年の厚生労働省「受療行動調査」によれば，退院の許可が出た場合，「自宅で療養できない」と答えた人は26.3％となっている。「自宅で療養できない」と回答した人について，自宅療養を可能にする条件をみると，「入浴や食事などの介護が受けられるサービス」が39.9％と最も高く，ついで，「家族の協力」が34.5％，「療養に必要な用具(車椅子，ベッドなど)」が28.3％となっている。

同居の有無別にみると，「同居人なし」は「同居人あり」に比べ，「自宅で療養できない」割合が高く，とくに療養病床の「同居人なし」は「自宅で療養できない」が 59.5% となっている。

2 退院支援

退院支援とは，急性期治療を終えた患者が疾病や障害をかかえながらも，退院後に自宅や地域の病院・施設などの新たな療養の場で，自立した療養生活を送れるように支援することである。とくに退院困難な要因をもつ患者に対しては，病棟看護師と退院支援看護師および医療ソーシャルワーカー(MSW)が退院支援計画を立案する。

MSW の役割▶ MSW は，患者や家族を社会福祉の立場から支援する役割を担っている。患者・家族への医療制度や社会制度の活用方法の提案から，地域の社会資源の紹介，入退院の調整，退院後の自宅などの療養環境の整備まで，看護師と協力して患者・家族のさまざまな相談にのる。自宅退院が困難な場合は，ほかの病院への転院や介護施設への入所も考慮し，そのための調整を行う。

退院支援体制の▶ 構築 退院支援の体制を構築するには，① 退院支援業務に専任する職員を配置すること，② 転院先の医療機関や介護サービス事業所と転院・退院体制についてあらかじめ協議し連携をはかること，③ 入院後早期に新規入院患者の把握および退院困難患者を 抽 出 すること，④ 入院後早期に患者および家族と病状や退院後の生活も含めた面談を行うこと，⑤ 多職種協働カンファレンスを実施すること，などが必要となる。

3 在宅ケア

在宅ケアとは，傷病などにより医療・介護を要する患者に対し，医療施設への入院や介護施設への入所ではなく，自宅で医療・介護サービスを提供することである。わが国では施設ケアから在宅ケアへと転換がはかられている。

退院時共同指導▶ 患者が病院から自宅に退院し，在宅ケアにつなぐ場合は，病院の主治医などが共同して，患者本人や在宅ケアを担う医師・訪問看護師などに必要な情報を文書により提供する退院時共同指導が行われる。

在宅療養支援▶ 診療所 退院後，患者が通院困難な場合，在宅のまま診療所の医師による往診や看護師による訪問看護を受けることができる。往診や訪問看護の体制に関して，一定の施設基準を満たした診療所を在宅療養支援診療所という。その基準は，① 24 時間 365 日体制で医師や看護師と連絡がとれる，② 24 時間 365 日体制で往診，訪問看護が可能である，③ 緊急時に入院受け入れ可能な連携医療機関への入院手配ができる，④ 地域の介護・福祉サービス事業所と連携をとっている，⑤ 看取りなどの実績を定期的に厚生労働省へ報告している，などである。

往診
医師が患者の家に行って診察・治療すること。

自宅で療養する患者が，自力で医師や病院をさがしたり，さまざまな事業者と連絡をとったりすることは困難である。在宅療養支援診療所は，それらを一

元的に管理・実施する役割を担う。

訪問看護▶　訪問看護では，患者を生活者の視点でとらえ，患者の社会的な立場や役割を考慮しつつ，セルフケアを重視した日常生活の援助を行う。患者のみならず家族を対象とした在宅での医療処置・管理の支援を行い，家族の介護負担を軽減する。

E 救急医療・集中治療

① プレホスピタルケア

1 一般市民による心肺蘇生

心肺停止
心臓の拍動と自律的な呼吸が停止した状態。

心肺蘇生
心肺停止から回復させるための処置。

除細動
心室や心房が不規則に興奮する細動という症状を電気ショックによって除くこと。

AED
コンピュータ制御で，一般市民でも簡単に除細動を行える装置。

　プレホスピタルケアとは，病院に到着する前，すなわち傷病の発生現場および救急搬送の途上における応急処置である。プレホスピタルケアでは，一般市民の参加も重要である。

　わが国では，119 番通報から救急車が現場に到着するまでに平均 7 分間を要する。一方，院外心肺停止になった傷病者が後遺症なく社会復帰するためには，5 分以内に心拍を再開させる必要がある。そのため，救急隊が到着する前の一般市民による心肺蘇生が重要となる。

　一般市民による心肺蘇生には，胸骨圧迫による心マッサージと自動体外式除細動器(AED)による除細動が含まれる。現在，全国の駅などの公共施設や，コンビニエンスストアなどに AED が設置されており，一般市民による AED の使用が可能となっている。消防機関などによる，一般市民を対象とした AED の講習プログラムなども普及している。

　ある朝の通勤時，J 氏(58 歳，男性)は，駅のホームの階段をかけ上った直後に，苦しそうにうずくまり，ほどなく意識を消失した。J 氏のまわりにできた人だかりをかき分け，たまたま居合わせた看護学生の F 君が，かけ寄った。J 氏は，意識がなく，自発呼吸もない。ただちに胸骨圧迫を開始する必要がある。

　F 君は，倒れている J 氏をあおむけにして，横にひざまずき，両腕はまっすぐ伸ばして，両手で胸の真ん中を約 5 cm 沈むように圧迫する。1 分間に 100〜120 回のテンポで圧迫を繰り返す。

　駅員の 1 人が AED をもってきた。F 君は J 氏の衣服の胸の部分をはだけさせ，電極パッドを胸の右上と左下に 1 枚ずつはり付けた。AED が「離れてください。心電図の解析中です」という自動音声メッセージを発する。「ショックが必要です」という音声を聞いた F 君は，AED のボタンを押して電気ショックをかけた。

その後，すぐに胸骨圧迫を再開する。2分後に再び，AEDがメッセージを発する「ショックが必要です」。F君は先ほどの手順を繰り返した。

　救急隊員がかけつけ，F君は心肺蘇生をかわってもらった。約8分間，F君はひとりで心臓マッサージを続け，疲労困憊となった。J氏は救急隊員によってストレッチャーで運ばれていった。F君は駅員の1人に請われて，駅員が差し出すメモ用紙に自分の名前と学校名を書き残し，その場を立ち去った。

　後日，F君の通う学校に，F君宛に手紙が送られてきた。J氏のご家族は，J氏をたすけようとしてくれたF君の存在を聞き知り，F君に手紙をしたためたのである。残念ながら，J氏は搬送先の病院で，治療の甲斐なく死亡が確認されたとのことであった。死亡の原因は不明だが，急性心筋梗塞が疑われると医師に告げられたという。「どうもありがとうございました」という手紙の結びの句を目にして，F君は，手紙をもらったありがたさと，J氏を救えなかった残念さとやるせなさの入りまじった複雑な気持ちにおそわれた。

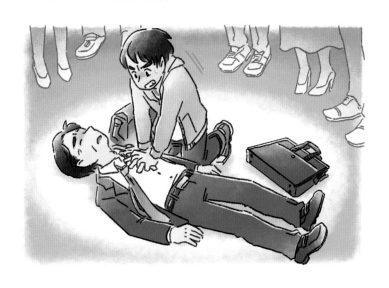

2　救急救命士制度

　2022(令和4)年版「消防白書」によると，同年4月現在，65,853人が救急隊員として救急業務に従事している。そのうち29,389人が**救急救命士**として運用されている。

　救急救命士は，プレホスピタルケアで重要な役割を果たす。心肺停止状態の患者に対して，除細動，気管挿管，薬剤投与(アドレナリン)，静脈路確保と輸液などが認められている。意識障害の傷病者に対する血糖測定と低血糖の傷病者に対するブトウ糖投与も可能である。

3　ドクターカー，ドクターヘリ事業

● ドクターカー

ドクターカーとは医師が同乗する救急車である。救急現場から一刻も早く医師によるプレホスピタルケアを開始し，傷病者の救命率を向上させることを目的として設置されている。

通常の救急車と違い，医療機器を装備し，患者収容からすぐに治療を開始できる。いくつかの医療機関は，ドクターカーの積極的な運用により成果をあげている。しかし，医師の確保や維持費用の面での困難性が課題とされており，全国的にはあまり普及していない。

● ドクターヘリ

ドクターヘリとは，医師が同乗して患者を航空搬送するヘリコプターである。救急搬送時間の短縮による救命率の向上や，災害時の医療救護活動の充実，僻地における救急医療体制の強化を目的とする。2022年4月現在，ドクターヘリは47都道府県で56機配備されている。年間搬送件数は年々増加しており，2020年度は25,469件であった（救急ヘリ病院ネットワークによる）。

ドクターカーと比較して，空路であるがゆえの速さが最大のメリットである。一方で，運航時間が原則として日中に限られ，日没後や悪天候時は運航できないなどのデメリットもある。

ドクターカーと同様，ドクターヘリは，救急車とは異なり一般市民が出動要請することはできない。市民から119番通報を受けた消防機関が，患者の重症度などを判断して要請する。消防からドクターヘリ通信センターにホットラインが入ると，運航管理者（コミュニケーションスペシャリスト，CS）が着陸場所などの調整を行う。ヘリは，消防機関の誘導により，決められた離着陸場（公園，運動場，学校の校庭など）に着陸する。患者は，離着陸場までは救急車で搬送される。

ドクターヘリ内には救急治療に必要な機器や医薬品が搭載されており，患者収容直後からの治療行為が可能である。搬送先医療機関は救命救急センターや災害拠点病院などである。搬送先病院の建物屋上にあるヘリポートで，医師や看護師へ迅速に申し送りが行われる。

災害拠点病院
災害時における初期救急医療体制の充実強化をはかるための医療機関。24時間対応やヘリポートの確保などのさまざまな要件を満たす必要がある。

②救急医療体制

救急医療機関は，初期，二次，三次救急医療機関に分けられる。**救急医療情報センター**は，各救急医療施設の受け入れ体制に関する情報を24時間体制で把握し，患者の搬送医療機関を指示する。

E. 救急医療・集中治療 | 113

　初期救急医療機関は，休日・夜間における入院を必要としない比較的軽症な傷病者に対応する機関である。入院が必要な傷病者，生命の危機のある傷病者は，二次または三次救急医療機関に転送される。

二次救急医療機関 ▶ 　二次救急医療機関は，休日・夜間の入院を必要とする傷病者に対応する機関である。初期救急医療機関から転送される場合と，救急隊が入院を要すると判断して直接搬入される場合がある。二次救急医療機関でも対処できない場合や，生命の危機にある重篤な傷病者の場合は，三次救急医療機関に転送される。

三次救急医療機関 ▶ 　三次救急医療機関は，24時間体制で生命の危機にある重篤な傷病者に対応する機関であり，**救命救急センター**が設置される。救急隊が傷病者を直接搬入する場合が多い。救命救急センターは全国に299か所が整備されている。このうち，**高度救命救急センター**は，とくに広範囲熱傷，切断指趾接着，急性中毒などの特殊疾病患者にも対応できる機関であり，46か所が整備されている（いずれも2022年4月現在）。

③ 災害医療

1 災害の種類と被害

　災害は，自然災害と人為的災害に大別される。**自然災害**には，地震，津波，台風，竜巻，火山噴火，洪水などがある。**人為災害**には，列車や航空機の事故，大火災，工場の爆発，テロリズムなどがある。災害の種類や時期により，おきやすい傷病が異なり，医療ニーズも変遷する。

● 災害サイクルと医療ニーズ

　[1] **超急性期**　災害発生から72時間を**超急性期**とよぶ。倒壊した建造物や瓦礫に長時間下敷きになった患者の**クラッシュ症候群（挫滅症候群）**は，とくに注意を要する。これは，圧迫されて挫滅した部位の筋肉が壊死し，横紋筋融解症が引きおこされ，遊離したカリウムやミオグロビンなどが圧迫からの解放とともに全身にまわり，高カリウム血症による致死的不整脈，ミオグロビンによる急性尿細管壊死・急性腎不全にいたる病態である。クラッシュ症候群は1995年の阪神・淡路大震災，2005年のJR福知山線脱線事故で多数発生した。

　[2] **急性期**　災害発生後72時間〜1週間を**急性期**とよぶ。傷病者に対する救急医療・集中治療に加えて，**急性ストレス反応**に対する心のケアも課題となる。急性ストレス反応とは，圧倒的な身体的・精神的なストレスを受けた直後に発症する精神症状であり，意識野の狭窄，注意の狭小化，失見当識にはじまり，抑うつ，不安などにいたる。通常は一過性で数日以内に改善するものの，**心的外傷後ストレス障害** post traumatic stress disorder（PTSD）に移行することもあ

ミオグロビン

筋細胞に含まれる，鉄と結合したタンパク質。

尿細管

糸球体で濾過された尿を運ぶ腎臓内の管。

る。1995年の地下鉄サリン事件では，多くの被災者がPTSDに陥り，この疾患が一般にも認知されるようになった。

[3] 亜急性期　災害発生後1週間〜1か月ほどを**亜急性期**とよぶ。避難による生活環境の変化や衛生状態の悪化によって，感染症などの内科的疾患が引きおこされることがある。また，持病のある被災者は，医療アクセスの制限によって持病の悪化をきたすことがある。2011年の東日本大震災では，地震・津波の直接的な被害による死者数が1万5千人をこえた。復興庁の統計によると，さらにその後の避難生活での健康状態の悪化による震災関連死が3,700人をこえたとされている。

[4] 慢性期　災害発生から1か月〜3か月ほどを**慢性期**という。生活の場は避難所から仮設住宅などへと移っていくが，亜急性期から引きつづいて持病の悪化やPTSDが問題となる。

[5] 静穏期・準備期　災害から復興して**静穏期**を迎え，**準備期**にいたれば，事業継続計画(BCP)や災害マニュアルの作成などを行って，次の災害時に発生するであろうさまざまな問題に備えることになる。

2 災害医療の実際

　大災害時には多数の傷病者が発生する。地震や津波ではさらに，現地の医療システムも麻痺する。このように，傷病者に対して医療資源が不足する状況下では，最大多数の傷病者を救命することが求められる。

CSCATTT，3T▶　災害現場における体系的な対応として，**CSCATTT**という概念が導入されている。すなわち，指揮命令と統制 command and control，安全 safety，コミュニケーション communication，評価 assessment，トリアージ triage，応急処置 treatment，搬送 transportation である。とくにトリアージ，応急処置，搬送をあわせて，災害活動の3Tとよばれる。

3つの安全▶　安全には，医療者自身 self の安全，現場 scene の安全，生存者 survivor の安全がある。確立された指揮命令系統のもと，情報を収集・伝達し，傷病者数・重症度を把握し，災害活動の3Tの戦略をたてることが，安全につながる。

トリアージ▶　**トリアージ**とは，医療資源が絶対的に不足する状況下で，生命にかかわらない傷病者および生存を期待できない傷病者への治療をあとまわしにして，救命の可能性のある重症傷病者を優先することをいう。トリアージでは，「赤」はバイタルサインに異常があり早急な呼吸循環サポートを要する傷病者，「黄」はバイタルサインが安定しており治療開始を待てる傷病者，「緑」は軽症者，「黒」は死亡あるいは生存の見込みのない傷病者，というように区分する。

3 DMAT

　災害時派遣医療チーム Disaster Medical Assistant Team(DMAT)は，2005年に発足した。DMAT隊員養成研修を受講し，DMAT隊員として厚生労働省に

認証された者が，チームに参画できる。1つのチームの構成は医師2名・看護師2名・事務職員1名である。DMATは被災都道府県からの要請を受けて出動する。

④ 集中治療

集中治療 intensive care とは，生命の危機にある重症患者を常時観察し，先進医療技術を駆使する治療である。対象となるのは，意識障害，急性循環不全，急性呼吸不全，急性腎障害，敗血症，多発外傷などといったさまざまな疾患の患者である。重症患者の救命のためには，各専門診療科の医師による専門診療に加えて，集中治療専門スタッフによる全身管理が不可欠である。

敗血症

感染に対する宿主の反応が制御できなくなって生じた臓器障害。

ICU▶ 集中治療室 intensive care unit(ICU)とは，集中治療のための診療体制と，高度の診療機器(モニタリング用機器や生命維持装置など)を整備した病棟である。患者2人に対して看護師1人の配置基準が定められている。

HCU▶ HCU(high care unit)は高度治療室や準集中治療管理室とよばれ，ICUよりもやや重症度が低い患者を受け入れる病棟であり，ICUと一般病棟の中間に位置する。患者4人に対して看護師1人の配置基準が定められている。

📖 医療者を志すあなたへ⑩

冷タオルの思い出

新人看護師のYさんはICUに勤めている。その夜は，急性大動脈解離の術後の患者A氏の看護を担当した。ベッド上安静での期間が長く続き，身のおきどころがなく，見るからに倦怠感も強い様子であった。とくに用事があるわけではないにもかかわらず，ナースコールで頻回に呼び出しをする。「氷枕をかえてほしい」「おでこにあてる冷たいタオルがほしい」と依頼された。Yさんは「冷タオルはすぐに温くなってしまうだろう」と考え，15〜20分おきに氷水でタオルをしぼり直して，冷タオルを交換してあげた。それが真夜中まで続いた。

何度，冷タオルを絞り直しただろうか。A氏が突然語りはじめた。「こんなに若い君が文句も言わず，いやそうな顔もしないぐ，何度もタオルをかえくくれく，本当にうれしいよ」A氏は涙を流している。Yさんは日常業務の一部ととらえて淡々とやっていた。しかしA氏には，つねに自分のことを気にかけてくれているように感じられたのだろう。

用事もないのにナースコールを押す患者を，看護師は「迷惑」と感じてしまうことがあるかもしれない。しかし，患者にとっては，表出しようのない不安やストレスからなんとか抜け出したいという，救いを求めるサインであることもある。Yさんにはそのように感じられた経験であった。

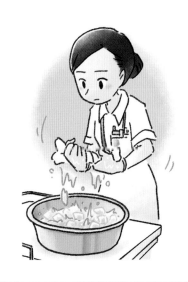

ICU・HCUへの▶
入室

ICUへの入室には，救急外来からの直接入室，大手術後の管理目的の入室，一般病棟入院患者からの転室などがある。HCUへの入室は，これらに加えて，ICUからの転室がある。一般的には，ICUでおよそ14日間治療し，一定程度改善したもののさらに不安定な状態が続く場合にはHCUに転室し，安定すれば一般病棟へ転室するという流れになる。

CCU・SCU・
NICU・PICU

そのほか，個別の疾患や病態に特化した集中治療室として，冠動脈疾患集中治療室 coronary care unit（CCU），脳卒中集中治療室 stroke care unit（SCU），新生児集中治療室 neonatal intensive care unit（NICU），小児集中治療室 pediatric intensive care unit（PICU）などがある。

F｜がん治療

がん治療は，手術，薬物療法，放射線治療などを組み合わせて行う**集学的治療**が基本である。

1 手術

がん手術では一般的に，がん組織だけでなく周囲の組織もあわせて広汎に切除する。頭頸部がん，肺がん，乳がん，食道がん，胃がん，結腸がん・直腸がん，膀胱がん，子宮頸がん・子宮体がんなどでは，臓器の部分切除または全摘除に加えて，臓器周囲のリンパ節の切除（**リンパ節郭清**）も行われる。

鏡視下手術▶

従来の**開胸手術**では肋間筋を，**開腹手術**では腹部を大きく切開するため，術後の創痛が強く，創感染や術後肺炎などの合併症も多い。そこで近年は，**胸腔鏡手術**や**腹腔鏡手術**など，最小切開で行われる鏡視下手術へのおきかえが進み，主流となっている。

鏡視下
内視鏡を通して見ること。

鏡視下手術では，胸壁あるいは腹壁の数か所においた小切開創からポートを留置し，カメラや手術器具（鉗子や電気メスなど）をポートから挿入し，テレビモニターを見ながら，自動縫合器や自動吻合器などを用いて病巣の切除や組織の修復を行う。

ポート
内視鏡や手術器具を出し入れする経路を確保するために挿入される器具。

鏡視下手術は従来型の大きく切開する手術と比べて，出血は少なく，術後の疼痛は少なく，傷あとも小さく目だたない。また，合併症の予防や早期離床，入院期間短縮も期待できる。

鉗子
2枚のブレードを開閉し，ものを挟む器具。

手術支援用▶
ロボット

さらに近年は，**手術支援用ロボットシステム**の導入により，さらなる低侵襲化がはかられている。現在，わが国で普及している手術支援用ロボットはダビンチ da Vinci® というもので，大学病院などを中心に，200台以上が稼働している。

直視下
直接見ること。

ダビンチを用いた手術では，直視下では見えにくいスペースにカメラを挿入

し，ハイビジョン3D画像を作成する。人間の手が届かない場所に，先端が360°以上自在に回転する手術器具を挿入し，術者が3D画像を見ながら遠隔操作する。術者の手振れも補正され，繊細な動きが可能となる。

2 薬物療法

薬物療法には，化学療法，内分泌療法(ホルモン療法)，分子標的治療薬や免疫チェックポイント阻害薬による治療などがある。

化学療法▶ **化学療法**は，従来型の抗がん薬による治療である。がん細胞だけでなく正常細胞も攻撃されるため，吐きけ，食欲低下，全身倦怠感，口内炎，下痢，脱毛，手足のしびれ，皮膚異常，肝機能障害，腎機能障害，白血球減少・血小板減少・貧血などのさまざまな副作用を呈する。

内分泌療法▶ **内分泌療法**は，乳がんや前立腺がんなどのように，ホルモンの作用で増殖する性質のあるがんに対し，ホルモン分泌を阻害するなどの作用をもつ薬を投与する治療法である。

分子標的薬による▶ **分子標的薬**は，がん細胞の増殖や免疫にかかわるタンパク質などを標的にしてがんを攻撃する薬である。チロシンキナーゼ阻害薬，マルチキナーゼ阻害薬，mTOR阻害薬，抗上皮成長因子受容体抗体，抗HER2抗体薬などがある。化学療法で用いる従来型の抗がん薬に比べれば頻度は少ないものの，さまざまな副作用がある。

分子標的薬の1つである**免疫チェックポイント阻害薬**は，近年開発された薬である。免疫細胞には，自己の正常細胞などを過剰に攻撃するのを防ぐため，細胞表面の免疫チェックポイント分子が結合した場合は，免疫機能を抑えるしくみがある。これを免疫チェックポイントという。がん細胞のなかには，免疫細胞の免疫チェックポイント分子と結合して，免疫細胞の攻撃から逃れるものがある。免疫チェックポイント阻害薬は，この結合を阻害し，免疫細胞ががん細胞を攻撃できるようにする薬である。PD-1阻害薬，CTLA-4阻害薬，PD-L1阻害薬などの種類がある。

3 放射線治療

治療用放射線として，電子線，陽子線，重粒子線，α線，β線，γ線などが用いられる。高い治療効果と少ない副作用を実現するためには，がん組織になるべく多くの放射線を照射しつつ，周囲の正常組織への放射線の照射量をなるべく少なくすることが必要である。体外から放射線をあてる外部照射が一般的であるものの，放射性物質を体内に挿入し特定の部位にのみ照射する方法などもある。

4 そのほかの治療法

● 消化器がんに対する内視鏡的治療

粘膜内にとどまる早期の消化管がん（食道がん，胃がん，結腸直腸がん）に対しては，消化器内科医によって，内視鏡的粘膜切除（EMR）や内視鏡的粘膜下層剝離（ESD）が行われる。

● 肝臓がんに対する治療

肝臓がんに対しては，外科手術のほかに，がん細胞をラジオ波で焼き殺すラジオ波焼灼術（RFA）や，がん細胞に栄養を与える血管をふさぐ肝動脈塞栓術（TAE）という治療法がある。手術は外科，RFA は消化器内科，TAE は放射線科が行うことが多い。

📖 医療者を志すあなたへ⑪
メモ用紙の思い出

耳鼻咽喉科病棟の新人看護師のUさんは，G氏（65歳，男性）の看護に懸命に取り組んだ。G氏は喉頭がんに対して喉頭全摘術を行い，頸部に永久気管孔がつくられていた。G氏は術直後からイライラがつのっていた。喉頭が切除されたため発声できず，意思疎通はメモ用紙を用いた筆談によるものの，からだがつらいときはペンを握る力もわかない。

G氏は，術直後は痰が多く，永久気管孔から頻回の吸引が必要だった。唾液も飲み込みづらくなって咽頭にたまり，口腔からの吸引も頻回であった。吸引が必要となるたびにナースコールが鳴らされ，Uさんが走っていく。吸引中に苦悶の表情を浮かべるG氏を見て，Uさんはどうにかうまく吸引できるように苦心惨憺する。

「こうするとどうですか？ つらくないですか？」「うまくできなくてごめんなさい」といつも話しかけては，G氏の表情やしぐさを観察した。G氏はうんうんと頷いたり，いやいやと首を振ったり，顔をしかめたりしていた。そのうちにUさんは，G氏に苦痛を与えない吸引チューブ挿入のコツを身につけた。G氏は，言葉を発しなくても意思の通じるUさんに，しだいに心を開いてくれた。イライラは消えていき，Uさんを見るとほほえむようになった。

G氏は退院の日，ナースステーションにいるUさんに会いに来て，「ありがとう」と書かれたメモ用紙を手渡してくれた。Uさんはこんな経験ははじめてだった。思いがけないことに心打たれ，涙がこぼれた。新人でうまくできない自分でも，患者さんに思いをつくせば，ちゃんと伝わるんだなあと，少し自信がもてたUさんであった。

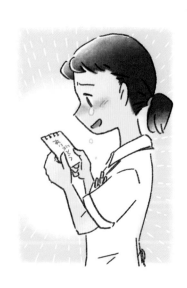

● 血液のがんに対する造血幹細胞移植

白血病をはじめとする血液腫瘍性疾患の治療では，大量化学療法，放射線治療によって白血病細胞を根絶すると同時に，患者の骨髄も破壊されてしまうため，そのあとに正常な造血幹細胞を移植する。造血幹細胞移植には，**骨髄移植**や**臍帯血移植**などがある。移植する骨髄などを提供する側を**ドナー**，提供される側を**レシピエント**という。

骨髄移植▶　骨髄移植は，健康な人から骨髄を提供してもらい，患者に移植する治療法である。輸血の場合は赤血球の型（ABO 式血液型や Rh 陽性・陰性）があっていればよいが，骨髄移植では HLA（ヒト白血球抗原）という白血球の型が適合している必要がある。HLA の遺伝子は両親から半分ずつ受け継がれるため，兄弟姉妹間で一致する確率は 25％ である。非血縁者間で偶然一致する確率は数万分の 1 である。このため，骨髄バンクによるドナー登録が行われている。

骨髄移植が必要な患者があらわれた場合は，適合するドナーが検索される。骨髄提供に同意したドナーは，入院し，手術室で全身麻酔下に腸骨から注射器で骨髄液を吸引される。採取された骨髄は，患者が待つ病院に運ばれ，移植される。

臍帯血移植▶　臍帯血移植では，妊娠中の母子を結ぶ臍帯（臍の緒）と胎盤の中に含まれる血液（臍帯血）を利用する。出産時，児が娩出され，臍帯が切離されたあとに，胎盤が娩出される。臍帯および胎盤中の血液を迅速かつ無菌的に採取し，分離調整し，−196℃で冷凍保存しておく。臍帯血移植を必要とする患者があらわれれば，適合する臍帯血を検索し，移植が行われる。

臍帯血移植は，骨髄移植と比べて，ドナーの負担がない，レシピエントと HLA がすべて一致しなくてもよい，などのメリットがある。一方で，採取量が少量であるため成人には使用できないことがある，骨髄移植と比較して血球の回復が遅く感染症のリスクがある，などのデメリットもある。

5 キャンサーボード

キャンサーボードとは，手術を行う外科系の診療科，化学療法を行う腫瘍内科，放射線治療を行う放射線科など，専門的な知識・技能をもつ医師や医療スタッフが集まり，がん患者の症状・状態および治療方針などについて情報共有・意見交換し，意思決定を行うためのカンファレンス（合議）である。

厚生労働省は，がん患者が全国どこでも質の高いがん治療を受けられるように，全国 456 か所（2023〔令和 5〕年 4 月現在）のがん診療連携拠点病院を指定している。指定要件の 1 つとして，キャンサーボードの設置および定期的開催が位置づけられている。

📖 **医療者を志すあなたへ⑫**
忘れられないひとこと

　新人看護師のCさんが勤めるICUに，小児病棟からU君（12歳，男児）が入室してきた。U君は白血病に罹患し，一時は抗がん薬治療が奏功したものの再発し，重症化したために，ICUへ入室となった。

　ICUでは，感染予防などの理由により，子どもの面会は禁止となっている。U君には7歳と5歳になる2人の弟がいたものの，面会は両親だけが許され，その間2人は待合室で待つ日々が続いた。

　日に日にU君の状態は厳しくなった。両親が面会する時間は長くなり，弟たち2人の待ち時間も長くなる。そんな2人のストレスをいくらかでも解消できればと，ICUの看護師たちは病院ツアーと称して2人を病院内のあちこちに連れて行った。幸い2人には大好評で，病院内の庭園に連れて行った際などは，2人は大喜びで走りまわっていた。

　そんななか，U君の状態はさらに厳しくなり，命の灯が消えはじめた。Cさんは，さりげなく両親にうかがった。「弟さんたち，お兄ちゃんに会いたいでしょうね」。母親ははらはらと涙をこぼす。「あの子たちも精いっぱいがまんしているんです。看護師さんたちにめんどうを見ていただいて，ありがたく思っています」。Cさんは両親に提案した。「2人の入室許可を先生にお願いしてきます」。医師は，短時間という条件で入室を許可した。

　2人の弟たちは，ドキドキしながら，はじめてICUに入室した。U君はすでに意識がなく，血圧も低下している。2人がそろってお兄ちゃんに「がんばれー」と声をかける。

　次の瞬間，病室にいた大人たち全員が驚くべき光景を目にする。心電図の波形が変化し，徐脈が改善する。血圧モニターの数値が60 mmHg台から一気に100 mmHgに上昇する。U君は顔の筋肉を動かし，気管内チューブが入った口をもごもご動かす。目をうっすらと開ける。「あっ，お兄ちゃん，おきたよ！」と下の弟が歓声を上げる。「ほんとだ，お兄ちゃん！」と上の弟も呼応する。室内の雰囲気ががらりとかわり，不思議な感動に包まれる。一時的な変化であったにせよ，皆が笑顔になれる瞬間を共有できた。両親の涙がとまらない。

　その後，U君はそのままICUで看取られた。幼い子の死という事実に直面することは，医療者にとっても本当に悲しいことである。どんな言葉をもってしても，家族の救いになるとは言い切れない。Cさんをはじめ ICUの看護師たちは，U君の最期を迎えるための支援が自分たちにできていただろうかと不安に思っていた。そんな彼女たちにとって，両親から最後にかけてもらった言葉が，忘れられないひとことになった。「ICUでも大切にしていただき，ありがとうございました」。

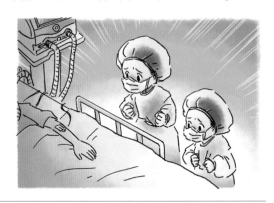

G 周産期医療

　　周産期とは妊娠 22 週から出生後満 7 日未満までの期間である。母体・胎児や新生児の生命にかかわる突発的な緊急事態がおこることがあり，産科・小児科による総合的な医療体制が必要であるため，とくに周産期医療といわれる。

① 新生児集中治療室，母体・胎児集中治療室

1996(平成8)年に国の事業として周産期医療対策整備事業が開始され，低出生体重や先天性疾患に対応する**新生児集中治療室** neonatal intensive care unit (NICU)や，ハイリスク妊婦を管理する**母体・胎児集中治療室** maternal-fetal intensive care unit(MFICU)などが整備されてきた。

NICUは，新生児用呼吸循環監視装置や新生児用人工換気装置，脳低温治療器，超音波診断装置，保育器などの高度医療機器を備え，高度な新生児診療を行える。MFICUは，分娩監視装置，呼吸循環監視装置，超音波診断装置を備え，高度な母体・胎児診療を行える。

② 周産期母子医療センター

周産期母子医療センターは，MFICUやNICUなどを備え，母子に高度な医療を提供できる施設である。とくに規模の大きい**総合周産期母子医療センター**と，その他の**地域周産期母子医療センター**に分かれる。2018(平成30)年4月現在，総合周産期母子医療センターは108施設，地域周産期母子医療センターは298施設ある。

H | 放射線診断

① X線撮影

1895年，ドイツの物理学者レントゲン Röntgen W.C.(1845-1923)は，目には見えないものの確かに存在する光線を発見し，X線と名づけた。X線は，物体を透過し，ある種の物体にあたると発光するという性質をもつ。この原理をいかして，X線を人体に照射して撮影する技術を，X線撮影(またはレントゲン撮影)という。

骨のようにかたいものはX線が吸収されて白く映り，空気はX線が吸収されず黒く映る。各臓器・組織によりX線吸収率(X線の通過しにくさ)が異なり，その差が白黒の濃淡となって描出される。

また，X線吸収率の高いヨウ素やバリウムなどを注入することで，血管や消化管を浮かび上がらせて撮影することができる。これを**造影**という。

② コンピュータ断層撮影 computed tomography(CT)

特殊なX線装置を用いて，身体の断面を撮影し微細に描出する検査である。

患者は CT 装置の寝台にあおむけに寝て，担当の放射線技師が患者の位置を決める。胸部や腹部の検査では患者にアナウンスに合わせた息どめを促す。

③ 磁気共鳴画像法 magnetic resonance imaging（MRI）

MRI は，体内の水素原子を磁気により振動させ，原子の状態を検出し画像に描出する装置である。CT と異なる MRI の最大の利点は，放射線被曝がないこと，造影剤なしで血管の画像（MR アンギオグラフィ）が得られること，組織間コントラストにすぐれており，とくに脳・脊髄・関節・骨盤腔内臓器の細かい描出が可能なこと，などである。

MRI の短所として，撮影時間が約 30 分と長く，その間は撮影装置内の狭い空間に閉じ込められるという点がある。じっとしていられない小児の場合は，薬物による鎮静が必要となる。

④ 超音波検査

超音波を発生する探触子（プローブ）を身体表面にあてて，身体に害を及ぼすことなく内部を観察できる。X 線が透過してしまう軟部組織も描出可能である。心臓・血管，腹部（肝臓・胆囊・胆管・腎臓・膀胱・子宮・卵巣など），頸部（甲状腺など），乳腺などの診断に利用される。

⑤ 核医学検査

放射性同位元素
陽子数が同じで中性子数が異なる元素を同位体といい，このうち原子核が不安定で放射線を放つものを放射性同位体という。

体内に放射性同位元素 radio isotope（RI）を注入し，放出されるごく微量の放射線を検出し，X 線 CT と同様の撮影手法を用いて，体内の RI 濃度分布を画像化する検査を核医学検査という。

γ 線を放出する RI を用いる検査を，単一光子放射断層撮影 single photon emission computed tomography（SPECT），ポジトロン（陽電子）を放出する RI を用いる検査を，陽電子放射断層撮影 positron emission tomography（PET）という。

Ｉ｜チーム医療

現代の医療では，多職種の医療職がチームを結成し，それぞれの専門スキルを発揮すると同時に，互いに連携・協働して患者の治療やケアにあたり，患者の生活の質（QOL）の維持・向上を支援している。患者・家族もチームのメン

バーであるため，治療や療養に関する質問や悩みを医療職に気軽に相談できるような環境づくりに配慮しなければならない。

多職種連携▶ チーム医療では，チームの責任者である医師が中心となり，各医療職が適材適所で役割を遂行することが期待される。医師の指示ではあっても，実質的には医師とほかの医療職の間に上下関係はなく，互いの役割を尊重する関係である。

実際，入院患者の場合，患者と接触する頻度が多く，その人となりも含めて患者のさまざまな状況をよく把握しているのは，医師よりも看護師である。また，医療ソーシャルワーカーがチームに加わることにより，患者の社会的・経済的状況に関する理解がチーム全体で深まる。

チームのカンファレンスにおいて，個々の職種が収集した情報はチームに共有され，医師が把握する医学的所見とすり合わされて，治療やケアの方針が繰り返し検討される。

在宅医療における▶ チーム 在宅医療においても，訪問看護，訪問リハビリテーション，訪問介護といったかたちで，1人の患者に多職種がかかわることが通常である。その際，職種

📖 **医療者を志すあなたへ⑬**
患者の気持ち

新人男性看護師のK君は，ある日，突然の胸痛と呼吸困難におそわれた。自分が勤める病院の救急外来を受診し，自然気胸と診断された。自然気胸は，肺の表面にできやすいブラ（空気のたまった小さな袋）が破れて肺に穴が開き，胸腔内に空気がもれることが原因である。即入院となり，空気を体外に排出する胸腔ドレーンを挿入され，後日，ブラを切除する手術を受けることになった。

自然気胸の手術は低侵襲であり，リスクも少ない。看護師であるK君は，そのことは百も承知であった。しかし，胸腔ドレーンによる肋間痛が続いていたことから，少し弱気になっていた。

医療スタッフはとてもやさしく対応してくれた。ある麻酔科医は「どの先生がいい？　希望の先生に麻酔してもらうようにするよ。」と言ってくれた。手術中の担当看護師も，仲のよい同期が担当してくれることになった。彼が術前訪問にも来てくれて，少し安心できた。

手術当日，車椅子で運ばれ，手術室のドアが開くと，手術台の上はかわいいぬいぐるみでいっぱいになっていた。「手術，緊張するでしょう。子どもが手術室に入ってくるときはこうやってるんだよ。今日は特別だよ」と同期の看護師が，冗談めかして話す。手術室のスタッフ

の思わぬ気づかいがK君にはうれしかった。

K君は無事手術を終えて退院した。患者にならないとわからない患者の気持ち，ふだん患者に施している医療を患者として受けた経験，ふだん一緒に働いている仲間のありがたさなど，さまざまなことを感じられた，貴重な体験であった。

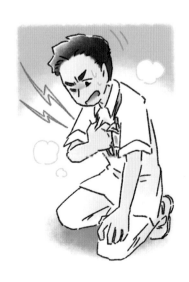

間の連携に基づく問題認識の共有など，チームで取り組むケアが求められる。

さまざまなチーム▶　現在の医療は，ほぼすべてチームで行われるといってよい。救急・集中治療，手術，がん治療，医療安全管理，緩和ケア，リハビリテーション，在宅ケアなどもチームで行われる。がん治療や緩和ケアなどについてはすでに述べたため，ここではとくに，感染制御チーム(ICT)，栄養サポートチーム(NST)，褥瘡管理チームについて解説する。

① 耐性菌対策・院内感染対策と感染制御チーム

細菌もウイルスも肉眼では見えない。医療現場はこれら目に見えない敵とたたかわなければならない。

● 薬剤耐性

抗菌薬▶　**抗菌薬**とは，体内に侵入した細菌を死滅させたり，その増殖を抑制したりする薬である。

抗菌薬投与の原則▶　一般に抗菌薬投与の原則は，原因菌を細菌検査により同定し，抗菌薬の感受性試験をおこない，その細菌に効果のある抗菌薬を投与することである。しかし，検査には時間を要するため，原因菌が同定される前に，多くの細菌に効果のある広域抗菌薬が用いられることが多い。

細菌のなかには抗菌薬に対する耐性(**薬剤耐性** antimicrobial resistance〔**AMR**〕)をもっていたり，獲得したりするものがあり，広域抗菌薬の長期使用によってほかの菌が抑えられると，これらの耐性菌が蔓延してしまう。

そのため，初期治療として広域抗菌薬を投与しても，その後，早期に中止し，より狭い範囲の細菌に効果のある抗菌薬へと変更する**デエスカレーション** de-escalation が推奨されている。

● 院内感染

院内に存在する細菌やウイルスなどの病原体に曝露されて生じた感染を，**院内感染**という。一方，入院前に医療機関外で病原体に曝露されて感染した場合を**市中感染**とよぶ。

病院には，重篤な疾病，術後，免疫抑制状態などにより感染防御能が低下し，易感染状態の患者が多いため，院内感染は大きな問題となる。

院内感染を引きおこす病原体には，インフルエンザウイルス，新型コロナウイルス，ノロウイルス，メチシリン耐性黄色ブドウ球菌(MRSA)，薬剤耐性緑膿菌(MDRP)，バンコマイシン耐性腸球菌(VRE)，クロストリジオイデス-ディフィシル，真菌(カンジダ属やアスペルギルス属など)，疥癬などがある。

免疫抑制状態
免疫機能が抑制された状態。病院には，臓器移植後の拒絶反応の抑制や，自己免疫疾患の治療などを目的に，意図的に免疫抑制状態とされた患者が多くいる。

易感染状態
感染しやすい状態。

● 院内感染対策

院内感染は，人から人へ，または医療器具などを介して拡大する。院内感染はけっしてゼロにはできないものの，その伝播を予防する対策が重要である。また，原因となる薬剤耐性微生物をつくらない，広げないことも重要である。

標準予防策▶ **標準予防対策**は，患者や医療従事者を感染から防御するための対策である。患者の血液・排泄物・分泌物は感染性があるとみなし，接触を防ぐために手袋やガウンなどを使用する。また，手洗いを励行する。

感染経路別予防策▶ **感染経路別予防策**は，病原体をもつ患者からの感染を遮断する対策であり，接触感染予防，飛沫感染予防，空気感染予防の3種類がある。

ICT▶ **感染制御チーム** infection control team（ICT）は，院内感染のサーベイランス（感染発生率の調査）を行い，感染動向の早期把握や感染対策を適切に管理するチームである。院内を定期的に巡回し，すべての場所で感染対策が正しく実践されるように取り組む。また，感染症のアウトブレイク（流行）の早期発見と対応にも取り組む。

AST▶ **抗菌薬適正使用支援チーム** antimicrobial stewardship team（AST）は，抗菌薬の使用を適切に管理・支援するために，ICT から独立した組織である。抗MRSA 薬やカルバペネム系薬をはじめとする特定抗菌薬の使用を届出制とし，それらの使用状況をモニタリングしたり，担当医に対して抗菌薬の処方の助言を行ったりする。

② 栄養管理と栄養サポートチーム

● 栄養管理の重要性

栄養は健康を維持するうえできわめて重要である。炭水化物・タンパク質・脂質という三大栄養素は，身体活動に不可欠なエネルギーとなり，筋肉や血液などの身体の構成成分をつくりだすもととなる。

傷病により食欲が低下したり，食事そのものが不可能になると，**低栄養状態**にいたる。とくに，消化管機能障害，肝機能・腎機能障害，糖尿病などの代謝障害がある患者や，大手術後や重症外傷の患者などでは，適切な栄養管理を行

栄養アセスメント
対象者の栄養状態を包括的に評価・判定すること。

わないと低栄養状態が進行し，原疾患の回復遅延ないし悪化，創傷治癒の遅延，感染症などの合併症の併発，臓器・組織の機能不全をもたらす。栄養アセスメントを適切に行い，栄養状態を改善することが不可欠である。

● 栄養状態のスクリーニング

リスクの高い低栄養状態の患者を発見するために，入院時の栄養状態を把握するには，**主観的包括評価** subjective global assessment（SGA）が参考になる。

SGA は，体重変化，食物摂取状況，消化器症状，活動性，ストレスとなる病態などの簡単な問診と，身体状況の視診・触診から構成される。

● 栄養補給法

低栄養状態がある場合，適切な栄養補給法を検討する。経口摂取が可能な場合，適切な食事や経口補助食を用いる。経口摂取ができない場合，**経腸栄養(EN)** を第一選択とする。消化管に障害がある場合は**静脈栄養(PN)** を行う（▶33ページ）。

静脈栄養では，高血糖，低血糖，水分過剰，電解質異常，酸塩基平衡異常，肝障害，腎障害などの合併症がおこることがある。血糖値などのモニタリングによって，これらを適切に補正し，治療することが重要である。

● 栄養サポートチーム

栄養サポートチーム nutritional support team（NST）は，医師，看護師，管理栄養士，薬剤師その他から構成され，多職種によるカンファレンスや回診などを通じて，栄養管理の円滑な進行をはかる。

各職種の役割▶ 医師は，おもに病状に合った栄養補給の方法などを決定する。

看護師は，患者に最も近い立場で患者の食事摂取状況・嚥下状態・身体状況などを把握し，正確な情報をチームと共有するとともに，カテーテル管理や口腔ケアなども行う。

管理栄養士は，栄養に関する専門家として栄養投与に関する中心的な役割を担う。患者の食事摂取状況などの情報をもとに，摂取栄養量・不足栄養素などを評価し，栄養補給方法を立案する。食事形態（普通食・きざみ食・とろみ食など）や栄養補助食品・経腸栄養剤などの選択に関する提案もおこなう。

歯科医師・歯科衛生士は，口腔ケアの専門家として口腔衛生状態の改善をはかる。口腔ケアは誤嚥性肺炎を予防するうえでも重要である。

薬剤師は，輸液製剤の無菌的な調製を行ったり，静脈・経腸栄養療法に関する処方設計支援を行ったりする。

③ 褥瘡予防と褥瘡管理チーム

● 褥瘡とは

褥瘡とは，長時間，同じ体位でいることにより，身体の一部分が体重により圧迫されつづけ，その部分の血流が低下し，皮膚の一部が発赤したり，感染をおこして化膿したり，組織が壊死するなどの現象である。一般に「床ずれ」ともいわれる。

健常者は，就寝中に無意識に寝返りを打つなどの体位変換を自力で行ってい

る。しかし，寝たきりの患者では，自力で体位変換ができずに，褥瘡ができてしまう。

　褥瘡発生のリスク因子には，寝たきり，低栄養状態，浮腫(むくみ)，免疫機能の低下などがある。仙骨部や踵部など，骨が突出した部位に褥瘡ができやすい。

● 褥瘡の予防

　褥瘡予防には，適切な時間間隔で行う**体位変換**が最も重要である。体圧分散寝具(褥瘡予防マット)などの使用も有効である。

　また，**スキンケア**も重要である。肛門・外陰部の周囲の皮膚にクリームなどを塗布することにより，排泄物から皮膚を保護できる。骨の突出した部位には創傷被覆材(ドレッシング材)を予防的にはることもすすめられる。

　また，低栄養状態の改善は，褥瘡の予防・治療のうえでも重要である。

● 褥瘡の治療

　褥瘡の保存的治療には，ワセリンなどの基剤に薬効成分がとけ込んだ外用薬の塗布や，ハイドロコロイドなどでできた創傷被覆材の貼布などがある。

ハイドロコロイド
親水性のコロイド粒子。滲出液を吸収することで湿潤したゲルとなる。

　褥瘡に感染を伴う場合は，十分な量の水道水で創部を洗浄する。外科的な切開・排膿やデブリドマン(壊死組織の除去)が必要なこともある。抗菌薬の投与も必要に応じて行う。

● 褥瘡対策チーム

　褥瘡対策チームでは，多職種のメンバーが褥瘡患者の回診を行い，定期的なカンファレンスを通して，褥瘡の処置や患者の環境の調整に関する指導や助言を行う。

各職種の役割▶　褥瘡対策チームに属する褥瘡対策専任医師は，皮膚科医・形成外科医が担当する。

　日本看護協会が認定する皮膚・排泄ケア認定看護師は，専門的な立場から除圧やスキンケアなどの褥瘡管理全般の指導などを行う。褥瘡対策専任看護師，リンクナース，病棟看護師は連携して，病棟における褥瘡予防ケアの実施と評価にあたる。

　管理栄養士は栄養状態の評価・検討を行う。

　薬剤師，理学療法士，検査技師や事務職員もチームに加わることもある。

J｜リハビリテーション

リハビリテーションの本来の意味は，人がなんらかの原因によって人間としての尊厳が傷つけられている場合，それを回復することである。単に機能回復訓練を意味するのではなく，障害をもつ人の身体的・精神的・社会的能力を最大限に発揮できるようにし，自立を獲得することを意味している。

① 障害の３つの次元

障害の３つの次元とは，機能障害，能力障害，社会的不利である。

[1] **機能障害 impairment**　人間の身体の器官や臓器レベルで障害をとらえた場合の概念である。機能障害に対しては治療的アプローチが重視される。訓練による機能回復もこれに含まれる。

[2] **能力障害 disability**　個体のレベルでとらえた障害である。食事・排泄・移動・入浴などの日常生活動作(ADL)ができないこと，コミュニケーション能力の障害などが含まれる。能力障害に対しては，残存機能の強化，日常生活動作の訓練，適切な補助器具(装具・自助具・車椅子など)の活用による代償的アプローチが用いられる。また，精神障害には，生活技能訓練が行われる。

[3] **社会的不利 handicap**　社会的レベルでとらえた障害である。仲間とまじわる機会がない，生活費の保障がない，などである。社会的不利に対しては社会に対してはたらきかけるアプローチがとられる。適切な住宅の確保，就労支援，経済的保障，社会参加の機会や場の確保などが，社会的な施策として実施されなければならない。

② リハビリテーションチーム

リハビリテーションチームには，医師，理学療法士(PT)，作業療法士(OT)，言語聴覚士(ST)，義肢装具士，看護師，医療ソーシャルワーカー(MSW)などが含まれる。

チーム全体のカンファレンスで，個々の患者について**国際生活機能分類**(ICF，▶13ページ)における健康状態，心身機能・構造，活動と参加，環境因子や個人因子の各領域が評価され，個々の患者に適したリハビリテーションプログラムが作成され，職場復帰や家庭復帰などの最終ゴールの設定が行われる。

各職種の役割▶　医師は，医学的リハビリテーションの総括的な責任者である。健康状態を診察し，神経学的検査や徒手筋力テストなどによって心身機能・構造に対する医学的な診断・評価を行い，医学的治療を実施する。また，チームの各スタッ

フが実施するプログラムを指示する。

PT・OT・ST・義肢装具士・MSW の役割は前述した（▶106 ページ）。

③ おもな疾患のリハビリテーション

1 脳卒中リハビリテーション

失語

聴覚や発声に障害がないにもかかわらず，言葉の理解や表出に問題がある状態。

脳卒中による身体機能障害は以下のように多様である。

(1) 認知障害：意識障害，認知症，失語，失認，失行，抑うつなど

(2) 脳神経障害：嚥下障害，眼球運動障害，構音障害など

(3) 運動障害：片麻痺，運動失調など

(4) 感覚障害：しびれ，痛みなど

📖 医療者を志すあなたへ⑭

医療者のエゴ

B君は新人の理学療法士である。担当となったM氏（70歳，男性）は脳卒中後の右片麻痺で回復期リハビリテーションを始めたばかりである。

B君は学生のころはアメリカンフットボールをやっており，熱血漢である。上司のWさんはB君の熱意は買っているものの，彼の「とにかくよくする！」「絶対よくなる！」という意気込みが先行しがちなところに少々不安をいだいている。その不安が的中してしまった。

M氏がリハビリテーションを開始してから1週間後，まったくやる気をなくして，動こうとしなくなったのだ。B君の「がんばりましょう」という説得もむなしく，M氏は「もうどうでもいい」と投げやりになっている。

WさんはB君に詳しく話を聞いた。M氏は寡黙な方だが，リハビリテーションの初日には「歩けるようになりたい」「自立したい」と語っていたそうである。リハビリテーションのメニューも黙々とこなしていた。B君は「がんばれ！ がんばれ！」と励ましつづけた。B君の目からは，少しずつだが順調に回復しているように見えた。それが今日，リハビリテーション拒否という事態になって，B君にはわけがわからないそうである。

ベテランのWさんは，ありがちなことだ，と感じずにはいられない。B君の「もっとよくしたい」という気持ちが強すぎて，患者に最大能力を引き出すことを求めすぎていたのである。そのせいでM氏は疲れ果ててしまったようだ。

WさんはB君に諭すように言った。「医療者のエゴを捨てなさい。がんばればできそうなことでも，それを無理じいすれば，患者はつらくなって，長続きしない。もっと患者の気持ちに寄り添いなさい。患者にとってらくにできるかどうかを考えて，リハビリテーションのプログラムを考え直しなさい」。

根がすなおなB君は，すっかりしょげてしまった。ひとしきり考え込んだあと，M氏のところに行くなり，威勢よく声をかけた。「どうもすみませんでした！」

翌日からM氏は，笑顔でリハビリテーションを再開した。B君とすっかり意気投合したようだ。B君は，今度は慎重に，M氏とよくコミュニケーションを取りながら，「患者にとってらくにできる」リハビリテーションを心がけているようだ。

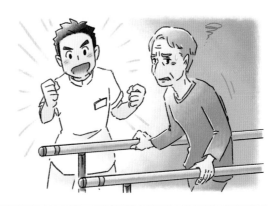

(5) 自律神経障害：便秘，失禁など

　脳卒中リハビリテーションは急性期・回復期・生活期に分けられる。急性期は，早期からの運動学習による歩行の自立と，廃用症候群の予防を目標とする。回復期も，最大の機能回復を目ざす。生活期には，回復した機能をできるだけ長期に維持することを目ざす。

　脳卒中による機能障害を完全に回復させることはできない。患者が日常生活を自立して行えるようになり，社会参加を果たすことが目標となる。重度の運動麻痺，半側空間無視，バランス障害などがあると，日常生活の自立は困難になる。

失認

知覚や知能に問題がないにもかかわらず，対象を認識できない状態。

失行

麻痺などがなく，行動の目的を理解しているにもかかわらず，一定の行動がとれなくなる状態。

構音障害

話し言葉の語音が正しく発音されない状態。

片麻痺

左右どちらかのみに出現する麻痺。

回復期リハビリテーション病院

回復期に集中的なリハビリテーションを行い，低下した能力の再獲得を目ざす病院。

短下肢装具

下腿以下に装着する，足関節と足部の制御を目的とした装具。

　E氏(72歳，男性)は10年前に脳梗塞を発症し，軽度の左上下肢の麻痺が残ったものの，自立歩行は可能であった。今回，再度の脳梗塞を発症し，急性期病院に入院となった。臥床期間は3週間に及び，それにより歩行不能となったのち，回復期リハビリテーション病院に転院となった。

　理学療法士のKさんが担当となった。麻痺側の筋肉は痙縮でガチガチにかたまっている。E氏は2度目の脳梗塞発症に気落ちし，リハビリテーションを行う意欲も失っている。ここでE氏がリハビリテーションをあきらめてしまったら，寝たきりになってしまうかもしれない。Kさんは毎日，E氏の上下肢のストレッチングを続けた。ストレッチング中もE氏に声がけをおこなった。義肢装具士に相談し，短下肢装具を作成してもらった。

　約2か月のリハビリテーションにより，E氏は杖と短下肢装具を使用して自立歩行が可能になった。もともとの日常生活動作よりは落ちてしまったものの，自立生活復帰が可能なレベルに動作能力は回復した。

　退院の日，E氏はKさんに話してくれた。「また脳梗塞になって，人生終わったと思ったよ。もうヤケになりそうだった。こんな俺に，毎日世話を焼いてくれてありがとう。ストレッチしてもらって，心が落ち着いたよ。歩行具のおかげで歩けたときは，力がわいてきたよ。本当にありがとう」。

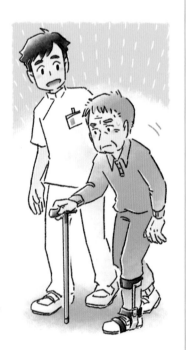

2 運動器リハビリテーション

運動器とは骨・筋肉・関節・神経などの総称である。運動器リハビリテーションでは，骨折，変形性膝関節症，脊椎疾患，関節リウマチ，スポーツ障害，腰痛・肩こりなど，運動器が障害された状態に対して，低下した筋力や関節可動域の改善をはかり，障害機能の回復や日常生活動作の獲得を通して社会復帰を目ざす。

大腿骨近位部骨折▶ 大腿骨近位部骨折は高齢者の転倒により多発する骨折であり，年間約15万件発生する。大腿骨頭置換術などの整形外科的手術が必要となる。術後早期の離床に向けたリハビリテーション治療が不可欠である。

変形性関節症▶ 変形性関節症は，関節軟骨がすり減り，関節の痛みと変形や腫脹（はれ）などを伴う疾患である。関節に痛みが出ないように注意しながら筋力強化訓練などの運動療法を行う。鎮痛を目的として，物理療法（温熱・寒冷療法など）や装具による関節保護なども行われる。

中足趾節関節

中足骨と基節骨の間にある関節（足趾の付け根にある関節）。

Ｃさん（58歳，女性）は，10年来，関節リウマチ外来に通院している。最近は足の骨の変形が進み，靴が合わず，外出のたびに苦痛に悩まされている。担当医は義肢装具士のＧさんに靴の作成を依頼した。

Ｇさんはさんの足の障害に対する評価を行った。母趾の中足趾節（MTP）関節が靴の内面と擦れており，その部位に圧痛がある。足背には胼胝（たこ）ができており，その部位も靴の内面からつねに圧迫を受けている。

Ｃさんの足の採型を行い，その後に仮合わせを行う。透明のチェック用の靴を作製して，圧迫部位を調整し，踏み返しの状態，着脱（ベルトをとめる位置ととめ方など），装着感などを確認する。

後日，靴が完成し，再度の適合チェックを行った。Ｃさんは新しい靴のはきごこちに満足そうである。「らくに歩けるわ」。笑顔のＣさんを見て，Ｇさんはほっと胸をなでおろした。

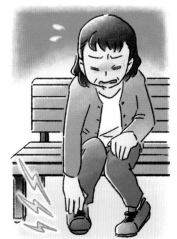

3 心臓リハビリテーション

心筋梗塞後，合併症のない場合は，発症当日か翌日から座位となり，早期に離床して4～5日で室内を歩行できるようにリハビリテーションを行う。その

後も，心臓の運動耐容能を検査しながら徐々に運動量を増やしていく。

　心臓リハビリテーションの適応は広がっており，心筋梗塞以外の心疾患や心臓手術後にも広く行われるようになっている。

運動耐容能
運動にどれくらい耐えられるかという能力。

4 呼吸器リハビリテーション

　呼吸器リハビリテーションの対象疾患は，慢性閉塞性肺疾患(COPD)，肺炎，神経筋疾患による呼吸機能低下，手術後などである。

　COPD の呼吸器リハビリテーションは，エルゴメーターなどによる下肢運動が中心である。理学療法士が患者の呼吸に合わせて胸郭を押す**呼吸介助**，肺の中の痰がたまっている部分を上にして痰を出しやすくする**体位ドレナージ(体位排痰法)**も行われる。

エルゴメーター
回転数と車輪に加わる抵抗の大きさによって運動負荷を調整可能な固定式自転車。

5 摂食・嚥下リハビリテーション

　摂食・嚥下機能の障害は，口腔・咽頭・喉頭の疾患だけでなく，脳卒中や脳性麻痺，神経難病などでもおこる。嚥下障害の評価は，嚥下造影検査，嚥下内視鏡検査，反復唾液嚥下テスト，水飲みテスト，フードテストなどにより行う。

K｜介護

① 介護保険サービス

1 要介護度

　介護保険制度では，介護を必要とするレベルによって，**要支援1~2，要介護1~5**の7段階に分けられる。レベルによって，受けられる介護サービスの内容は異なる。

要支援▶　要支援は，運動や生活習慣の見直しにより要介護状態の予防が見込まれる状態である。要支援1は，部分的な介助を必要としつつも基本的には独立して生活できる状態である。要支援2は基本的には独立して生活できるものの，日常生活動作に少し衰えがある状態である。

要介護▶　要介護とは，日常生活の全部または一部に介護を要する状態であり，介護の必要性から5段階に分けられている(▶表3-12)。

2 要介護認定

　介護サービスを受けるには**要介護認定**を受けなければならない。要介護認定は，一次判定，二次判定の2段階で行われる(▶図3-4)。

　[1] 一次判定　市町村の認定調査員，あるいは市町村に委託された指定居宅介

護支援事業者などにより，**心身の状況に関する調査(74項目)**が行われる。それに**主治医意見書**の情報を加えて，コンピュータによる一次判定が行われる。

[2] **二次判定**　保健・医療・福祉の学識経験者により構成される介護認定審査

▶表3-12　要介護度

	要介護1	要介護2	要介護3	要介護4	要介護5
身だしなみや居室の掃除などの身のまわりの世話	なんらかの介助(見まもりや手だすけ)を必要とする	全般になんらかの介助(見まもりや手だすけ)を必要とする	自分ひとりでできない	ほとんどできない	できない
立ち上がりや片足での立位保持などの複雑な動作	なんらかの支えを必要とする	なんらかの支えを必要とする	自分ひとりでできない	ほとんどできない	できない
歩行や両足での立位保持などの移動の動作	なんらかの支えを必要とすることがある	なんらかの支えを必要とする	自分でできないことがある	自分ひとりではできない	できない
排泄や食事	ほとんど自分ひとりでできる	なんらかの介助(見まもりや手だすけ)を必要とすることがある	排泄が自分ひとりでできない	排泄がほとんどできない	排泄や食事ができない
混乱や理解低下	みられることがある	みられることがある	いくつかの不安行動や全般的な理解の低下がみられることがある	多くの不安行動や全般的な理解の低下がみられることがある	多くの不安行動や全般的な理解の低下がみられることがある

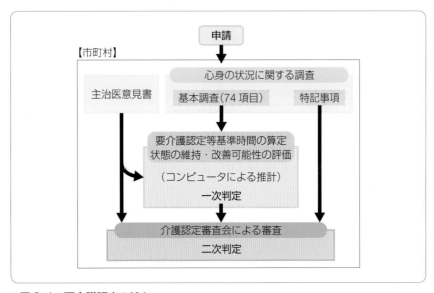

▶図3-4　要介護認定の流れ

会により，一次判定結果，主治医意見書などに基づき審査判定（二次判定）が行われる。

3　介護保険で提供されるサービス

　介護保険で提供されるサービスは，大きく施設サービス，居宅サービス，地域密着型サービスに分けられる（▶表3-13）。

● 施設サービス

　[1] **介護老人福祉施設（特別養護老人ホーム〔特養〕）**　要介護者のための生活施設であり，要介護3以上の高齢者が利用できる。医療サービスは受けられない。
　[2] **介護老人保健施設（老健）**　老人の自立を支援し，自宅への復帰を目ざす施設である。ショートステイや，日帰りでリハビリテーションを受けるデイケアサービスも提供している。医療サービスは受けられない。
　[3] **介護療養型医療施設**　医療ケアが必要な要介護者のために，医療と介護をあわせて提供する長期療養型の施設として整備された。介護療養型医療施設のベッドは**療養病床**とよばれる。1つの病院が一般病床と療養病床をあわせもっている場合，ケアミックス病院といわれる。厚生労働省は，「介護を施設から在宅へ」という大きな政策方針のもと，2017（平成29）年に介護療養型医療施設を廃止し，老健より医療面を少し充実させた**介護医療院**へ転換することとした（移行期限は2024年3月まで）。

● 居宅サービス

　[1] **訪問介護**　訪問介護員（ホームヘルパー）が，利用者（要介護者）の居宅を訪問し，入浴・排泄・食事などの介助，調理・洗濯・掃除などの家事を提供する

▶表3-13　介護保険で提供されるサービス

施設サービス	居宅サービス	地域密着型サービス
● 特別養護老人ホーム（特養） ● 介護老人保健施設（老健） ● 介護療養型医療施設（→介護医療院）	● 訪問介護（ホームヘルプ） ● 訪問入浴介護 ● 訪問看護 ● 訪問リハビリテーション ● 居宅療養管理指導 ● 通所介護（デイサービス） ● 通所リハビリテーション（デイケア） ● 短期入所生活介護・短期入所療養介護（ショートステイ） ● 特定施設入所者生活介護（有料老人ホームなどにおける介護） ● 福祉用具貸与 ● 特定福祉用具販売 ● 住宅改修	● 夜間対応型訪問介護 ● 定期巡回・随時対応型訪問介護看護 ● 小規模多機能型居宅介護 ● 看護小規模多機能型居宅介護 ● 認知症対応型通所介護 ● 認知症対応型共同生活介護（グループホーム） ● 地域密着型通所介護（小規模デイサービス） ● 地域密着型特定施設入居者生活介護 ● 地域密着型介護老人福祉施設入所者生活介護

サービスである。入浴介助では，自宅の風呂を使用する。

訪問介護員
家庭などを訪問し，介護を提供する者。都道府県の実施する研修を修了する必要がある。

[2] 訪問入浴介護　利用者の心身の状態や浴室の環境により自宅の浴槽で入浴ができない場合，事業者が浴槽を利用者の自宅に持参して入浴の介助を行うサービスである。看護師や介護士３人で訪問する。

[3] 訪問看護　看護師などが自宅を訪問し，医師の指示のもとに療養上の世話や助言などを行うサービスである。主治医の訪問看護指示書が必要となる。症状の観察，清拭・洗髪，栄養や食事の指導，口腔ケア，喀痰吸引，膀胱カテーテル交換，褥瘡の予防や処置など，利用者の状態に応じて多岐にわたる看護を行う。

[4] 訪問リハビリテーション　リハビリテーション専門職が自宅を訪問し，医師の指示書をもとにリハビリテーションを行うサービスである。

[5] 通所介護(デイサービス)　利用者にデイサービスセンターなどに日帰りで通ってもらい，入浴・食事の提供，日常生活に関する相談・助言，健康状態の確認などの日常生活上の世話，および機能訓練を行う。訪問介護とともに，在宅介護サービスの中心的なサービスである。

[6] 通所リハビリテーション(デイケア)　利用者に介護老人保健施設などに日帰りで通ってもらい，リハビリテーションを行うサービスである。デイサービスに比べて機能訓練が強化されている。

[7] 居宅療養管理指導　医師などが利用者の自宅を訪問し，疾病の予防・診断や合併症の早期発見などの医学的管理，かぜや下痢など軽症な病気に対する治療，医療型ショートステイの利用についての判断などを行うサービスである。

[8] 短期入所生活介護(ショートステイ)　特別養護老人ホームや介護老人保健施設などに短期間入所してもらい，食事，入浴，排泄の介護や生活機能の維持や向上のための支援を行うサービスである。

[9] 短期入所療養介護(医療型ショートステイ)　介護療養型医療施設に短期間入所してもらい，病気の予防・診断・治療，再発予防，合併症の早期発見などの医学的な管理のもとで医療，看護，介護，機能訓練を受けるサービスである。

[10] 福祉用具貸与　車椅子，特殊寝台，褥瘡防止用具，体位変換器，手すり，スロープ，歩行器，歩行補助杖，認知症老人徘徊感知機器，移動用リフト，自動排泄処理装置を貸与するサービスである。

● 地域密着型サービス

[1] 定期巡回・随時対応型訪問介護看護　訪問介護と訪問看護が密接に連携し，24時間体制で定期的な巡回と随時対応の訪問を行うサービスである。通報を受けるために常駐オペレーターが配置される。訪問の際に，ホームヘルパーによる入浴，排泄，食事などの介護と看護職員による療養上の世話や診療の補助などが受けられる。

[2] 夜間対応型訪問介護　夜間(午後10時～翌朝6時を必ず含む時間)の決

まった時間にホームヘルパーが訪問するサービスである。体調の不安などの利用者の通報に応じるオペレーションサービスや，通報を受け緊急時にそのつど訪問する随時訪問のサービスも一括して提供する。

[3] 小規模多機能型居宅介護　1つの小規模な施設が，通い（デイサービス）を中心に，訪問介護，短期間の宿泊（ショートステイ）の3つのサービスを提供するものである。

[4] 看護小規模多機能型居宅介護（複合型サービス）　小規模多機能型居宅介護に訪問看護を組み合わせたサービスであり，医療と介護のニーズが高い在宅療養者を対象とする。

[5] 認知症対応型通所介護　認知症患者がデイサービスセンターなどに日帰りで通い，食事・入浴などの介護サービスや，機能訓練などを受けられるものである。

　看護師のSさんは，看護学校を卒業して病棟に4年間勤務したのち，訪問看護の道に進んだ。病棟の看護とはまた異なる訪問看護のむずかしさを感じながら，試行錯誤を続ける毎日である。住み慣れた自宅で過ごす患者とその家族のささやかな日常，小さな幸せをサポートすることにやりがいを感じている。幸せのかたちは，患者1人ひとりまったく違う。それぞれの幸せを尊重し支援することが訪問看護の役割なのかな，と感じている。

　Sさんが担当する患者のKさん（65歳，女性）は，直腸がん手術後の再発による広汎な肝転移があり，終末期の状態である。「家で死にたい」という本人の希望で，在宅ケアを受けることとなった。夫の介護負担を軽減するために訪問介護も利用している。Sさんは状態観察と必要な医療処置（ストーマケア，疼痛管理など）を医師の指示のもとに行っている。

　Kさんは死ぬ前に夫ととまりがけの小旅行に行きたいと話してくれた。夫は妻

ストーマ
人工肛門または人工膀胱のこと。

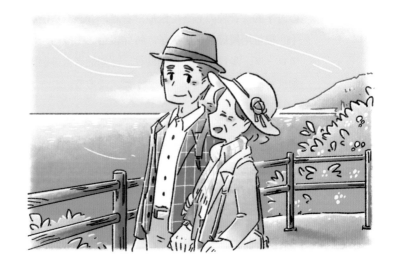

と旅行に行きたい気持ちはあるものの，妻の状態を考えて及び腰になっている。Sさんは2人の旅行の実現に向けていろいろと動いた。旅先での急変も想定して，連絡手段を確認した。看護サマリーを記載し，それを夫にもたせることにした。医師に依頼して診療情報提供書も用意してもらった。旅先での疼痛管理の方法についても医師と相談し，その内容をKさんと夫に伝えた。夫にはストーマケアの方法を指導し，そのための物品も準備した。旅行用に夫が準備した荷物のチェックも一緒に行った。ケアマネジャーが旅先のさまざまな情報を入手し，共有した。患者本人・家族の小さな幸せの実現に向けて，介護と連携しつつ，訪問看護師ができる支援に力をつくした。

　夫婦は安心して，無事に旅行を楽しむことができた。旅行から戻ったKさんの夫が，Sさんに話してくれた。「女房が『旅行に行きたい』なんて言い出したときは，私はとても無理だと思いましたよ。Sさんのおかげで，一生の思い出になる旅ができました……」。

看護サマリー
看護を必要とする人の経過・情報を簡潔にまとめたもの。

診療情報提供書
医師がほかの医師，医療機関へ患者を紹介する際に発行する書類。

② 介護がかかえるさまざまな課題

1 要介護者の増加

健康寿命
介護を受けたり寝たきりになったりせずに，日常生活を健康的に送れる期間。

　わが国は世界一の長寿国である。2022(令和4)年の簡易生命表によると，男性の平均寿命は81.05年，女性の平均寿命は87.09年である。一方で，健康寿命は，2019(令和元)年で男性72.68歳，女性75.38歳であり，同年の平均寿命と健康寿命の差，すなわち要介護の期間は，男性で8.73年，女性で12.07年であった。

　厚生労働省「介護給付実態統計」によれば，介護サービスの年間実受給者数は，2000(平成12)年度(2000年5月〜2001年4月請求分)には493万人であったものが，2022(令和4)年度には659万人にまで増加している。

2 介護職員の人手不足

　厚生労働省の推計によれば，介護職員の需要は2020年度で約216万人，2025年度で約245万人に増加する[1]。2016年度の実績は約190万人であり，近年の入職・離職の動向が継続した場合，2025年度の時点で211万人しか確保できない。需給ギャップは34万人となり，現状よりも深刻な人手不足になると見込まれている。

1) 厚生労働省社会・援護局福祉基盤課福祉人材確保対策室：第7期介護保険事業計画に基づく介護人材の必要数について．(https://www.mhlw.go.jp/stf/houdou/0000207323.html)(2020-04-01参照)

今後，介護福祉士の処遇改善，潜在介護福祉士の復帰，介護ロボットなどを活用した業務負担の軽減など，総合的な対策が必要である。国内で介護職員が確保できない場合，外国人介護職員の受け入れ拡大も検討課題となろう。

3　老老介護の現状

老老介護とは，高齢者が高齢者を介護することである。高齢の夫婦間での介護，高齢の息子・娘がさらに高齢の親を介護するといった場合をさす。

老老介護の増加は，要介護者の増加自体が最も大きな原因であるものの，核家族化が進行し，高齢の親と子どもが別々に住むことが多くなったことも1つの原因である。

2022(令和4)年「国民生活基礎調査」によれば，在宅の要介護者のおもな介護者が同居しているケースは45.9%となっている。

同居するおもな介護者(以下，本項内では単に介護者と表記)の要介護者との続柄をみると，「配偶者」が22.9%で最も多く，ついで「子」が16.2%，「子の配偶者」が5.4%となっている。

年齢階級別にみると，「70〜79歳」の要介護者では「70〜79歳」の介護者の割合が60.8%で最も多くなっている。

介護者の介護時間は，「要介護3」以上では「ほとんど終日」が最も多くなっており，介護者の「日常生活での悩みやストレス」については，「ある」が69.2%となっている。その原因をみると，男女ともに「家族の病気や介護」「自分の病気や介護」が多くなっている。

このように，高齢の介護者が重い負担のもとに介護を行っている実態がある。

4　高齢者虐待

● 高齢者虐待の実態

厚生労働省の2021(令和3)年度「高齢者虐待の防止，高齢者の養護者に対する支援等に関する法律に基づく対応状況等に関する調査」によると，2021(令和3)年度の1年間に高齢者虐待と認められた件数は，介護施設従事者などによるものが739件，養護者によるものが16,426件であり，前年度と比べて前者は増加，後者は減少した。

養護者による虐待のうち，「身体的虐待」が67.3%で最も多く，ついで「心理的虐待」が39.5%，「介護等放棄」が19.2%，「経済的虐待」が14.3%であった(重複あり)。

被虐待高齢者から見た虐待者の続柄は，息子が最も多く，ついで夫，娘の順であった。

● 高齢者虐待の背景

少し古いデータであるが，2003(平成15)年度の財団法人医療経済研究機構「家庭内における高齢者虐待に関する調査」によれば，高齢者虐待の発生の要因として，以下があげられている。

- 虐待者と高齢者の性格や人格，虐待者と高齢者の人間関係
- 虐待者の介護疲れ，高齢者本人の認知症による言動の混乱，高齢者本人の身体的自立度の低さ，高齢者本人の排泄介助の困難さ
- 配偶者や家族・親族の無関心
- 経済的困窮（こんきゅう）

● 高齢者虐待の深層

虐待は，当然ながら虐待者に問題がある。その問題の本質はなんだろうか。虐待者が虐待にいたった内心の葛藤，その深層にある本質を読みとくことが，問題解決の糸口となるかもしれない。

虐待者がかかえる問題 ▶ 実際のところ，虐待者も介護に疲弊（ひへい）していたり，貧困に苦しんでいたり，虐待者自身もなんらかの障害をかかえていることもある。被虐待者だけでなく，虐待者がかかえるストレスや境遇や社会的問題にも目を向けることが，高齢者虐待問題を考察するにあたり決定的に重要である。

虐待者と被虐待者がそれまでともに過ごしてきた歴史そのものを，虐待行為が反映していることもあるであろう。夫が妻にDV(家庭内暴力)を続けてきた歴史の必然の帰結として，寝たきりとなった夫に対する妻の介護放棄がある。酒乱の父にさんざん暴力をふるわれた息子という，その家族の歴史に根ざして，寝たきりとなった父に対する息子の現在の身体的虐待がある。

そう考えると，高齢者虐待をなくすことが容易ではないことは自明である。事実，2006(平成18)年に「高齢者の虐待の防止，高齢者の養護者に対する支援等に関する法律」(高齢者虐待防止法)が施行されてから10年以上経てもなお，高齢者虐待が減るきざしもない。

高齢者虐待を減らしうる処方箋 ▶ 虐待はいつも密室でおこる。重い介護負担のある高齢者の家族ほど虐待行為に走りやすいこともわかっている。結局のところ，介護の社会化と家族の介護負担の軽減こそが，めぐりめぐって高齢者虐待を減らす，有効な処方箋（しょほうせん）といえるかもしれない。

5 孤立死

誰にも看取（みと）られることなく息を引き取り，その後，相当期間放置された死を，**孤立死(孤独死)**という。

孤立死の厳密な定義はなく，統計データも少ないが，東京都内で死因不明の急死や事故死にいたった者の検案（けんあん）・解剖（かいぼう）を行っている東京都監察医務院（かんさついむいん）が，関

連するデータを公表している[1]。東京23区内における65歳以上のひとり暮らしの者が自宅で死亡していた件数は，2003（平成15）年は1,451人であったが，2020（令和2）年に4,207人となっており，年々増えつづけている。

　内閣府「高齢者の住宅と生活環境に関する調査」（2018〔平成30〕年）によれば，「孤立死を身近な問題だと感じる」人の割合は，60歳以上の者全体では34.1%，ひとり暮らし世帯では50.8%であった。

孤立死対策▶　こうした孤立死は，高齢者の介護サービス利用や，地域の民生委員や地区社会福祉協議会（地区社協）による見まもりによって回避できるかもしれない。

③ 地域包括ケア

1 施設ケアから在宅ケアへ

病院死の増大▶　第二次世界大戦以前は，大多数の人々は自宅で亡くなっていた。1965年時点でも医療施設で亡くなる者の割合は29%に過ぎなかった。しかしその後，病院死の割合は増えつづけ，現在では約90%となっている。

病床数の増大▶　高度経済成長時代の1960年，病院の病床数は69万床であった。その後，病床数は増えつづけ，1992年には168万床にまで達した。介護サービスが未発達であったわが国では，病院が介護施設の機能を代替し，病床を増やしていったのである。しかし1985年の第1次医療法改正により病床規制が敷かれ，病床過剰地域における増床はできなくなったため，病床数増加は頭打ちになった。

社会的入院と在院▶　医学的には入院治療の必要がないにもかかわらず，利用できる介護施設もな
　　日数　く，在宅ケアの担い手がいないなどの家庭の事情によって，病院で療養している状態を，**社会的入院**という。かつてのわが国は社会的入院が多く，平均在院日数もいまより長かった。一般病床の平均在院日数は，1980年代は40日前後であったものの，徐々に短縮され，2015年は16.5日となった。

　社会的入院は，病院のモラルが低下しているわけでも，患者やその家族がわがままなわけでもない。病院は制度にのっとった合理的な行動をとっているだけであり，患者・家族は利用できるサービスを利用しているに過ぎない。

病院は介護に▶　しかし，長期の介護を要する高齢者にとって，病院は必ずしも適した場所で
適した場か　はない。そこで厚生労働省は一貫して療養病床を削減し，介護施設に転換する政策を進めてきた。現在の**介護療養型医療施設**は，医療と介護をあわせて提供する長期療養型の施設である。介護療養型医療施設の**介護医療院**への転換も，「介護を施設から在宅へ」という大きな政策方針の1つである。

---

1) 東京都監察医務院：東京都監察医務院で取り扱った自宅住居で亡くなった単身世帯の者の統計.

在宅ケアの推進は，先進各国共通の政策目標である。介護を病院で行うことは高齢者のノーマライゼーション（▶71ページ）を阻害しかねないからである。また，施設ケアは在宅ケアに比べて費用が高いため，社会保障の財源が逼迫するなかでそれを抑制する必要に迫られていることも各国共通である。

2 地域包括ケアの推進

団塊の世代とは，第二次世界大戦直後の 1947〜1949 年，いわゆる第一次ベビーブームの時期に生まれた世代である。団塊の世代の約 800 万人が 75 歳以上となる 2025 年以降は，介護の需要がさらに増加することが見込まれている。厚生労働省は，2025 年を目途に，地域包括ケアシステムの構築を推進している。

地域包括ケアシステムとは，高齢者の尊厳の保持と自立生活の支援を目的とし，可能な限り住み慣れた地域で，自分らしい暮らしを人生の最期まで続けることができるように，地域完結型の包括的な支援・サービスを提供する体制である。

最期を迎えたい▶
場所
　2019（令和元）年度「高齢社会白書」によれば，60 歳以上の人に「万一治る見込みがない病気になった場合，最期を迎えたい場所はどこか」を聞いたところ，51.0％が「自宅」，31.4％が「病院・介護療養型医療施設」と答えた。

約 90％が病院死を迎える現代，それでも約 50％が自宅で死にたいと考えている。多くの人にとって，住み慣れたわが家が最も自分らしい最期を迎えられる安息の場所なのである。一方で，30％以上が依然として病院や施設で死にたいと考えている。その回答の裏には，家族に介護負担を課すことへのためらいが垣間見える。

ケアの社会化▶
　地域包括ケアは，家族による介護機能が年々減退していく状況のもと，「ケアの社会化」を目ざしている。高齢者の生活圏内で，訪問介護・通所介護をはじめとする，居宅のままで受けられる介護サービスを充実させ，家族の負担をできるだけ軽減するという方策である。

家庭医の役割▶
　また，地域包括ケアは家庭医（▶104 ページ）がその中心的な役割を担うべきである。高齢者の疾病や身体機能低下に伴う日常生活の不具合を発見してそれに対応する，身近で頼りになる家庭医の養成が喫緊の課題である。

3 介護におけるフォーマルサービスとインフォーマルサービス

フォーマル▶
サービス
　フォーマルサービスとは，保健・医療・介護に関する法律に基づいて行われる公的なサービスである。たとえば予防接種や母子保健などの保健サービスも，健康保険証をもって病院にかかれば受けられる医療サービスも，介護保険で受けられる訪問介護や通所介護も，すべてフォーマルサービスである。

インフォーマル▶
サービス
　これに対し，NPO 法人やボランティアなどの非専門職による非公式なサービスは，有料か無料かにかかわらず，インフォーマルサービスという。家族や近隣住民による手だすけもインフォーマルサービスに含まれる。

どちらの▶
サービスか

　地域の民生委員は，住民の生活に関する相談に応じたり，福祉サービスを利用するための情報提供を行ったり，地域の高齢者の見まもりを行っている。民生委員のサービスはインフォーマルサービスのように見えるが，「民生委員法」という法律に基づくフォーマルサービスである。

高齢者の生活と▶
インフォーマル
サービス

　インフォーマルサービスの内容は多彩である。高齢者向けの食事の宅配，外出の付き添い，ごみ出し，雪かきといったサービスだけでなく，高齢者の見まもりや安否確認，認知症サロンなども，法律に基づかないかたちで行われる場合は，すべてインフォーマルサービスである。

　高齢者の介護を考えるときに，介護保険によるフォーマルサービスのみでなく，地域のさまざまなインフォーマルサービスを活用することも，生活の質の向上に役だつかもしれない。

参考文献
1）厚生労働統計協会：国民衛生の動向 2019/2020．2019．
2）日本がん看護学会：がん看護コアカリキュラム日本版 手術療法・薬物療法・放射線療法・緩和ケア．医学書院，2017．
3）日本リハビリテーション医学会：リハビリテーション医学・医療コアテキスト．医学書院，2018．

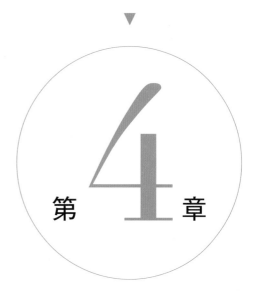

医療概論

第4章

医療と社会

A 医の倫理

① 倫理とは

　倫理と聞くと，なにか哲学的でむずかしいもの，というイメージをもってしまうかもしれない。しかし，けっしてそんなことはない。倫理とは，「よいこととわるいことを区別し，それにそってよいことを行うことの大切さ」を意味する。

　人通りの少ない路上で，ひとりの老人が突然意識を失って倒れたとする。偶然通りかかった人はどうするだろうか。かけ寄って声をかけるかもしれない。大声をあげて，周囲の誰かのたすけを呼ぶかもしれない。スマートフォンで119番に電話するかもしれない。これらはすべて，倫理的な行為である。

　急いでいるからといって，見て見ぬふりをして立ち去る人も，ひょっとしたらいるかもしれない。これは非倫理的な行為である。その人はうしろ髪を引かれる思いであったかもしれない。置き去りにしたことにうしろめたさを感じ，後悔するかもしれない。老人にかけ寄った人だけでなく，立ち去って後悔した人も，命は尊い，人だすけをすることはよいことである，と判断しており「よいこととわるいことの区別」はできている。問題は，その区別にそって，人としてきちんと行動できたかどうかである。

② 生命倫理とは

　命にかかわる倫理，すなわち**生命倫理**は，倫理の応用分野の1つである。生命倫理学が対象とする代表的なテーマとして，終末期医療，患者の権利，医学研究における倫理，脳死と臓器移植，生殖医療(体外受精・胚移植，代理母出産，出生前診断，人工妊娠中絶，など)，遺伝子診断・遺伝子治療などがある。

　生命倫理のうち医療にかかわるものを，**医療倫理**とよぶこともある。生命倫理と医療倫理は重なる部分が多いため，両者を区別せずにほぼ同義の扱いとすることもある。

　医療倫理について論じる場合，ビーチャム Beacamp, T. L. とチルドレス Childress, J. F. の提唱した4つの原則に準じるべきとされる(▶表4-1)。

　生命倫理が扱うテーマは，すべて「よいこと」と「わるいこと」の線引きがむずかしいものである。人によって，ここまではよいこと，ここから先はわるいこと，という境界線が異なるような問題にこそ，議論が必要になる。

　ここでは，生命倫理における考え方について，代理母出産と臓器移植を例に解説する。

▶表 4-1　医療倫理に関する 4 原則

患者の自主尊重原則	自己決定権(患者の自律的な意思決定)を尊重する。患者は治療を選択または拒否する権利がある。
善行原則	医療者は患者の最大の利益のために行動すべきである。
無加害原則	医療者は患者に危害が及ぶことを避けるべきである。
公平・正義の原則	利益と負担を公平に配分する。医療資源が乏しいとき，その資源を誰に配分するか公平・公正に決定する。

1　代理母出産における倫理

挙児希望
子どもをもちたいと望むこと。

子宮に疾患や異常があるために子どもが産めず，かつ夫婦に切実な挙児希望がある場合に，一部の国では**代理母出産**という方法が認められている。これは，夫婦から採取した精子と卵子を体外受精させて，受精卵を第三者の女性(代理母)の子宮内に注入し，代理母が妊娠・出産を行うという手段である。

遺伝的なつながり▶　代理母に頼らずとも，養子制度を利用して，他人の子を引き取りわが子同然に育てるという代替手段がなくはない。とはいえ，人々は親子の遺伝的なつながりを重視する傾向が強い。代理母出産では，産みの親は異なっても，生まれた子どもは夫婦の遺伝子を引き継いでいる。

文化的な側面▶　代理母出産については，文化的な側面から「そのような子どもの生み方は不自然である」という考え方が，欧米人よりも日本人に強いといえる。しかし，「不自然」だからといって「やってはならない」とまではいえない。不妊治療に限らず，多くの治療は不自然なことを行っているが，それらを全部否定するわけにはいかないだろう。

倫理的な問題▶　しかしながら，代理母出産にはさまざまな倫理的問題がある。

最も深刻な問題は，妊娠・出産における代理母の身体的リスクである。妊娠・出産には危険が伴い，最悪の場合には死亡にいたることもある。そのようなリスクを代理母に負わせることは，生命倫理の原則の 1 つである無加害原則に抵触する可能性がある。

また，契約上の問題もある。一般的に，夫婦と代理母との間では契約が結ばれ，代理母は金銭的な報酬を得られるかわりに，出産後に子を夫婦に引き渡さなければならない。しかし，代理母が妊娠・分娩を通じて子に情が移ってしまい，子を引き渡そうとしなかったために訴訟にいたった例が，海外で実際におこった。

そのほか，法的な親子関係や家族関係に関する問題，生まれてくる子どもの福祉にかかわる問題などもある。

各国における代理▶　夫婦の挙児希望をかなえるというメリットと，代理母を危険にさらすなどの
母出産の扱い　　デメリットを天秤にかけて，一部の国では前者のほうが大きいと考えて，代理母出産を認めている。

　　わが国では後者のデメリットのほうが大きいと考え，代理母出産は認められていない。日本産科婦人科学会は所属する産科医に対して代理母出産の禁止を明確に打ち出している。判例についても，2005（平成17）年の大阪高裁判決において「代理出産は人をもっぱら生殖の手段として扱い，第三者に懐胎，分娩による危険を負わせるもので，人道上問題がある」とされた。

2 脳死・臓器移植における倫理

死の三徴候▶　　古来，人の死は，①心停止，②呼吸停止，③瞳孔散大と対光反射の消失という死の三徴候によって判定されてきた。しかし医療技術の進歩によって，このような死の定義にあてはまらない例が生じることとなった。

脳死▶　　脳の疾患や外傷によって，心停止よりも先に，大脳・小脳・脳幹を含む全脳が死にいたった状態を脳死という。脳死の状態をそのまま放置すれば，ほどなく呼吸停止・心停止にいたる。しかし，人工呼吸器を装着することにより，脳死状態にいたってもしばらくは心臓も肺も動きつづける。つまりそれは，機械によってただ延命されている状態である。そして，その状態も長くは続かず，成人の場合は数日間で心停止にいたる。

脳幹

延髄・橋・中脳からなる脳の部位。自発呼吸などの生命維持に必須の機能を制御している。

脳死移植▶　　脳死から心停止にいたる数日の間に，患者から心臓をはじめとする臓器を摘出して，臓器不全に苦しむほかの患者に移植する治療技術を脳死移植という（▶169ページ）。なお，生きた人の臓器の一部を摘出し，他人に移植する場合は，生体部分移植という。

　　肝臓・腎臓・小腸などでは，脳死移植も生体部分移植も実施されているが，心臓移植は脳死移植しかありえない。

心臓移植の▶
つまずき　　わが国初の心臓移植は，1968年に札幌医科大学の和田寿郎によって行われた。溺水事故をおこした21歳の男子大学生から心臓が摘出され，18歳の心臓弁膜症の男子高校生に移植された。しかし患者は，手術後83日目に死にいたった。

　　患者の死後，多くの疑惑がもち上がった。レシピエント（臓器提供を受ける人）がそもそも心臓移植の適応ではなく，ほかの治療法により救命できたのではないかという疑惑や，脳死判定に必須とされる脳波検査を行っておらず，ドナー（臓器を提供する人）はそもそも脳死ではなかったのではないかという疑惑などである。

　　この心臓移植は，生命倫理を無視した1人の医師の独断専行によってなされ，後世に大きな禍根を残す事件となった。その後，わが国では脳死移植に対する否定的なイメージが根強く残り，そのため脳死移植医療が行われない状況が続いた。

臓器移植法▶　　長い停滞期を経たのち，脳死・臓器移植に関する国民的議論がなされ，1997（平成9）年に「臓器の移植に関する法律」（臓器移植法）が制定された。「脳死は人の死か？」という根本的な疑問に対しては，医師だけでなく，国会

議員，法律家，哲学者・宗教家にいたるまでが参加し，徹底的な議論がなされた。脳死の定義も明確化され，脳死判定基準が確立された。また，移植の適応も含めて，多くの細かいルールがつくられた。臓器提供の意思を表示する手段としては，臓器提供意思表示カードが配布されるようになった。臓器移植法に基づく脳死移植は1999年にはじめて実施され，その後，徐々に脳死移植の件数は増加している。

　2010(平成22)年に臓器移植法は改正され，本人の意思が不明な場合には，家族の承諾で臓器が提供できることとなった。また，15歳未満の脳死でも臓器提供が可能となった。

臓器移植に▶
残された問題
　こうして，移植に関する倫理的な問題はある程度解消されたものの，いくつかの問題が残されている。移植を希望する患者は増加しつづける一方，臓器提供数は不足しており，移植を受けられずに死亡する例も多くなっている。そのため，国外へ渡航し移植を受ける患者があとを絶たない。世界に目を向けると，先進国の患者が開発途上国の貧困層から臓器を買うという，臓器売買がいまだに行われている。このような手段は生命倫理の原則に反するものであり，国際的に大きな批判がある。

　2008年の国際移植学会において，移植のための臓器は各国内で確保する努力を求める指針(イスタンブール宣言)が採択され，2010年の世界保健機関(WHO)総会でも，臓器移植を受けるための海外渡航を原則禁止とする指針が採択された。

③ 患者の権利

1 患者の権利に関する指針

ヒポクラテスの▶
誓い
　医療が，患者の権利を第一に考え，それをまもろうとしてきた歴史は長い。「私は能力と判断の限り患者に利益するとおもう養生法をとり，わるくて有害と知る方法をけっしてとらない」と述べる「ヒポクラテスの誓い」は，医の倫理の原点である(▶42ページ)。

ジュネーブ宣言▶
　1948年の世界医師会(WMA)総会でまとめられたジュネーブ宣言は，医の倫理に関する規定であり，ヒポクラテスの誓いの精神を現代化したものである(▶表4-?)。

リスボン宣言▶
　1981年の患者の権利に関するリスボン宣言は，前文において「医師，患者およびより広い意味での社会との関係は，近年著しく変化してきた。医師は，常に自らの良心に従い，また常に患者の最善の利益のために行動すべきであると同時に，それと同等の努力を患者の自律性と正義を保証するために払わねばならない。」と記し，患者の権利をあげている(▶表4-3)。

看護職の倫理綱領▶
　患者の権利を尊重することは，医師に限らずすべての医療者に求められる。

▶表4-2　WMAジュネーブ宣言

医師の誓い

医師の一人として，

私は，人類への奉仕に自分の人生を捧げることを厳粛に誓う。

私の患者の健康と安寧を私の第一の関心事とする。

私は，私の患者のオートノミーと尊厳を尊重する。

私は，人命を最大限に尊重し続ける。

私は，私の医師としての職責と患者との間に，年齢，疾病もしくは障害，信条，民族的起源，ジェンダー，国籍，所属政治団体，人種，性的志向，社会的地位あるいはその他いかなる要因でも，そのようなことに対する配慮が介在することを容認しない。

私は，私への信頼のゆえに知り得た患者の秘密を，たとえその死後においても尊重する。

私は，良心と尊厳をもって，そしてgood medical practiceに従って，私の専門職を実践する。

私は，医師の名誉と高貴なる伝統を育む。

私は，私の教師，同僚，および学生に，当然受けるべきである尊敬と感謝の念を捧げる。

私は，患者の利益と医療の進歩のため私の医学的知識を共有する。

私は，最高水準の医療を提供するために，私自身の健康，安寧および能力に専心する。

私は，たとえ脅迫の下であっても，人権や国民の自由を犯すために，自分の医学的知識を利用することはしない。

私は，自由と名誉にかけてこれらのことを厳粛に誓う。

（THE WORLD MEDICAL ASSOCIATION，日本医師会訳：WMAジュネーブ宣言．1948採択，2017改訂による〈http://dl.med.or.jp/dl-med/wma/geneva_j.pdf〉〈2020-04-01参照〉）

▶表4-3　患者の権利に関するWMAリスボン宣言

1　良質の医療を受ける権利

2　選択の自由の権利

3　自己決定の権利

4　意識のない患者

5　法的無能力者の患者

6　患者の意思に反する処置

7　情報に対する権利

8　守秘義務に対する権利

9　健康教育を受ける権利

10　尊厳に対する権利

11　宗教的支援に対する権利

（THE WORLD MEDICAL ASSOCIATION，日本医師会訳：患者の権利に関するWMAリスボン宣言．1981採択，2015再確認による〈http://dl.med.or.jp/dl-med/wma/lisbon_j.pdf〉〈2020-04-01参照〉）

　日本看護協会の「看護職の倫理綱領」は看護者を対象とした行動指針であり，看護の専門職が引き受ける責任の範囲を社会に示すものである（▶表4-4）。

2 自己決定権

自己決定権▶　ジュネーブ宣言でもリスボン宣言でも，患者の**自律性（オートノミー**autonomy）がうたわれており，リスボン宣言では患者の自己決定権についてもふれられている。これは，医師に提示された治療の方法を，患者自身が決定する権利のことをいう。

パターナリズム▶　オートノミーの対極にある概念が，**パターナリズム**paternalismである。パターナリズムとは，強い者が，弱い者の利益になると考えて，弱い者の意思に反してその行動に介入・干渉することである。日本語では家父長主義という。

　医療の現場におけるパターナリズムとは，医師がよかれと思って，患者の意思に反してでもみずから信じる医療を実践することである。パターナリズムは，善意に基づいていたとしても，押しつけになるようなものであれば，患者の自立を妨げてしまう。

インフォームド▶
コンセント
　近年は，患者の自己決定権が尊重されるようになっており，そのために**インフォームドコンセント**informed consent（**説明と同意**）が普及している。インフォームドコンセントとは，患者と家族が，医療チームから正しい情報を提供

▶表4-4　看護職の倫理綱領(本文の一部を抜粋)

1. 看護職は，人間の生命，人間としての尊厳及び権利を尊重する。
2. 看護職は，対象となる人々に平等に看護を提供する。
3. 看護職は，対象となる人々との間に信頼関係を築き，その信頼関係に基づいて看護を提供する。
4. 看護職は，人々の権利を尊重し，人々が自らの意向や価値観にそった選択ができるよう支援する。
5. 看護職は，対象となる人々の秘密を保持し，取得した個人情報は適正に取り扱う。
6. 看護職は，対象となる人々に不利益や危害が生じているときは，人々を保護し安全を確保する。
7. 看護職は，自己の責任と能力を的確に把握し，実施した看護について個人としての責任をもつ。
8. 看護職は，常に，個人の責任として継続学習による能力の開発・維持・向上に努める。
9. 看護職は，多職種で協働し，よりよい保健・医療・福祉を実現する。
10. 看護職は，より質の高い看護を行うために，自らの職務に関する行動基準を設定し，それに基づき行動する。
11. 看護職は，研究や実践を通して，専門的知識・技術の創造と開発に努め，看護学の発展に寄与する。
12. 看護職は，より質の高い看護を行うため，看護職自身のウェルビーイングの向上に努める。
13. 看護職は，常に品位を保持し，看護職に対する社会の人々の信頼を高めるよう努める。
14. 看護職は，人々の生命と健康をまもるため，さまざまな問題について，社会正義の考え方をもって社会と責任を共有する。
15. 看護職は，専門職組織に所属し，看護の質を高めるための活動に参画し，よりよい社会づくりに貢献する。
16. 看護職は，様々な災害支援の担い手と協働し，災害によって影響を受けたすべての人々の生命，健康，生活をまもることに最善を尽くす。

(日本看護協会：看護職の倫理綱領. 2021による〈https://www.nurse.or.jp/nursing/practice/rinri/rinri.html〉〈2021-11-30参照〉)

され，病気や治療の内容を十分に理解し，それに基づいて判断や意思決定が行えるように，医療チームが支援することである。

意思決定の共有▶　パターナリズムに問題があることは確かなものの，一方で，パターナリズムに陥ることをおそれるあまり，医療従事者は事細かい情報を提供し，判断はすべて患者・家族にゆだねるという誤った方向の動きもみられる。実際のところ，困難な判断を患者や家族が独力で行うには心理的負担が大きいこともある。病気や治療について詳細を知りたいという患者・家族の希望に応じてていねいな説明をするとともに，患者や家族の価値観を尊重しつつ，極限状態におかれた患者・家族の困難な決断を支援することが大切である。

すなわち，医療チームと患者・家族が協同して意思決定の共有 shared decision making(SDM)を行うことにより，患者・家族の自立を促し，納得のいくかたちで医療を享受してもらうことが肝要である。

書面による同意▶　インフォームドコンセントは，書面によることが一般的である。たとえば，患者が手術を受ける場合は，手術の必要性，手術の内容，合併症の内容と頻度，手術後の経過や予後などについて医師から十分な説明を受けたあと，納得したうえで患者が手術同意書にサインする。

同意書にサインすることで，患者はなにに「同意」しているのであろうか。もし手術がうまくいかなくても医師の責任を問わないことに同意しているわけではない。患者が同意書にサインしたからといって，もし医療過誤がおこった場合に医療従事者が責任から逃れられるわけではない。同意書は「医師が手術の説明を術前に十分に行った」という確認書という位置づけである。

④ 研究倫理

ニュルンベルク▶
綱領

第二次世界大戦の前後，各国が非人道的な人体実験を行ったという暗い歴史がある。敗戦国のドイツ・日本だけでなく，戦勝国のアメリカでも行われていた。第二次世界大戦中，ナチスドイツは捕虜の強制収容所において，低温実験，

Column　インフォームドコンセントとアドヒアランス

インフォームドコンセントに基づいて患者が実際に治療を受け入れることを，かつてはコンプライアンス compliance といった。しかしこの言葉は「服従」という意味であるため，現在では使われない。これにかわって，アドヒアランス adherence という用語が使われるようになった。アドヒアランスはもともと「接着」という意味であるが，「信じてまもる」というニュアンスもある。患者が主体的・積極的に治療を受けるという意味合いである。

医療者にとって「必要な治療」が，患者にとっては「望まない医療」であることもある。原則として，患者が「望まない治療」を強要することがあってはならない。しかし，はじめは患者にとって「望まない治療」であっても，医療チームが患者に正しい情報を提供し，患者の理解を得られるまで繰り返し説明すれば，「望む治療」に変化しうる。

ときに患者は病識を欠いている，すなわち，病気があるにもかかわらず自分が病気であることを認識していないことがある。とくに，糖尿病・高血圧・脂質異常症などの生活習慣病は，初期には自覚症状がないため，病識をもてないことが多い。このような場合は，治療内容だけでなく，治療を受けなかった場合の予後を詳しく説明すべきである。「糖尿病を放置すれば，失明したり，透析が必要になったり，足が腐って切断しなければならなくなったり，心筋梗塞になって命を落とすことがある」といった説明の仕方も，ときには必要になる。

副作用や合併症を理由に治療を拒否する患者もいる。そのような患者に対して，医療者は，医療を受ける・受けない場合の両方のメリット・デメリットを根拠に基づいてよく説明すべきである。

患者がなんらかの理由で医療全体に不信感をもっていることもある。患者の医療批判に対して，専門家である医療者がそれを論破することは容易である。しかし，患者を言い負かすことに意味はない。

「いつ死んでもいい，だから治療はいらない」と達観している様子の患者も，症状が激化すれば態度がかわることはよくある。そういう患者にも，けっして冷たく突き放したりはせず，受容的な態度で接するべきである。

大事なのは，治療を受けるのは患者である，という事実である。薬という異物を体内に注入されたり，針で刺されたり，メスで身を切られるのも患者である。誰もがいだく治療への不安を医療者がよく理解し，受容したうえで，必要なアドバイスやサポートを惜しまないことが大切である。そして，それらを十分に行ったうえでの患者の意思決定であれば，それを最大限尊重しなければならない。そうでなければ，医療者は患者からの信頼を得ることはできないし，信頼できる医療者でなければ患者も安心して身をまかせることはできない。

マスタードガス実験，マラリア実験などの数々の凄惨な人体実験を行った。戦後，戦争犯罪者を裁くニュルンベルク裁判において，人体実験にかかわった医師たちも裁かれ，さらに**ニュルンベルク綱領**が策定された(1947 年)。これは人間を被験者とする研究に関する倫理原則をまとめたものであり，のちの世界医師会による**ヘルシンキ宣言**(1964 年)につなげられた。

ヘルシンキ宣言▶ ヘルシンキ宣言の序文には「医学の進歩は研究に基づく。研究には，最終的に，人を対象とする実験行為に頼らざるを得ない部分がある。人を対象とする医学研究においては，科学や社会の利益よりも，被験者の福利への配慮が優先されるべきである。医学研究は，すべての人々への尊敬を促し，その健康と権利をまもるための倫理水準に従わなければならない」と記されている。

ヘルシンキ宣言は，研究自体を規制するという医学界の最初の重要な取り組みとして，その後の研究倫理に関するほとんどの文書の基礎をなすものである。たとえば，厚生労働省の「人を対象とする医学系研究に関する倫理指針」や「ヒトゲノム・遺伝子解析研究に関する倫理指針」などの各種の倫理指針にも，ヘルシンキ宣言の原則が貫かれている。

倫理審査委員会▶ 現在，患者を対象とした研究を行う場合，各研究機関の**倫理審査委員会**の審査を経なければならない。倫理審査委員会は，研究対象者の人格の尊重や個人情報保護などがつねに配慮されているかを監視し，研究対象者を擁護し，倫理的問題を未然に防止することがおもな役割である。

B 医療安全

① 医療事故と医療過誤

1 医療事故と医療過誤の違い

医療事故とは，医療従事者の業務に伴う事故，および業務に起因する事故の総称である。医療事故には**エラー error(過失)**が存在するものと，不可抗力(偶然)によるものが含まれる。このうち，医療従事者のエラーによるものを**医療過誤**という。

過失
不注意・怠慢などによるあやまち。

医療事故というと，すべて医療従事者に非があると，一般には認識されがちであるが，実際はそうではない。医療事故のうち，医療過誤は約30％で，残りの約70％は不可抗力によるものである。

医療行為には，つねに医療事故が発生するリスクがある。高いレベルの知識や技術のある医療従事者が細心の注意をはらっても，ある一定の確率で医療事故は発生する。たとえば個々の患者における薬剤の副作用の発生はほぼ予測不可能である。ゴッドハンドとよばれる心臓外科医による執刀であっても，約

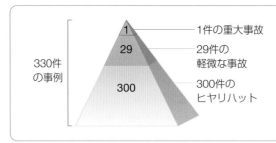

▶図 4-1　ハインリッヒの法則

1,000 人に 1 人の患者は手術合併症で死亡する。

2 インシデント(ヒヤリハット)

インシデント(ヒヤリハット)とは，① エラーが実行される前に回避されたが，仮に実行されていればなんらかの被害が予測される場合，および ② エラーが患者に実行されたものの結果的に被害がなかった場合である。

1 件の重大事故の背景には約 29 件の同様の軽微な事故がひそんでおり，さらに約 300 件のインシデントが存在するといわれる。これを**ハインリッヒの法則**という(▶図 4-1)。

② 医療安全対策のはじまり

注目を浴びる▶
医療過誤

1999 年 1 月，横浜市立大学病院において心臓手術患者と肺手術患者が取り違えられ，心臓手術を予定していた患者の正常な肺に手術が行われ，肺手術を予定した患者の正常な心臓に手術が行われた。1 名の看護師が 2 名の手術患者を同時に手術室へ搬送したことに端を発し，看護師・麻酔医・執刀医などが患者を確認する機会が何度もあったにもかかわらず，それらをすべてすり抜けてしまったのである。

また，同年 2 月には，東京都立広尾病院において，術後の抗菌薬投与に続いてヘパリン入りの生理食塩水を注入すべきところ，看護師が誤って消毒薬のヒビテン・グルコネート液を注射し，58 歳の女性患者を死亡させる事件が発生した。

これら 2 つの事件を含むいくつかの事件をきっかけに，医療過誤は大きな社会問題となった。当時，メディアは医療事故を大々的に報道し，世論は「医療バッシング」一色となった。

医療界でも上記の 2 事件は非常に深刻に受けとめられ，医療安全対策への取り組みの再考と強化を徹底して進めるきっかけとなった。

個人の責任から▶
組織の改善へ

このころまでは，医療事故の原因は事故をおこした医療従事者個人の怠慢・能力不足であると考える傾向があった。しかし，これらの事件の当事者であっ

た看護師たちは，けっしてふだんからなまけていたり能力が不足していたりしたわけではないだろう。いつも一生懸命仕事に励んでいたに違いない看護師が，多忙をきわめる日々の業務のなかで，一瞬のエラーをおかしてしまったのだろう。

　2000年以降，医療事故は「誰でもおこしうること」という認識に徐々に改められ，チームや組織全体のあり方を改善する方向に舵が切られた。

③ 医療過誤の原因と対策

1 医療安全対策の考え方

● 人は間違えるものである

　医療過誤の原因を医療従事者の怠慢・能力不足だけでかたづけようとしても，医療過誤の根本的な解決にならない。医療過誤の原因を突きとめるうえで，「人は間違えるものである To err is human」という考え方が重要である[1]。

　「二度と同じエラーをおこさないように」といった医療従事者個人への注意喚起は必要であるものの，それだけでは医療安全対策として限界がある。誰がエラーをおこしたかではなく，なにがその人にエラーをおこさせたかを明らかにすることが重要である。個人への責任追及に終始することなく，エラーを教訓にして医療従事者全体が学習し，組織としての医療安全の向上に努めなければならない。

エラーに関係する▶ 人間の特性　エラーに関係する人間の特性として，生理的特性・認知的特性・心理的特性がある。生理的特性とは，疲労の蓄積や睡眠不足によって注意力が散漫になり間違いをおこしやすいことをさす。認知的特性とは，たとえば似通っているものが同じ時間や空間に存在すると取り違えやすい，という特性である。心理的特性とは，たとえば間違いをうすうす認識しているにもかかわらず，権威勾配などによって間違えを指摘できないという特性である。

権威勾配
リーダーとほかのメンバーとの力関係。

　これらの特性によってエラーが誘発されかけても，それをはね返す安全対策が機能していれば，医療過誤は回避される。つまり，医療過誤の根本的な原因は，エラーを誘発したり，おこってしまったエラーを検出できないシステムの潜在的な欠陥 latent failure にある。これを解消することが，医療安全対策の中心となる。個々の医療従事者の勘違いや記憶違いをはね返す何重もの安全機構を組み込んだシステムの構築が必要である。

---

1) Committee on Quality of Health Care in America, Institute of Medicine: *To Err is Human: Building a Safer Health System*. National Academies Press, 2000.

● フールプルーフ

フールプルーフ fool-proof とは，エラーを受けつけないデザインやシステムのことである。

胃管を通して経腸的に投与するべき栄養剤を，誤って静脈ルートに接続するといったエラーを防止するために，胃管チューブのコネクションの部分を点滴チューブのそれとは異なる形状にすることも，フールプルーフの一例である。

そのほかにも，かつて塩化カリウムのワンショット注射によって，患者が心停止し，死亡する事故があったことを受け，三方活栓につなげられない形状の注射器に塩化カリウムを充填したプレフィルドシリンジが開発された。

また，先述の横浜市立大学病院の事件を機に，患者識別用のリストバンドが普及し，広尾病院事件を機に，消毒薬用の色つきシリンジが普及した。

三方活栓

三方向に分岐しており，そのうちいずれかの方向への流れをとめることができる栓。

プレフィルドシリンジ

あらかじめ薬剤が充填されたシリンジ（注射器）。

● フェイルセーフ

フェイルセーフ fail safe とは，エラーが生じても安全性が保たれるようにするデザイン・設計のことである。

たとえば，あらかじめ2室の液を混和してから滴下するタイプの輸液剤は，誤ってどちらかの液のみを滴下しても高カリウム血症をまねかないように，どちらの液もカリウム濃度を血中とほぼ同様にしてある。これは，フェイルセーフの考え方に基づいた設計といえる。

● タイムアウト

手術における患者・部位誤認の防止対策の1つとして，**タイムアウト**の実施が提唱されている。タイムアウトとは，術者が皮膚切開を行う前に，外科医・麻酔科医・看護師が一斉に手をとめ，患者氏名・手術名・手術部位などを確認することである。

2 医療安全対策の実際

病院ではインシデントレポート制度が導入されており，医療安全のためのマニュアルが作成され，院内の医療安全管理体制が整備され，システムの潜在的な欠陥の解消に焦点をあてた医療安全対策が講じられている。

● インシデントレポート

インシデントレポートとは，医療従事者がインシデントをおこしたあとに，自主的に作成する報告書である。インシデントレポートの目的は，インシデントをおこした個人を罰することではなく，事故を分析して予防に役だてることである。インシデントを報告した時点で，そのインシデントは個人の問題から病院の管理問題に移行する。

● 医療安全のための基準

医療安全の確保のためには，対策の手順を標準化し，基準として明文化し，医療従事者の基準遵守を徹底することが重要となる。日本看護協会は，看護業務基準に「看護職は対象者が安心できるように，安全第一に考えた看護実践を行う」と定めている。医療安全に関する取り組み事項として，指示出し・指示受けの標準化，患者誤認防止，誤薬防止，転倒・転落防止，医薬品・医療機器の安全使用などがあげられている。

● 院内の医療安全管理体制

「医療法」では，病院全体の医療安全を担当する**医療安全管理者**と，各部署の医療安全を担当する**医療安全推進者**をおくように定められている。両者は一般には**リスクマネジャー**と称される。

④ 医療事故調査制度

医療事故調査制度は，2014(平成26)年の医療法改正に盛り込まれた制度である。医療事故が発生した医療機関において院内調査を行い，その調査報告を民間の第三者機関である**医療事故調査・支援センター**が収集・分析することで，再発防止につなげることを目的とする。調査対象となる医療事故は，「医療に起因し，又は起因すると疑われる死亡又は死産であつて，死亡又は死産を予期しなかつたもの」とされている(「医療法」第6条の10)。

医療事故死が発生した場合には，病院管理者はその時点で遺族に説明を行い，医療事故調査・支援センターに報告し，すみやかにその原因を明らかにするために医療事故調査を行わなければならない。また，医療法で定める**医療事故調査等支援団体**(学会など)に対し，医療事故調査を行うために必要な支援を求めるものとされている。調査結果はあらかじめ遺族に報告され，医療事故調査・支援センターにも報告されなければならない。

C | 医薬品

① 医薬品の分類

医薬品には，**医療用医薬品**，**要指導医薬品**，**一般用医薬品**の3種類がある。要指導医薬品と一般用医薬品は，医師の処方箋を必要とせず，薬局・薬店などで販売可能であり，**市販薬**または**OTC**(over the counter)**医薬品**とよばれる。

医療用医薬品▶ 　医療用医薬品は，病院や診療所で医師が発行する処方箋に基づき，薬剤師が

調剤する医薬品である。

要指導医薬品▶ 要指導医薬品は，医療用医薬品から市販薬に移行されたばかりの薬であり，取り扱いに十分な注意が必要であるため，薬剤師が使用者本人に対面により情報提供・指導したうえで販売しなければならない。原則として，3年間市販薬として販売されたのち，一般用医薬品へと移行される。

一般用医薬品▶ 一般用医薬品は，医療用医薬品に比べて薬の有効成分の含有量は少なく，副作用が少ない反面，効果もおだやかである。薬局・薬店の店頭販売だけでなく，インターネットでの販売も可能である。副作用などのリスクの程度に応じて，第1類・第2類・第3類に区分される。たとえば H_2 ブロッカー(胃十二指腸潰瘍治療薬)などは第1類，かぜ薬・解熱鎮痛薬などは第2類，ビタミン剤や消化薬などは第3類である。

スイッチOTC▶ 医薬品 もとは医療用医薬品であったが，要指導医薬品または一般用医薬品に移行され，医師の処方箋なしに販売可能となったものを**スイッチOTC医薬品**とよぶ。

② 医薬分業

医師が外来で発行した処方箋を患者が調剤薬局(ちょうざいやっきょく)に持参し，薬剤師が処方箋に基づき調剤するというシステムを**医薬分業**(いやくぶんぎょう)という。

服薬指導▶ 薬剤師は医療用医薬品を対面で患者に手渡さなければならない。この際，ただ手渡すだけではなく，医薬品の正しい使用法について説明する。これを**服薬指導**(ふくやくしどう)という。薬剤師の提供する情報は，薬の使用量・使用時間・使用回数・使用方法などの基本的な情報だけでなく，注意すべき薬剤の副作用や相互作用の情報などもある。薬剤師が患者の質問にこたえるかたちで情報を提供することで，患者の医薬品に対する理解が深まる。

患者が医薬品を処方されたとおり服用することを，**服薬アドヒアランス**という。服薬指導は，服薬アドヒアランスの向上にも寄与する。

かかりつけ薬剤師▶ 調剤薬局において患者が薬剤師を指名し，同じ薬剤師が**かかりつけ薬剤師**として毎回担当するという制度が，2016(平成28)年より始まった。

かかりつけ薬剤師は，複数の医療機関や薬局で受け取った医療用医薬品や，市販薬，健康食品，サプリメントなどをすべて把握し，重複処方のチェック，薬品・食品の相互作用のチェック，薬の服用に関するアドバイスなどを行う。また，過去の服薬記録や服薬後の経過，薬剤の効果や副作用も確認する。処方医に情報提供し，必要に応じて処方提案も行う。残薬がある場合，薬局に持参してもらい次回の処方調整を提案したり，在宅での残薬の確認・整理を行うこともある。

③ 新薬の開発

長い期間と▶
大きな費用　　新規の医薬品を開発するには，まず基礎研究に 2～3 年，動物を対象とした非臨床試験に 3～5 年，臨床試験(治験)に 3～7 年，承認申請と審査に 1～2 年と，総計で 7～14 年ほどかかる(▶図 4-2)。また，1 つの医薬品の開発費用は増加傾向にある。2004 年の平均 621 億円から，2017 年には 1,414 億円に増加している[1]。

臨床試験▶　　臨床試験(治験)では，第 I 相～第Ⅲ相の段階を経て，医薬品の候補の有効性と安全性などを慎重に調べる。

　　第 I 相試験では，健康な成人を対象に，開発中の医薬品の安全性や体内における吸収・排泄について調べる。第Ⅱ相試験では，比較的少人数の患者に対して，いくつかの使用方法(投与量・投与間隔・投与期間)を試し，効果および副作用を調べて最適な使用方法を決定する。第Ⅲ相試験では，多数の患者に対して医薬品を投与し，効果の大きさや副作用の頻度などを確認する。

GCP▶　　治験を実施する場合，臨床試験の実施に関する基準 good clinical practice (GCP)という厳しい基準を遵守しなければならない。GCP は，① 被験者の人権保護・安全性確保，② 治験の質の確保，③ データの信頼性の確保，④ 責任・役割分担の明確化，⑤ 記録の保存について規定している。

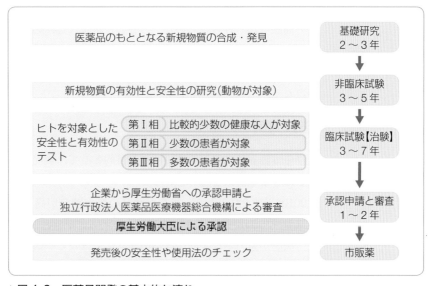

▶図 4-2　医薬品開発の基本的な流れ

---

1) 厚生労働省：医薬品産業の現状と課題．(https://www.mhlw.go.jp/content/10801000/000398096.pdf)(参照 2019-12-01)

④ 後発医薬品

1 後発医薬品とは

　製薬企業は医療用医薬品の特許を取得し，独占的に製造・販売することにより利益を上げ，開発費用を回収するとともに，次なる新薬開発に投資する。

　特許期間が満了すると，先発医薬品と同成分を有する**後発医薬品（ジェネリック医薬品）**をほかの製薬企業も製造・販売できるようになる。後発医薬品は，開発費用がかからないので安価に製造・販売できる。そのため先発医薬品よりも薬価が低く抑えられる。患者にとっても医薬品費の自己負担額が抑えられる。

　新薬は比較的大企業が開発しており，後発医薬品に特化した企業は比較的小規模である。薬効成分は同じでも添加物が異なっており，製造法も先発医薬品と完全には一致しないため，かつては後発医薬品の効果や安全性に対する信頼感が高くなかった。しかし，後発医薬品市場は成長し，後発医薬品の品質も供給体制も以前とは比較にならないほど改善している。現在は，後発医薬品の薬効が先発品に劣ることはほぼないといってよい。

2 後発医薬品の名称

　医療用医薬品の名称には，**一般名**と**商品名**がある。臨床の現場では，一般名よりも先発品の商品名でよばれることが多い。

　かつては，先発品の特許が切れたのち，続出する後発医薬品のそれぞれに独自の商品名がつけられていた。こうした状況は臨床の現場の混乱をまねき，処方時や投与時のミスの危険性を高める。

　そこで2005年以降，後発医薬品の名称は，各社が独自に商品名をつけるのではなく，「一般名＋剤形＋含量＋会社名」することとなった。

3 後発医薬品の普及対策

　厚生労働省は国民医療費の削減を目的として，後発医薬品を普及させるためにさまざまな対策を施している。

　2010（平成22）年から，後発医薬品の処方割合が高い調剤薬局には，後発医薬品調剤体制加算という診療報酬を与えることになった。2012（平成24）年には，医師が処方箋に先発医薬品の商品名ではなく一般名を書くと，一般名処方加算という診療報酬が与えられるようになった。一般名で書いてあれば，薬局は後発医薬品を提供できる。これにより，診療所の約6割は一般名処方を行うようになった。

開業医のＹ医師は，長年Ｊ氏（68歳，男性）をみている。Ｊ氏は糖尿病を長年わずらっているが，食事・運動のほかに経口血糖降下薬の服用により，血糖値もHbA1c値もコントロールできている。ところがＪ氏は最近，血圧も高くなってきた。管理栄養士に相談し，食事のカロリー制限に加えて塩分制限も試みたが，血圧は高どまりしたままである。

Ｙ医師は「高血圧治療ガイドライン」を参考にして，降圧薬の1つであるアンジオテンシンⅡ受容体拮抗薬（ARB）の処方を追加した。2週間後の外来で，Ｊ氏の血圧は安定していることを確認した。

「血圧が落ち着いてよかったですね」。Ｙ医師の問いかけに対するＪ氏の返事が，Ｙ医師にとってやや意外だった。Ｊ氏は，「自分は年金暮らしで家計は毎月ぎりぎりです。これまで1か月の薬代が4千円ぐらいだったのに6千円ぐらいに上がった。もうこれ以上増えるのは勘弁してほしい」という。

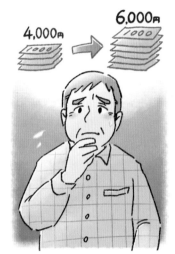

Ｙ医師は薬価の掲載された書籍をパラパラめくって，薬価を確認した。自分が処方している薬は血糖降下薬も降圧薬も新薬であり，薬価は割高である。そこで同種同効の薬剤で，すでに後発医薬品が発売されているものに切りかえることにした。こうすることで，Ｊ氏の薬代の自己負担額は半分以下に抑えられる。

Ｙ医師がＪ氏にそのことを告げると，Ｊ氏はほっとした表情を浮かべた。

HbA1c値
グルコースが結合したヘモグロビン（Hb）であるHbA1cがHb全体に占める割合。過去1〜2か月の血糖値を反映するとされる。

---

⑤ ポリファーマシー

1 ポリファーマシーとは

病院や診療所で処方された多種類の薬を服用し，かえって不健康に陥っている状況を**ポリファーマシー**という。

複数の病気をかかえているために複数の医療機関を受診している高齢患者は増加しており，75歳以上では5割近くに達している。2015（平成27）年の厚生労働省の調査[1]によれば，2つ以上の慢性疾患を有する高齢者では，平均6剤

1）厚生労働省：平成27年11月6日中央社会保険医療協議会 総会（第311回）資料.
（https://www.mhlw.go.jp/stf/shingi2/0000102937.html）（2020-04-01参照）

以上が処方されていた。とくに，10 種類以上服用している場合を**ハイパーポリファーマシー**といい，65〜74 歳では 11.7%，75 歳以上では 27.3% の患者にみとめられた。

ポリファーマシー▶
の悪影響
　薬を多種類服用すれば，副作用がおこる確率も高くなる。高血圧に対する降圧薬は，血圧が下がりすぎて，ふらつきという副作用をおこしうる。糖尿病に対する血糖降下薬は，血糖値が下がりすぎてふらつきをおこすことがある。不眠を訴える高齢者に処方される睡眠薬もふらつきの原因になりうる。ふらつきは転倒につながりうる。

2　ポリファーマシーがおこる原因

　[1] 漫然とした処方　ポリファーマシーがおこる原因の 1 つ目は，薬が漫然と長期間投与されている場合である。入院患者の退院時処方が，退院後のフォローアップを引き受けたクリニックで漫然と処方されつづけられていることがある。医師は，ほかの医師が処方した薬をやめることに躊躇し，処方意図がわからなくてもとりあえず継続しがちである。

　[2] 薬の管理の失敗　2 つ目は，薬の管理がうまくいっていない場合である。患者が複数の医療機関から処方を受けている場合，個々の医療機関は，ほかの医療機関の処方内容を患者自身から聞き出さなければならないが，不十分になりがちである。重複処方や薬の相互作用が見逃されていることもある。こうした問題は医療の IT 化によって解消されることが期待できるものの，なかなか進んでいない。

　[3] 処方カスケード　3 つ目は，**処方カスケード**である。薬の副作用が生じたとき，その薬を中止することが最善の副作用対策である。しかし薬の副作用であることに気づかず，その症状に対してほかの薬が追加処方される結果，薬の種類がさらに増えるというケースを，処方カスケードという。

　[4] 患者側の問題　最後は，患者側の問題である。患者が薬に対して過大な期待を寄せ，薬をもらうことで安心を得ようとすることがある。

カスケード
小さな滝が連なったもの。転じて，物事が連続的におこることをさす。

3　減薬

　ポリファーマシーに陥っている患者は，薬の種類を減らす，すなわち**減薬**する必要がある。減薬は，薬の副作用を減らすことだけが目的ではない。嚥下機能が衰えている高齢者は，薬を飲むこと自体をつらいと感じるものである。減薬によってそのつらさを低減できるかもしれない。

　日本老年医学会の「高齢者の安全な薬物療法ガイドライン」では，重篤な副作用が出やすい薬剤や副作用の頻度が多い薬剤をあげ，このガイドラインを用いて医師が減薬することをすすめている。具体的には，高齢者の認知機能，日常生活動作(ADL)，生活環境などを総合的に勘案し，高齢者にとって危険性が有効性を上まわる薬は中止する，あるいはより安全な薬に切りかえる，同効

薬が複数処方されている場合は，1剤にまとめるなどの方法である。

減薬の実際▶　薬の有効性に関するエビデンス（科学的根拠）に基づき，不適切処方があればその解消を進めるべきである。しかし実際には，エビデンスのみを強調して患者に減薬を提案しても，これまで飲みつづけてきた薬をやめることを納得してもらえないことが多い。このような場合は，無理やりやめてしまうのではなく，さほど危険性のない薬であれば，「これを飲んでいれば安心」と語る患者の価値観も，ひとまずは汲み取る必要がある。それが実臨床というものである。

4 残薬

ポリファーマシーに関連して，薬を飲み残してしまう**残薬**という問題もある。ある調査によると，およそ6割の高齢患者は服薬アドヒアランスが十分ではなく，医師に処方された薬を飲み残していることがある。薬が多いほど，服薬アドヒアランスは低下し，残薬がおきやすくなる。残薬によって，年間約100億円の薬剤費がむだになっているという試算もある[1]。

残薬の原因と対応▶　残薬の原因として，単なる飲み忘ればかりでなく，薬が多すぎて飲み切れないことも少なくない。ふらつきなどの副作用があると薬を飲むことがいやになり，それを医師には訴えることができず，家族にも黙っていて，タンスの奥に薬をしまいこんでいることもある。

薬が飲みにくい，あるいは飲みたくないのであれば，その気持ちを臆することなく医師や薬剤師に伝えられるような環境づくりが必要である。患者の訴えに耳を傾け，患者の価値観や取り巻く状況を汲み取って，飲みやすい薬に変更したり，どうしても必要な薬を除いては中止することも考慮する。

> 　Rさんは調剤薬局に勤めるベテランの薬剤師である。あるときRさんは，近隣の介護サービス事業所のケアマネジャーから相談を受けた。ひとり暮らしのMさん（88歳，女性）は訪問介護を利用しているが，軽度の認知機能の低下があり，Rさんの勤める調剤薬局で調剤された薬をきちんと服用していないとのことである。この相談をきっかけに，RさんはMさんのかかりつけ薬剤師となり，Mさんの自宅を訪問することになった。Rさんは，飲み忘れを防ぐための「お薬カレンダー」を用意し，お薬カレンダーへの薬のセットをMさん自身ができるように支援した。
>
> 　Mさんの話をよく聞くと，残薬は飲み忘れだけが原因ではなかった。寝る前に処方されている睡眠薬を1錠飲んだあと，夜中にトイレに立とうとするとふらついて歩けない。そのため，ずっと飲んでいなかった。また，頓用の鎮痛薬は錠剤が大きすぎて飲み込みづらいので，飲まずに疼痛をがまんしていた。そのこ

頓用
定期的な服用ではなく，症状に応じて服用すること。

1) 中村一仁ほか：保険薬局における残薬の確認に伴う疑義照会が及ぼす調剤医療費削減効果の検討. 医療薬学 40：522-529，2014.

とを処方した医師に告げていなかったそうである。

　そこでRさんは医師に連絡を取り，睡眠薬の中止と，頓用の鎮痛薬の口腔内崩壊錠(OD錠)への変更を提案した。医師はRさんの提案どおり処方内容を変更した。Rさんの支援によりMさんはきちんと薬を服用できるようになり，痛みをがまんすることもなくなり，残薬もなくなった。

口腔内崩壊錠
口腔内で唾液または少量の水で崩壊する錠剤。

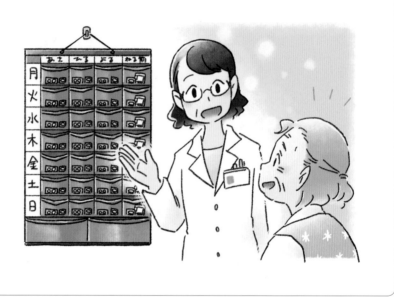

⑥ かぜに対する抗菌薬使用の問題

細菌とウイルス▶
の違い

　細菌とウイルスには，以下にあげるようにさまざまな違いがある。

　細菌は1つの細胞でできている。染色体や細胞膜をもっており，DNA(遺伝子)を合成して自己増殖できる。一方ウイルスはDNAやRNAがタンパク質の殻だけで包まれている単純な構造であり，ほかの生物の細胞に侵入してその力を借りて増殖する。

電子顕微鏡
光より波長の短い電子を用いることで，光学顕微鏡より小さなものまで見ることができる顕微鏡。

　細菌は，高校の理科室にもある光学顕微鏡で見られる大きさである。一方，ウイルスは細菌と比べても非常に小さいため，光学顕微鏡では見えず，電子顕微鏡という大型の顕微鏡でしか見えない。

かぜと抗菌薬▶

　抗菌薬とは，体内に侵入した細菌を死滅させたり，その増殖を抑制する薬であり，ウイルス感染症には効果がない。かぜはウイルス感染がおもな原因であるため，かぜに抗菌薬は多くの場合で無効である。かぜをこじらせて二次的に細菌性肺炎を併発したような場合などに限り，抗菌薬は有効になる。

　かぜに抗菌薬を使用すると，単に無効というだけにとどまらず，**薬剤耐性菌**の発生という深刻な問題を引きおこす可能性がある。にもかかわらず，かぜで病院の外来や診療所に受診すると，抗菌薬を処方されることがある。いったいなぜだろうか。

かぜの段階で抗菌薬を投与することは，二次的な細菌感染の予防に役だつとかつては考えられてきた。しかし最近の研究で，抗菌薬の予防的投与による肺炎などの抑制効果はほとんどないことが明らかになっている。2005～2014年にイギリスの610の診療所を訪れたかぜの患者の大規模データを分析した研究によれば，約7,000人の住民がかかる平均的な診療所において，かぜで抗菌薬を投与する割合が10%減った場合，1年間で肺炎発症が1人，10年間で扁桃周囲膿瘍（とうしゅういのうよう）が1人増加するにとどまった[1]。

肺炎予防というエビデンス（科学的根拠）のない目的でかぜの患者たちに抗菌薬を処方すれば，一定の確率で患者たちを副作用で苦しめることになる。

しかし，新しいエビデンスが出たとしても，かぜに抗菌薬という昔からの慣習をかえることは容易でない。2017年にわが国で実施された医師612人を対象としたアンケート調査では，かぜの患者またはその家族の約2割が適応外であっても抗菌薬の投与を希望するとのことであった。また，約6割の医師が「説明しても納得しない場合は抗菌薬を処方する」と答えた[2]。

薬剤耐性菌対策▶ 2014年，イギリス政府の委託を受けたオニール委員会という組織が，薬剤耐性菌に関する報告書を公表した。この報告書によれば，薬剤耐性菌についてなんの対策もとらなかった場合，2050年には薬剤耐性菌によって全世界で1000万人が死亡すると予測された[3]。

これを受け，世界保健機関（WHO）は2015年の総会で，すべての参加国に対して薬剤耐性に対する国家行動計画（アクションプラン）の策定を求めた。こうした国際的な流れのなか，わが国の厚生労働省も薬剤耐性菌の問題に本腰を入れて取り組みはじめた。2017（平成29）年6月に「抗微生物薬適正使用の手引き」を発行し，かぜや急性下痢症に対しては原則として抗菌薬を使用しないように医師向けに注意喚起を行った。

⑦ 医薬品の有害事象

副作用と有害事象の違い

有害事象▶ 有害事象とは，医薬品を投与された患者（あるいは治験の被験者）に生じた医療上のあらゆる好ましくないできごとをさす。医薬品との因果関係が明らかでないものも含まれる。

1) Gulliford, M. C. et al.: Safety of reduced antibiotic prescribing for self limiting respiratory tract infections in primary care: cohort study using electronic health records. *BMJ*, 354: i3410.
2) 中浜力・村谷哲郎：外来診療における耐性菌問題と経口抗菌薬の適性使用．日本化学療法学会雑誌 66(2)：185-202，2018.
3) The Review on Antimicrobial Resistance: *Tackling a crisis for the health and wealth of nations*. 2014.

主作用と副作用▶　医薬品の作用には，主作用と副作用がある。主作用とは，本来の使用目的に合った作用である。副作用は本来の使用目的から逸脱した作用である。副作用は人体にとって有害であることも無害であることもある。

有用な副作用の例▶　シルデナフィル（バイアグラ®）は血管拡張作用があり，もともと心臓病の治療薬として開発された。しかし心臓に対する主作用はさほど大きくなく，副作用としての勃起障害(ED)の改善効果の方が注目され，結果的に ED の治療薬として販売された。

有害な副作用▶　しかし，副作用は有害であることのほうが多い。たとえば，麻薬性鎮痛薬には便秘という有害な副作用があり，その副作用に対する治療が新たに必要となる。花粉症の治療薬は，鼻水をとめる主作用のほかに，眠くなるという副作用がおこることがある。さらに，さまざまな薬が，アレルギー反応を引きおこす可能性がある。

　また，主作用が強く出すぎる場合も副作用と考える。たとえば降圧薬は血圧を下げるという主作用があるものの，その効果が強く出すぎると，ふらつきという副作用がおきる。ふらついて転倒し骨折した場合，その骨折も含めて，降圧薬による有害事象と考える。

　副作用は単一とは限らない。ステロイド薬は強力な抗炎症効果という主作用のほかに，易感染性，骨粗鬆症，糖尿病，胃十二指腸潰瘍など，多くの副作用をきたしうる。

骨粗鬆症
骨の量（骨量）が減少し，骨折しやすくなった状態。
---

⑧薬害

　薬害とは，単に医薬品の有害事象を示す言葉ではない。医薬品の有害事象の可能性を製薬会社や行政や医療関係者が予見していたにもかかわらず，それを軽視し，必要な対応が遅れたために，被害が拡大し社会問題にまでいたったケースをさす。表4-5 に戦後のおもな薬害事件の一覧を示す。

▶表4-5　戦後のおもな薬害事件

年代	薬害事件
1948〜1949	ジフテリア予防接種による健康被害
1958〜1962	サリドマイドによる四肢欠損症
1953〜1970	キノホルムによるスモン(SMON)
1959〜1975	クロロキンによる網膜症
〜1988	血液凝固因子製剤による HIV 感染（薬害エイズ）
〜1990	フィブリノゲン製剤による HCV 感染（薬害 C 型肝炎）
1989〜1993	MMR ワクチンによる無菌性髄膜炎
〜1997	ヒト乾燥硬膜によるプリオン感染

過去に多くの先進国で，薬害事件が発生した。しかし，日本ほどたてつづけに薬害がおこり，その被害が甚大であった国はほかにないだろう。薬害事件でつねに問題となってきたのは，製薬会社の利益至上主義，行政の不作為，それに加えて，薬剤を使用する医師のリスク軽視の姿勢であった。薬害C型肝炎を例にそれらを考察してみよう[1]。

薬害C型肝炎

非A非B型肝炎 ▶ かつては，輸血や血液製剤使用後の肝炎が多発しており，A型肝炎でもB型肝炎でもない原因不明のウイルス性肝炎という意味で，非A非B型肝炎とよばれていた。非A非B型肝炎ウイルス感染は慢性肝炎に移行しやすく，感染から数十年後に肝硬変や肝臓がんをおこすリスクがあるということは，1960年代にはすでにわかっていた。

1989年にC型肝炎ウイルス(HCV)が発見され，抗体検査が確立すると，これらの輸血後肝炎はC型肝炎とよばれるようになった。

フィブリノゲン ▶ 血液凝固因子製剤の1つであるフィブリノゲン製剤は，わが国では1964年
製剤の問題点 に承認されて以降，産科の臨床において止血剤として急速に普及した。

フィブリノゲン製剤は，数千人分の血漿をまぜ合わせたプール血漿を用いて作成されており，供血者のなかに1人でもC型肝炎ウイルス感染者がいると，プール血漿全体がウイルスに汚染される危険性があった。そのため，1人の供血者の血漿から作成される血液凝固因子製剤であるクリオプレシピテートに比べて，C型肝炎ウイルス感染のリスクが格段に高かった。1989年よりも前に産科的出血などの治療のためフィブリノゲン製剤を投与された約30万人の患者のうち，推計1万人がC型肝炎に感染したとみられている。

クリオプレシピテート
血漿を凍結後に融解して得られる沈殿分画。血液凝固因子の第VIII因子や第I因子(フィブリノゲン)の含有量が高い。

フィブリノゲン製剤が承認された1964年当時，わが国では一般的に新薬の承認手続きにおいてランダム化比較試験(RCT，▶52ページ)は要求されていなかった。同製剤は，60例の症例報告と専門家の意見に基づいて承認され，その後も有効性に関する知見が確立されなかった。

同製剤はアメリカでも使用されていたが，1977年に食品医薬品局(FDA)によって承認が取り消された。その理由は，肝炎の感染リスクが高いこと，クリオプレシピテートで代替可能であること，しかも同製剤の有効性について疑いがあること，の3点であった。

対応の遅れ ▶ わが国では1987年になってはじめて，中央薬事審議会・血液製剤市評価調査会が同製剤の有効性を確認できないとし，産科出血に対する適応を外すように厚生省(現在の厚生労働省)に勧告した。しかしこの勧告に対して，産科系の2学会が共同で反対声明を提出した。そのおもな理由はただ1つ，現にフィブ

---

1) Yasunaga, H.: Risk of authoritarianism: fibrinogen-transmitted hepatitis C in Japan. *Lancet*, 370: 2063-2067, 2007.

リノゲン製剤が産科臨床で汎用[はんよう]されている，ということに過ぎなかった。結局この要望が受け入れられるかたちで，フィブリノゲン製剤の産科的出血に対する適応は 1998 年まで残りつづけた。

　C 型肝炎ウイルスが発見された 1989 年以降，フィブリノゲン製剤の使用は激減していた。毎年発行され，すべての診療科の医師を対象に疾患の治療について概説する「今日の治療指針」という書籍でも，1991 年以降，産科的出血の治療としてフィブリノゲン製剤の記載が消滅している。しかし，多くの産科専門書ではフィブリノゲン製剤の記載が 1997 年まで残されていた。しかも，一部を除いては，同製剤の肝炎感染リスクについて記載していなかった。

　1980 年代当時の産科の専門家たちが非 A 非 B 型肝炎の存在やその予後について知らなかったはずはない。しかし，当時の産科の臨床では，フィブリノゲン製剤の必要性のみが強調され，肝炎ウイルス感染から数十年後におこる肝硬変や肝臓がんのリスクについては軽視されていたと考えられる。

　製薬会社も行政も臨床家たちも，リスクの存在を知りながらそれを軽視し，同製剤が使われつづけた結果，感染者数が拡大した。

救済と再発防止▶　2002 年，フィブリノゲン製剤の使用が原因で肝硬変などにいたった患者らを中心に，「薬害 C 型肝炎」として国と製薬会社を相手とする訴訟が提起された。訴訟を通じて国と製薬会社の法的責任が明確にされ，そののち被害者を救済するための新たな法律が制定された。

　この事件を教訓に，医薬品行政のあり方は見直され，薬害の再発防止対策が徹底されるようになった。具体的には，医薬品の承認審査における有効性と安全性のチェック体制の強化，市販後調査の実施体制の強化，医薬品副作用被害救済制度の確立などである。

D 最先端医療

① 臓器移植医療

1 臓器移植医療システム

　臓器移植とは，従来の治療では救命しえない末期の臓器不全患者に対し，他人から提供された臓器を移植する治療法である。臓器移植を受けた患者の多くは社会復帰を果たしており，かなり有効な治療法といえる。

臓器移植法と▶
日本臓器移植
ネットワーク　わが国では 1997（平成 9）年に「臓器の移植に関する法律」（臓器移植法）が成立し，同法を遵守[じゅんしゅ]した臓器移植医療システムが構築されている。臓器移植医療は**日本臓器移植ネットワーク**によって運用されている。

《1. 2. 3. いずれかの番号を○で囲んでください。》

1. 私は，脳死後および心臓が停止した死後のいずれでも，移植のために臓器を提供します。

2. 私は，心臓が停止した死後に限り，移植のために臓器を提供します。

3. 私は，臓器を提供しません。

《1 または 2 を選んだ方で，提供したくない臓器があれば，×をつけてください》
【 心臓 ・ 肺 ・ 肝臓 ・ 腎臓 ・ 膵臓 ・ 腸 ・ 眼球 】
〔特記欄： 　　　　　　　　　　　　　　　　　　　　　　 〕

署名年月日： 　　　　　 年 　　　 月 　　　 日
本人署名(自筆)： 　　　　　　　　　　　　　　　　
家族署名(自筆)： 　　　　　　　　　　　　　　　　

▶図 4-3 臓器提供意思表示カードの裏面

臓器提供の▶
意思表示
　臓器移植医療は，第三者の善意による臓器の提供がなければなりたたない。臓器提供意思表示の方法には，① 運転免許証・健康保険証・マイナンバーカード(個人番号カード)の臓器提供意思表示欄への記入，② **臓器提供意思表示カード**(▶図 4-3)への記入，③ インターネットからの意思登録，という 3 つの方法がある。

移植臓器の不足▶
　移植に必要な臓器の不足は深刻である。同ネットワークの移植希望登録者数約 1 万 4 千人に対して，実際に臓器移植を受けられた患者の人数は毎年約 400 人である。

2 臓器提供の流れ

　脳死後の臓器提供は，以下の流れにそって行われる。

(1) 脳死臓器提供可能施設から，脳死の可能性が高い患者であって，本人(または家族)の臓器移植提供意思がある例について，日本臓器移植ネットワークへ連絡が行われる。

移植
コーディネーター

移植医療の普及・啓発や，ドナー(提供者)とレシピエント(移植者)の橋渡しを専門的に行う者。

(2) 移植コーディネーターが当該病院に派遣され，臓器提供が可能かどうかを評価する。移植コーディネーターが直接家族に説明し，書面による臓器提供承諾を受け取る。

(3) 脳死移植の場合は，臓器提供施設の医師 2 名による脳死判定(▶次項)が実施される。

(4) レシピエント選定基準にそって，レシピエントの候補がコンピュータで検索される。選定結果の上位者から順に，本人への意思確認を行い，レシピエントが確定される。

(5) 臓器移植施設から臓器摘出医師が臓器提供病院に派遣される。臓器摘出医師は臓器機能評価を行ったのち，移植臓器を摘出する。摘出後，遺体を丁

Column 移植経験者の手記

日本臓器移植ネットワークは，ウェブサイトで移植経験者の手記，および提供ご家族の手記を公開している。ある移植経験者の手記[1]を紹介しよう。

レシピエントより

感謝してもしきれないこのドナーさんへの思いを，言葉や形にすることがなかなかできず，誠に申し訳ありません。

来月の6月で，移植して3年の時を迎えようとしています。私がドナーさんの尊い命のバトンを受け取り，生まれ変わらせていただいた時から現在まで，語り尽くせないほどの感謝と喜びと，生きている有り難みを感じて参りました。

中学1年生の時，100万人に1人というとても珍しい病気になりました。それは，原因がわからず，治療法がない，治すことが難しい病気でした。私は小学生の時には，バレー部のキャプテンを務め，毎日100段もある階段を走り登って学校に通うような，普通の元気な女の子でした。そんな私が初めて父の涙を見たのは，13歳の夏，この病気であることを伝えてもらった時でした。その時，この病気が簡単なものではないことを，幼いながらに感じとりました。

それから，みんなが普通にできることが，だんだんとできなくなっていきました。大好きだったバレー部をやめ，体育も，遠足も，修学旅行も参加できず，運動会はみんなを応援する係になりました。

高校生の時，24時間点滴で薬を流し続ける治療が始まりました。それは体に点滴の管を埋め込み，全身の血管を拡張し続けるもので，皮膚が熱を持って真っ赤になり，精神的につらい経験もありました。

大学の授業中に先生から，「そこの真っ赤な顔の学生，朝から酒なんて飲んでくるな。」とマイクで怒鳴られ，部屋中の学生が振り向き，笑いました。高校の先生から，「なんでお前は体育にも出てないくせに運動部より日焼けしているんだ。」と言われたり，知人から，「酸素と点滴で管がいっぱいでモルモットみたい。」と言われたこともありました。「そうですねえ。」と笑っていたけど，本当は泣きたいのをいつも必死でこらえていました。10〜20代だった私に，この治療からくる外見的な副作用は，容易に受け入れるもので

はありませんでした。でも生きていくために必要なんだと頑張りました。

それでもだんだんとできないことが多くなり，お風呂も1人では入れず，トイレへも途中で何度も休憩しなければ，行けなくなりました。家で家族と過ごせる時間より，入院している時間のほうが長くなっていきました。「こんなに頑張ってきたのにな…どうしても報われないことってあるんだな。」と知り，死を意識し始めていました。

その数か月後，ドナーさんの命のバトンを受け取りました。

移植は私を，1日で生まれ変わらせてくれました。10年間外せなかった酸素吸入と点滴の管が全て取り去られ，肌も真っ白になったのを見た時の感動は一生忘れられません。

今は一人暮らしをしながら，お仕事ができるまでになりました。

一緒にお風呂に入って，自分がかぜをひいてでも，いつも私の髪を先に洗って乾かしてくれていた母。一番の願いは私の病気が治ること，それが叶うなら他には何もいらないと，いつも自分のことより私の幸せを願い続けてくれた父。

先日帰省した時にはその両親を私が引っ張って，夕方の涼しい田舎道を親子3人で散歩しました。早く!! と走って坂を上ると，とても嬉しそうに後ろから見ていました。

移植後の体調管理は，以前よりもっと気をつけて行っています。この肺は，ドナーさんの尊い命をお預りしているという思いが強くあります。私の一番の自慢は，毎月の定期受診で主治医の先生に「今月も安定していますね」と言っていただけることです。

これからも，私の中の応援団長のドナーさんから聞こえてきそうな，「がんばれ，一緒にがんばっていこう!」の声と，いただいた大切な肺とともに，「この人でよかった。」と思っていただけるような生き方をしていきたいと思います。

心から，本当にありがとうございました。

---

1) 日本臓器移植ネットワーク（https://www.jotnw.or.jp/community/d_think_transplant/vol36/index.html）（参照 2020-09-30）.

重に整える。

(6) 摘出された臓器は臓器移植病院に搬送され，レシピエントに移植される。

3 脳死判定

脳死後に臓器を提供する場合，「臓器移植法」にのっとって厳格な基準にそった脳死判定が行われる。

脳死判定は移植手術に無関係な2人以上の医師が行う。① 深い昏睡，② 瞳孔の散大と固定，③ 脳幹反射の消失，④ 平坦な脳波，⑤ 自発呼吸の停止，の5項目を確認し，6時間以上(小児は24時間以上)経過したあとに再び確認し，それらの状態が不可逆的であることを確認する。2回目の脳死判定の終了時刻をもって死亡時刻とする。

② 生殖補助医療

1 生殖補助医療技術とは

不妊▶ **不妊**とは，妊娠を望む健康な男女が避妊をしないで性交をしているにもかかわらず，一定期間妊娠しない状態をいう。不妊の原因として，女性側には排卵因子・卵管因子・頸管因子・免疫因子・子宮因子，男性側には造精機能障害・精路通過障害などがある。

妊娠成立の過程▶ 腟内に射精された精子が卵管に到達し，卵巣から排卵された卵子が卵管に到達し，卵管で精子と卵子が**受精**する。受精卵は細胞分裂を繰り返して**胚**となり，卵管を移動し，子宮内膜に**着床**して**妊娠**が成立する。

ART▶ この過程のどこかに問題があるために，体内受精が困難である患者に対して，卵子を体外に取り出し，体外受精させるなどの技術を総称して，**生殖補助医療技術** assisted reproductive technology（**ART**）という。

ARTでは，排卵誘発剤を用いて卵胞を刺激し，超音波で確認しながら採卵する。得られた卵子を体外(容器内)で精子と受精させるのが**体外受精** in vitro fertilization（**IVF**）である。精子の運動能などに問題がある場合は，顕微鏡で確認しながら精子1個を卵子の中に注入する**顕微授精法** intracytoplasmic sperm injection（**ICSI**）が行われる。受精卵を培養後に，胚を子宮内に戻す**胚移植** embryo transfer（**ET**）を行う。

ARTが始められたころは，多くの胚を子宮に戻していたため多胎妊娠がみられ，流早産や低出生体重児のリスクが高かった。日本産科婦人科学会は，多胎妊娠を避けるため，子宮に戻す胚は原則1個と提言している。

卵胞刺激に卵巣がよく反応し，多くの卵子が得られた場合，1個の胚を移植後，余剰胚が生じる。卵子・胚は−196℃の液体窒素の中で長期間凍結保存できるため，これを凍結保存し，次の機会に融解胚を移植することが可能となる。

多胎妊娠
2児以上の胎児が子宮内に存在する状態。いわゆる双子や三つ子などの妊娠のこと。

これを**凍結胚移植**という。

ARTの実施状況▶　日本産科婦人科学会の集計によれば，2020 年にわが国で生まれた子ども約 84 万人のうち 60,381 人は ART で出生した。これは，出生児の 7.2％に相当する。これほど ART は普及しており，不妊カップルにとって必要な技術となっている。不妊に悩みつづけた夫婦・カップルが挙児希望をかなえられれば，その喜びもひとしおである。

2 生殖補助技術の倫理的課題

ヒトの細胞を取り扱う ART に関しては，法律による規制が必要との意見もある。しかし法律は改正に時間がかかり，新技術の導入に後れを取るという懸念もある。法規制がない場合でも，法律によらない規制は必要である。わが国では日本産科婦人科学会が倫理的な指針を示している。

体外受精が許容されると，第三者からの精子提供，胚提供，代理母出産も技術的に可能になる。日本産科婦人科学会は，提供精子を用いた非配偶者間人工授精 artificial insemination with donor semen（AID）については実施可能という見解を示している。しかし，胚提供による ART は認められないとし，その論拠として「生まれてくる子の福祉を最優先するべきである」「親子関係が不明確化する」という見解を示している。生まれてくる子の「出自を知る権利」の問題については，いまだに解決していない。また同学会は，代理母出産についても禁止としている（▶146 ページ）。

科学技術が進歩すると新たな軋轢が生まれる。最先端医療を行うには，社会との関係を意識しなければならない。「やれる」「やりたい」だけでは，最先端医療に伴う倫理的問題を解決できない。

3 出生前診断

ART の進歩に伴い，体外受精でできた胚を移植の前に検査する**着床前遺伝子診断** preimplantation genetic diagnosis（PGD）が生まれた。正常な染色体をもつ胚だけを子宮内に移植することで，流産を防止できる。

さらに，新型の出生前診断である**無侵襲出生前遺伝学的検査** non invasive prenatal genetic test（NIPT）が開発された。これは妊婦の血液中の胎児の遺伝子を調べる検査で，21 トリソミー・18 トリソミー・13 トリソミーなどの染色体異常を，出生前に発見できることがある。その簡便さから，ART を受けた患者だけでなく，自然妊娠の女性にも一部で利用されるようになった。

NIPTを行う▶べきか　しかし，検査の意義，検査結果の解釈について十分な認識をもたず，「子の病気が心配だから検査したい」という妊婦の気持ちだけで，NIPT が実施されるべきではない。胎児の染色体異常が確認されると，多くの場合人工妊娠中絶が選択されていることも明らかになっている。

NIPT は，妊娠中に胎児がなんらかの疾患に罹患していると考えられる場合

トリソミー
染色体数が 2n である二倍体の個体または細胞において，ある染色体が 3 つ存在する現象。ヒトで多くみられるのは，21 番染色体を 3 つもつ 21 トリソミーで，ダウン症候群を呈する。

に，その正確な病態を知る目的で実施される。検査対象は，高齢妊婦，胎児が染色体異常を有する可能性の高い妊婦などに限定されるべきである。またNIPT は，遺伝カウンセリングを提供できる体制のもとで実施すべきである。

③ 再生医療

1 幹細胞とは

ヒトの細胞には寿命があり，たとえば赤血球の寿命は約 120 日である。細胞が死んでも，次から次へと新しい細胞がつくられていく。新しい細胞のもととなる細胞を**幹細胞**（かんさいぼう）という。幹細胞は，さまざまな細胞に分化する能力と，細胞分裂によって自己を複製する能力を有する。

ES細胞▶ 幹細胞の 1 つである**胚性幹細胞** embriotic stem cell（**ES 細胞**）は，どのような細胞にも分化できる**多能性幹細胞**（たのうせい）である。ES 細胞は，胚内の細胞を取り出して培養したものである。ES 細胞からつくり出したさまざまな細胞や組織を，患者の治療に用いるという試みが，1990 年代から始まっており，これを**再生医療**という。

しかし，ES 細胞には 2 つの問題点がある。1 つは，ES 細胞は患者とは異なる他人の細胞であるため，拒絶反応がおこりうることである。もう 1 つは，ES 細胞のもととなる胚は不妊治療の際に余剰となった胚であり，本来は生命の源である。それを破壊して作成されるという点で，生命倫理の問題を克服できなかった。

iPS細胞▶ こうした倫理上の問題は，iPS 細胞の登場によってすべて克服された。ヒトの皮膚細胞にリプログラミング因子とよばれるものを導入することにより，細胞が初期化され，多能性をもつようになる。こうして人工的につくられた多能性幹細胞を**人工多能性幹細胞** induced pluripotent stem cell（**iPS 細胞**）とよぶ。京都大学の山中伸弥がこの細胞をはじめて作成し，ノーベル賞を受賞した。iPS 細胞は胚細胞ではなく体細胞由来であるため，倫理的な問題はまったくない。

2 再生医療の進歩

再生医療は，幹細胞を用いて臓器や組織を再生し，病気によって臓器・組織の機能不全に陥った患者の体内に取り込ませ，機能回復を目ざす医療である。治療法がない，あるいは既存の治療では治癒がむずかしい病気に対して，有効な治療法となる可能性がある。

とくに iPS 細胞は多能性と増殖能をあわせもち，再生医療を飛躍的に発展させる可能性が期待されている。たとえば，角膜を再生して角膜疾患患者に移植する，網膜を再生し加齢黄斑変性（かれいおうはんへんせい）の治療に応用する，赤血球や血小板を再生し

輸血できるようにする，などの再生医療の研究が，現在，進められている。

しかし iPS 細胞は，ES 細胞と同様にがん化のリスクが未知数である。臨床応用を進めるにあたっては，安全性の検証も必須となる。

④ ゲノム医学

1 遺伝子とゲノム

ヒトの細胞には**核**があり，核のなかに**染色体**があり，染色体上に**遺伝子**が存在する。遺伝子の本体は**デオキシリボ核酸** deoxyribonucleic acid（**DNA**）である。ワトソン Watson, J. D. とクリック Crick, F.H.C. は 1953 年に，DNA が二重らせん構造を形成していることを発見した。

DNA は，ヌクレオチドという糖・リン酸・塩基からなる物質が鎖のように連なった物質である。塩基には A（アデニン adenine），T（チミン thymine），G（グアニン guanine），C（シトシン cytosine）の 4 種類があり，A と T，G と C がそれぞれ結合して塩基対を形成する。このため，DNA は互いに補い合うような 2 つの塩基配列をもつ。

細胞分裂の際に DNA が半保存的複製されるしくみや，DNA の情報がリボ核酸 ribonucleic acid（**RNA**）に**転写** transcription され，さらに**翻訳** translation されてタンパク質が合成されるというしくみ（**セントラルドグマ**）も明らかにされた。

さまざまな遺伝子の異常が，疾患の原因となる。ヒトの遺伝子情報を解析することは，疾患の原因の特定や，治療法の開発につながりうる。

ゲノム▶　**ゲノム** genome とは，遺伝子 gene と染色体 chromosome を合わせた造語であり，染色体上に存在するすべての遺伝子情報をさす。

2001 年にはヒトゲノムの基本構造の解読が終了したが，個別の遺伝子配列と疾患との関係の解明はまだこれからである。ヒトゲノムの解明で得られた遺伝子やタンパク質の膨大なデータから，疾患の診断や治療に結びつく情報を抽出する技術は，現在進行形で発展を続けている。

プレシジョン▶
メディスン　2015 年，アメリカのオバマ大統領（当時）は，"Precision Medicine Initiative"を発表した。Precision Medicine（プレシジョンメディスン）とは，患者個人のゲノム情報に基づく個別化医療，すなわちゲノム医療をさす。わが国でも，最先端医療の一角として，ゲノム医療の推進がはかられている。

2 ファーマコゲノミクス

現在最も進んでおり臨床応用が実現しているゲノム医療の 1 つが，**ファーマコゲノミクス** pharmacogenomics（薬理遺伝学）によるがん治療である。ファーマコゲノミクスとは，ゲノム情報に基づいて創薬や個別的な薬剤投与を行うこ

とを目ざす，薬理学と遺伝学の融合領域である。

　近年，がん細胞の変異遺伝子に由来する分子を標的とする**分子標的治療薬**が開発され，効果を上げている。薬理遺伝学的検査では，患者のがん細胞のゲノムを解析し，特定の遺伝子変異を発見し，その変異に対して特異的に効果を発揮する分子標的治療薬を検索する。適合する治療薬があれば，それを患者に用いる。

テーラーメイド▶
医療への活用
　通常，がん治療薬の有効性や副作用は，実際にその薬を患者に使用してみないとわからない。しかし，薬理遺伝学的検査を用いれば，患者にその薬が有効か投与する前に調べ，効果がある患者だけに投与することが可能となる。これによって，効果がないのに副作用に苦しむ患者を減らすことができる。このように，患者1人ひとりに最適化された医療を，**テーラーメイド医療**とよぶこともある。

ゲノム創薬▶
　さらに，多くの患者のゲノム情報のデータベースを活用して，疾患の原因になる遺伝子やその遺伝子から作成されるタンパク質の情報を分析し，そのタンパク質に結合する分子や抗体を有する新しい薬をつくり出すことも試みられている。これを**ゲノム創薬**という。従来の創薬と異なり，疾患に関連する遺伝子を同定しそれを標的とする薬を開発するため，副作用を抑えられる可能性があり，また薬の開発期間を短くできる可能性もある。

3 遺伝子診断

　いくつかの疾患は，特定の遺伝子が関連していることがわかっている。**遺伝子診断**とは，疾病と深くかかわっている遺伝子の有無を診断する技術である。

　発症していない患者について，遺伝子検査の情報をもとに，遺伝性疾患が将来発症する可能生を診断することを**発症前診断**という。遺伝性疾患が将来も本人には発症する可能性はないものの，その人の子どもには遺伝性疾患が発症する可能性を診断することを**保因者診断**という。

遺伝子検査の▶
対象疾患
　2019年現在，筋ジストロフィーなどの79種の遺伝性疾患や，一部の悪性腫瘍の遺伝子診断が，公的医療保険の適用となっている。

　倫理的な観点から，根本的な治療法がない遺伝性疾患について，医療者が本人に遺伝子診断をすすめるべきではない。本人・家族から要望があれば，まず**遺伝カウンセリング**をすすめるべきである。

遺伝カウンセ▶
リング
　遺伝カウンセリングとは，患者や家族の求めに応じて，遺伝子診断に先だって，遺伝性疾患に関する正しい知識や情報を提供し，その理解を深め，不安を軽減することによって，患者・家族の意思決定を支援するためのカウンセリングである。遺伝子検査が患者にとっていかなる利益や不利益があるか，患者の立場にたって相談し，心理的なサポートも行う。カウンセリングは，主治医ではなく，第三者の立場にある専門の遺伝カウンセラーが担当する。

4 遺伝子治療

遺伝子治療とは，遺伝子を編集し，遺伝子異常を修復することによって疾患を治療する手法である。遺伝子治療は，DNAの特定の塩基配列に異常があり，ある種のタンパク質が合成されないことで発症する疾患を対象に開発が進められてきた。1990年にアメリカでアデノシンデアミナーゼ欠損症による重度免疫不全を発症した患者に対し，遺伝子治療がはじめて成功した。

遺伝子治療の方法▶ 遺伝子治療にはさまざまな方法がある。代表例として，遺伝子異常をもつ患者の病変組織に，健康なヒトから取り出した正常な遺伝子を組み込んだウイルスを注入し，患者の細胞内に入り込んだウイルスの正常遺伝子を患者の遺伝子に組み込ませるという方法がある。このようなウイルスをベクター(運び屋)という。

**アデノシン
デアミナーゼ欠損症**
遺伝子の変異によって，アデノシンを分解する酵素が欠損し，蓄積したアデノシンがリンパ球を傷害することで重篤な免疫不全をおこす疾患。

また，患者の骨髄から幹細胞を採取し，体外でベクターを作用させて正常遺伝子を組み込んだのちに，細胞を培養して体内に戻すという方法もある。体内で正常な遺伝子が機能すれば，目的とするタンパク質が合成され，疾患は治癒する。

なお，体細胞の遺伝子治療は許容されるが，精子や卵子などの生殖細胞の遺伝子治療は，患者本人だけでなく子孫にも影響しうるため，禁止されている。

E 医療情報

① 医療情報と個人情報保護

医療情報という言葉は意味が広く，定義はむずかしい。一般には，医療サービスに関するさまざまな情報，たとえば薬や手術などの治療に関する知識や，医療機関に関する情報などを医療情報とよぶことがある。しかし医療従事者が「医療情報」というときは，患者自身の疾患や治療・ケアに関連する情報を意味している。すなわち，カルテ，検査データ，看護記録，処方箋，診断書，診療報酬明細書(レセプト)などに記載されている，患者自身の情報である。

個人情報▶ 医療情報には，患者の氏名や住所などが含まれており，個人情報に該当するような情報も多い。こうした情報を加工して，個人を識別できないようにし，もとの個人情報を復元できないようにすることを匿名加工という。匿名加工されていない医療情報が医療機関外に漏洩してしまうと，病名や治療履歴などの患者のプライバシーにかかわる機微な情報が他人に知れ渡るおそれがあり，人権侵害につながりうる。

秘密保持▶ 医療従事者には，法律に明記された**秘密保持義務**がある。その業務上知り得た人の秘密をもらしてはならない。また，「個人情報の保護に関する法律」(個

人情報保護法)に基づいて，匿名加工されていない医療情報を一部でも医療機関外へもち出すことは原則として禁止されている。

　たとえば，受け持ち患者の匿名加工されていない医療情報をコピーして，自身のパソコンや記録媒体に保存し病院外にもち出すことは禁止されている。パソコンや記録媒体を帰宅途中に紛失し，それがきっかけで個人情報が漏洩されてしまうリスクがゼロではないためである。

② 医療ビッグデータ

　学術研究などを目的として，匿名加工された医療情報を医療機関外にもち出して利用することは可能である。さまざまな匿名加工医療情報が多数の医療機関などから収集され，データベースが構築され，学術研究などの公益目的に利用されている。これらは，情報量が非常に大きいため，**医療ビッグデータ**といわれる。

　さまざまな医療ビッグデータを表4-6に示す。保健・医療・介護系ビッグデータは，現場の保健・医療・介護の実態を反映したデータという意味で，リアルワールドデータ real-world data(RWD)ともよばれる。

1 患者レジストリー

　患者レジストリーとは，公的統計の作成や学術研究などの目的で，特定の疾患を有する患者の詳細なデータを多施設から収集・登録するシステムである。

がん登録▶　**がん登録**は，2016(平成28)年に施行された「がん登録等の推進に関する法律」(がん登録推進法)に基づき，がんと診断された全患者データを，都道府県に設置されたがん登録室を通じて収集し，国立がん研究センターにて集計・分析・管理するしくみである。集計データは，国立がん研究センターがん対策情報センターのウェブサイト「がん登録・統計」で一般公開されている。

日本外科学会▶
NCD　**日本外科学会 National Clinical Database(NCD)**は，日本全国の外科手術患者の情報を登録したデータベースである。全国5,500以上の施設から年間150万件以上の手術症例が登録されている。収集されたデータは外科医療の質評価に利用されるほか，臨床研究にも活用されている。

▶表4-6　さまざまな医療ビッグデータ

(1)保健・医療・介護系ビッグデータ
　①患者レジストリー：がん登録，外科学会NCDなど
　②保険データベース：レセプト情報・特定健診等情報データベース(NDB)，DPCデータベース，介護給付費等実態統計など
　③電子カルテ等情報：電子カルテ，看護記録，検査データ，画像診断データなど
(2)ライフサイエンス系ビッグデータ
　ヒトゲノム情報，など

2　保険データベース

　　保険診療を行った病院・診療所は，**診療報酬点数表**という医療サービスの公定価格表に基づいて計算した患者ごとの診療報酬を毎月末に集計し，審査支払機関を介して保険者に診療報酬請求する。この書類を**レセプト**(**診療報酬明細書**)という(▶64ページ)。レセプトには，患者の年齢・性別，外来受診日，入院日・退院日，診断名，実施された医療(検査・手術・処置・放射線治療・リハビリテーションなど)の内容と日付，処方された薬剤の名称・量・日付，診療報酬の明細などが詳細に記載されている。

NDB・DPC▶
データ
　　近年，全国の医療機関から匿名加工されたレセプト情報を収集し，臨床研究や医療経済研究に活用する動きが活発化している。厚生労働省の**レセプト情報・特定健診等情報データベース**(**NDB**)は，全国約 8,000 の病院と約 16 万の診療所が発行するレセプトの情報を収集したビッグデータである。

　　DPC(Diagnosis Procedure Combination)とは，病名と治療内容の組み合わせによって患者を分類する方法をさす。この DPC に基づいて患者を分類したうえで診療報酬の支払い額を決定する方式を，**DPC に基づく包括支払い制度**(**DPC/PDPS**)という。この制度の対象となる大学病院や比較的大きい病院はDPC 病院とよばれる。DPC 病院は全国に千数百あり，DPC 病院で記録されるレセプト情報と一部の臨床情報を含む詳細な入院患者データは，DPC データとよばれる。多施設の匿名加工された DPC データを収集したデータベースを DPC データベースという。

　　NDB・DPC データの簡易な集計結果は，厚生労働省のウェブサイトに公開されている。また，研究者たちによって NDB や DPC データを用いたさまざまな臨床研究が行われている。

3　電子カルテ等情報

電子カルテ
診療録(カルテ)や看護記録などの診療諸記録を医療従事者が直接入力してデータベースに保存し，必要に応じて閲覧や統計処理を行うことができる情報システム。
　　レセプトデータや DPC データに加えて，電子カルテ由来のバイタルサインや，検査データ，画像診断データなどのデータを導入したデータベースの構築が徐々に進められている。

　　レセプトや DPC データは全国共通のフォーマットであるため，多施設データを統合することは比較的容易である。しかし各医療機関の電子カルテデータは互換性に乏しく，簡単に統合できない。このため厚生労働省は 2006 年に「電子的診療情報交換推進事業」(SS-MIX)を開始し，医療機関を対象とした医療情報の交換・共有のための規約を策定した。現在，SS-MIX の規約にそって医療情報を標準化し，データを統合する試みがなされている。

　　一例として，医薬品医療機器総合機構(PMDA)では，法律に基づく医薬品などの安全対策業務の一環として，医療情報データベースシステム(MID-NET)を運用している。23 病院から収集されるデータには，レセプト・DPC

データに加えて，検査データなどが含まれる。

③ 人工知能(AI)による医療支援

1 AI による画像診断

人工知能
人間が知能によって行う学習や推論などの行為を，機械に行わせたもの。

医療ビッグデータを人工知能 artificial intelligence(AI)に応用する試みも徐々に進んでいる。医療における AI で最も開発が進み，すでに一部で実用化されている領域が，画像診断である。

電子カルテには，病理診断や放射線診断など，さまざまな画像診断の膨大なデータが含まれる。これらの画像データの読影は，本来は医師の役割である。現在，AI がその代役となって，効率的に画像診断を行う試みが始まっている。

▶**病理診断への応用**

読影
X 線や CT などの画像をもとに，診断を行うこと。

病理診断とは，人体から採取した組織の標本を顕微鏡で観察し，がんの有無などを診断するものであり，病理医が行う。多くの病理医は一定のルールをベースにみずから積み上げた経験則を用いて病理診断を行う。この病理診断をAI に行わせようという試みが進んでいる。

病理診断を行う AI の具体的な開発方法として，まず病理医が正常と判断した画像を数多く分析させ，AI になにが正常かを学習させる。次に異常所見を含む画像を読ませ，正常とどれだけかけ離れているかを数値化して表示させる。膨大なデータで学習した AI の診断能力は，病理医にかなり近づいている。

> **Column** 医療ビッグデータ研究の実例

医療ビッグデータを用いてさまざまな臨床研究が行われている。ここでは，医療ビッグデータの1つであるDPCデータを用いて脳梗塞リハビリテーションの効果を検証した論文の内容を紹介しよう。
〈対象〉2012年4月〜2014年3月に全国約1,100のDPC病院に入院した脳梗塞患者100,791人を対象とした。リハビリテーションを入院後3日以内に開始した患者は74,229人，入院4日以降に開始した患者は26,562人であった。
〈方法〉リハビリテーションの密度を1日あたり平均単位数(1単位＝20分)と定義し，リハビリテーションの開始時期および密度とADLの改善との関連を分析した。患者の背景要因は多変量解析により調整した。
〈結果〉リハビリテーション開始時期が早く，リハビリテーションの密度が高いほどADLの改善率が高いことが明らかとなった。

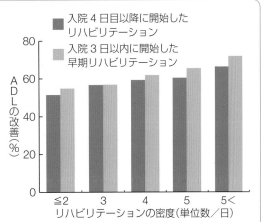

(Yagi M. et al.: Impact of Rehabilitation on Outcomes in Patients with Ischemic Stroke: A Nationwide Retro-spective Cohort Study in Japan. *Stroke*, 48:740-746, 2017. をもとに作成)

放射線診断への▶ このほかにも CT などの放射線診断画像や，消化管内視鏡検査の画像などを
応用　AI に読影させるというプロジェクトが進められている。

AIの使いどころ▶ 画像診断を AI に行わせると，医師の仕事がなくなって，医師は必要なくな
るかといえば，けっしてそのようなことはない。画像診断の件数は増えつづけ
ているにもかかわらず，病理医や放射線診断医などの数は増えていない。そこ
で AI に手伝ってもらうのである。

2 AI による医師の診療支援

治療方針決定の▶ AI は医師の診療の支援に役だてられることが期待されている。たとえば AI
支援　が患者の臨床データを電子カルテから読み取り，診療ガイドラインなどを検索
して，治療方法の候補を医師に提示するなどである。

　また，膨大な数の医学論文を一気に読み，医師による治療方針の意思決定を
支援するエビデンス(科学的根拠)を検索することもできるようになるだろう。
医師自身が多忙な日常診療のあいまに膨大な数の医学論文を読み込むことはで
きないので，AI にかわりに読んでもらうのである。

　さらに，医学・医療の専門知識を取り込んで訓練された推論モデルを使い，
複数の治療方針に優先順位をつけさせ，その結果をもとに，医師が治療方針を
最終決定するという活用法も考えられる。

ゲノム医療の支援▶ そのほかにも，ゲノム医療をサポートする AI も開発されている。がん患者
の遺伝子情報を AI に入力すると，患者のゲノム情報からがん発症に関連する
遺伝子変異を抽出し，その変異を標的とする有効な治療薬を提示する。

医師とAIの関係▶ あくまで AI は医師の仕事の補助役であり，最終的な診断・治療の責任は医
師が負う。あたり前と言えばあたり前で，AI に患者の命は預けられない。医
師と AI の主従が入れかわることなどありえないのである。

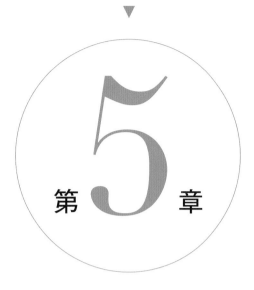

医療概論

第5章

医療経済学と医療政策

A 経済学を用いて医療を読みとく

① 医療者が経済学を学ぶ意義

医学と経済学▶ 「経済学」という言葉を聞いたあなたは,「お金の話だ」と思うかもしれない。それは一部正しいが,一部は誤りである。経済学とは,希少な資源をどのように配分すれば個人ならびに社会が最適な状態に達しうるかを分析する科学である。資源には,物だけでなく,人や情報も含まれる。

医学は,人々の健康を保持・増進することを通じて,人々の幸福を実現することを目ざす。経済学は,人々の暮らしをゆたかにすることを通じて,人々の幸福を実現することを目ざす。つまり医学も経済学も,その目ざすところは同じである。

医療経済学▶ 経済学は,**ミクロ経済学**と**マクロ経済学**に分けられる。ミクロ経済学は,企業・消費者が限られた資源をどのように有効利用して,どのような生産・消費行動をとるのか,その法則性やメカニズムを分析し改善策を考える学問である。一方,マクロ経済学は,景気の動向など,日本全体や世界の経済の動きを分析し改善策を考える学問である。

医療を対象とする経済学である**医療経済学**は,医療分野における経済活動の理論分析・実証分析を行うミクロ経済学の一分野でもあり,医療制度全体や国民医療費の将来像を分析するマクロ経済学の一分野でもある。

医療のさまざまな問題は,経済学的には,資源配分のゆがみの問題であることが多い。医師不足・看護師不足の問題は,医師・看護師という人的資源の配分のゆがみであり,医師・看護師の需要と供給のミスマッチの問題ともいえる。

公的医療は,人々が支払う保険料や税金を財源としている。その総額は年間40兆円をこえている。お金は無限にあるわけではない。お金という希少な資源をどのように配分すれば,効果的で効率的な医療を提供できるかを検討することも,医療経済学の役割の1つである。

医療者が経済学を▶ 学ぶ意義 医療者が経済学の知識をもっていなくても,かつてはさほど問題にならなかった。国家の経済が安定的に成長し,社会保障にかける予算が潤沢にあるうちは,保健・医療・介護の経済効率性を考える必要はあまりなかったためである。

しかしいまや,先進国の経済は長らく停滞している。わが国の財政赤字は深刻であり,財政破綻のリスクもないとはいえない。社会保障を手厚くすることは多くの国民の願いである。しかし,社会保障を際限なく拡大していけば,働

く世代が支払う税金や保険料の負担が増えるばかりである。それには限界がある。

限られた資源を活用して効果的で効率的な医療を行うには，治療やケアの効果だけでなく，かかる費用のことも考慮する**費用対効果**の考え方を，医療現場に導入しなければならない。具体的には，治療やケアの選択肢が2つ以上あって，どれも効果が同じ程度ならば，最も費用がかからない方法を選択する。従来の治療と比べて効果の差はほんのわずかであるのにばくだいな費用がかかるような新しい治療は，それを選択せず従来の治療を継続する，といった視点が重要となる。このような費用対効果を意識した医療を実現できるのは，政治家でも官僚でも経済評論家でもない，医療現場にいる医療者だけである。

本章では，難解な医療経済学の理論を，経済学を学んだことがない医療系学生にも理解しやすいように，具体例をまじえながらやさしく解説する。

② 医療サービスの特殊性

経済学では，人になんらかの効用(メリット，満足)を与えるものを，**財**という。財には有形財と無形財があり，有形財を単に財，無形財をサービスとよぶこともある。財(有形財)には，たとえば食品・日用品・家電製品・車・家などがある。これに対して，理髪店で髪を切ってもらうのはサービス(無形財)にあたる。ピザは有形財だが，ピザの宅配はサービスである。医薬品・医療機器は有形財だが，それを用いて行われる医療はサービスである。

以下では，一般の財と比較した医療サービスの特殊性を考えてみよう。

1 需要の不確実性

たとえば，スマートフォンはほしくて買うものである。これに対して，医療サービスはほしくて買うものではない。むしろ，買わずにすむのであればそのほうがよい。

また，多くの医療サービスの需要はいつも急に発生し，いつ発生するか予測できない。急に具合がわるくなって，救急外来を受診することもある。これを医療サービスの**需要の不確実性**という。

需要の不確実性は，医療を経済学的に考えるうえで重要なキーワードの1つである。このキーワードは，「公的医療保険がなぜ必要か」(▶193ページ)という論点につながる。

2 必需財と奢侈財

必需財とは，貧富の差に関係なく，価格が上昇しても消費があまり減らない財・サービスである。それに対して**奢侈財**(ぜいたく品)は，所得が低い人は消費せず，価格が上昇すれば消費が減る財・サービスである。

水道や電気は必需財である。ふだんの食事に必要な米や野菜などの食品，ふだん着る衣服なども必需財である。通勤・通学の鉄道やバスも，利用者にとっては必需財である。宝石などの装飾品，外食や娯楽などのサービスは一般に奢侈財とみなされる。

医療サービスは▶
必需財か奢侈財か

医療サービスの多くは必需財である。貧富の差に関係なく，病気やけがをすれば医療サービスは必要になる。

しかし，一部の医療サービスは奢侈財にあたる。たとえば病院の差額ベッド，美容医療などは，利用しなくても少なくとも死亡や障害にいたることはなく，利用することによって生活の質や満足度が上がるかどうかは人によって異なるため，対価を支払ってそのサービスを購入するかどうかは本人しだいである。

医療サービスの多くが必需財であることも，「公的医療保険がなぜ必要か」（▶183ページ）という論点につながる。

3 探索財・経験財・信頼財

消費者による評価が可能かという観点からは，財は探索財・経験財・信頼財に分けられる。

[1] **探索財**　購入の前に品質評価が可能な財である。たとえば，衣服は購入する前に試着できる。

[2] **経験財**　消費後に品質評価が可能な財である。外食は経験財である。食べ物の評価は人によって異なり，結局自分で食べてみないと満足が得られるかどうかはわからない。

[3] **信頼財**　消費後でも品質評価がむずかしい財である。弁護士によるサービスは，専門性が高いため一般消費者にはその品質を評価できない。弁護士を信頼してまかせるしかない。

医療サービスは，経験財の要素もあるものの，ほぼ信頼財である。医療サービスの真の価値は，病気を治癒させ，生命を救い生活の質を向上させることである。ところが多くの医療サービスは，その品質を消費者が事前にも事後にも評価することはかなりむずかしい。

たとえば，がん検診で早期胃がんと診断され，胃切除術を受けたとしよう。手術は無事に終わり，合併症もなく退院できた。しかし，手術の効果はほぼ実感できない。胃がんが再発しなければ，手術の効果はあったといえるかもしれない。そういえるのは，少なくとも5年先である。

医療サービスが信頼財であることは，「医療の質評価と情報公開」（▶185ページ）という論点につながる。

4 情報の非対称性

たとえば，スマートフォンを購入する場合であれば，消費者はその品質や価格に関する情報を得てそれらを検討し，どのスマートフォンを購入するか自分

自身で意思決定できる。

　これに対して，医療サービスに関する情報は複雑であり，専門的な知識がないと理解できないことが多い。スマートフォンのように品質や価格を吟味した上で購入することは，医療サービスの購入においてはかなり困難である。医療サービスの生産者である医療従事者のほうが，消費者である患者よりも，医療に関する知識を圧倒的に多くもっている。これを**情報の非対称性**という。

　医療サービスにおける情報の非対称性の問題は，「医療サービスの規制」（▶189ページ）などの論点につながる。

③ 公的医療保険がなぜ必要か ——誰もが安心して受けられる医療

1 保険とは

　保険とは，将来に発生しうる事故に対し，保険料を加入者（被保険者）が負担し，事故に伴う突然の経済的負担に備える相互扶助のシステムである。保険のことを「1人の災難をおおぜいが分かち，わずかの金を捨てて大難を逃れる制度」と説明したのは福沢諭吉（1835-1901）である。

　人間いつかは病気にかかり，いつかは死ぬ。しかし，それがいつかは予測できない。医療サービスの需要はたいてい予測できないタイミングで急に発生する。われわれは突然病気にかかって高額な医療費を支払わなければならなくなるというリスクをかかえている。保険は，医療サービスの「需要の不確実性」（▶181ページ）に対処するシステムである。

強制保険と ▶
任意保険
　保険は，保険者のタイプによって，公的な**強制保険**と民間の**任意保険**に区分される。わが国では，一定程度以上のエビデンス（科学的根拠）のある医療サービスのほとんどが，公的医療保険の対象となっている。これは，そうした医療サービスが，わが国では必需財と考えられているためである。差額ベッド代など，公的保険でカバーされない一部の医療サービスは，奢侈財である。それらに対する保険は，民間保険会社が医療保険商品として販売している。

　アメリカの公的医療保険には，低所得者を対象としたメディケイド Medicaid と，65歳以上の高齢者を対象としたメディケア Medicare がある。一般の65歳未満の国民に対する公的医療保険は存在せず，人々は民間保険会社から医療保険商品を購入する。つまりアメリカでは，65歳以下の人々に対する医療サービスはすべて奢侈財と考えられている，と説明できる。

2 国民皆保険制度の意義

アメリカにおける ▶
保険制度の問題点
　アメリカのように医療保険制度を民間にゆだねてしまった場合，貧富の差によって受けられる医療の内容に差が生じることになる。高所得者は，さまざま

な医療サービスに適用される高額の民間医療保険を購入できる。しかし低所得者は，一部の医療サービスにしか適用されない低額の民間医療保険しか購入できない，あるいはそもそも医療保険を購入できず無保険者となってしまうこともある。実際，アメリカ国民の1割以上は，メディケイドの対象となるほどの低所得者層には属さないものの，民間医療保険を購入する資力のない無保険者である。

　アメリカの医療サービスの価格は，非常に高額である。保険なしで100%自己負担で支払うとなると莫大な支払額となり，家計が破綻する場合もある。2019年に発表された論文によれば，アメリカでは毎年約53万件の自己破産があり，その66.5%は高額な医療費が払えないことが原因であったという[1]。

　医療サービスの多くは必需財であり，貧富の差に関係なく，病気やけがをすれば必要になるものである。しかしアメリカの場合，無保険者は医療サービスを受けられない。そのため無保険者の健康状態は悪化している。

民間医療保険依存▶による弊害の回避　民間医療保険による上記のような弊害を回避するため，アメリカを除く多くの先進国では，強制加入の公的医療保険を導入したり，税金を医療費の財源としたりしている。ドイツやフランスは前者(公的医療保険主体)，イギリスは後者(税金主体)，日本は両方(公的医療保険と税)である。

　わが国は世界に先がけて1961(昭和36)年に**国民皆保険制度**を導入した(▶64ページ)。生活保護制度(▶67ページ)の対象者を除くほぼすべての国民が強制加入の公的医療保険に加入している。被保険者は毎月保険料を保険者に支払わなければならないが，低所得者の保険料は軽減される。この制度によって，被保険者は保険証を持参して医療機関にかかれば医療サービスを受けることができ，それにかかる費用の1〜3割の自己負担金を医療機関の窓口で支払えばよいこととなっている。つまり国民皆保険制度は，国民すべてがいつでも必要なときに医療サービスを受けられるようにする，安心のシステムといえる。

3　患者自己負担がなぜ必要か

　かつてわが国では，高齢者の医療費の自己負担割合が0%という時代があった。1969(昭和44)年に東京都で老人医療費の患者自己負担が無料化された。その動きはほかの自治体にも広がり，1973(昭和48)年には政府もこれに追随し，国全体で老人医療費の患者自己負担を無料とする制度を導入した。

モラルハザード▶　厚生省(現在の厚生労働省)は，この制度に大反対であった。医療費を無料化すると，医療の必要性がないのに過剰な医療サービスを受ける人々が増える。わざわざ病院や診療所に来るまでもない，ちょっとした体調不良でも病院や診療所にかかる。このような道徳の乱れを経済学の用語で**モラルハザード**という。

1) Himmelstein, D. U. et al.: Medical bankruptcy: still common despite the Affordable Care Act. *American Journal of Public Health,* 109: 431-433, 2019.

このモラルハザードによって国民医療費が確実に増大すると考え，厚生省は大反対したのである。

さて実際，その後の 10 年間で老人医療費は約 2 倍に増加した。当時の厚生省保険局長が 1983 年に「医療費亡国論」を唱え，「このまま医療費が増えつづければ，国家がつぶれる」と警告した。結局，1983 年に「老人保健法」が施行されると老人医療費無料制度は廃止され，患者自己負担が復活した。

自己負担割合の▶
引き上げ

過去に公的医療保険の自己負担割合はたびたび引き上げられている。老人医療費はかつて無料であったものの，現在は 1 割(現役並みの所得がある高齢者は 3 割)となっている。サラリーマンが被保険者である健康保険はかつて自己負担 1 割であったものが現在は 3 割にまで増加している(▶64 ページ)。

④ 医療の質評価と情報公開

1 ドナベディアンモデル

医療の質▶

前述したように，医療サービスの多くは信頼財である。患者が自力で正確な情報を収集し，それらを吟味して適切に医療サービスを選択することはかなりむずかしい。そこで，第三者の専門家が**医療の質**を評価し，それらに関する客観的な情報を公開するという試みがなされている。

アメリカ医学研究所

1970 年に設立された独立非営利の学術機関。健康や医療に関する議会・政府への助言を，政府から独立して行っている。2015 年にアメリカ医学アカデミー National Academy of Medicine に改称した。

アメリカ医学研究所 Institute of Medicine は，医療の質を「個人および集団に対する診療行為が望まれた健康状態をもたらす確率を上げ，かつ，最新の専門知識と合致する度合い」と定義した[1]。つまり，質の高い医療とは，的確なタイミングで適切なサービスが提供される医療であるとした。最新のエビデンス(科学的根拠)に基づく治療が行われる，という点も重視している。

ドナベディアン▶
モデル

医療の質評価の具体的な手順について，ドナベディアン Donabedian, A.(1919-2000)は，医療サービスを構造 structure，プロセス process，アウトカム outcome の 3 つの軸で評価することを提唱した。これを**ドナベディアンモデル**という(▶図 5-1)。

[1] **構造** 医療の構造を評価する要素には，医療機関に的確なタイミングで適切なサービスを提供できる体制が整っていること，すなわち医療従事者や医療設備が充実していることなどがあげられる。

[2] **プロセス** 医療のプロセスとは，実際に行われた検査や治療・ケアの過程であり，これらがエビデンスに基づいているかどうかがかぎとなる。

[3] **アウトカム** アウトカムは，結果や成果という意味であり，患者の死亡率，

1) Institute of Medicine Committee to Design a Strategy for Quality Review and Assurance in Medicare: *Medicare - A Strategy for Quality Assurance*. National Academies Press, 1990.

構造 structure	プロセス process	アウトカム outcome
・医療施設 ・医療設備　など	・治療の内容 ・ケアの内容　など	・生存率・死亡率 ・QOL　など

▶図 5-1　ドナベディアンモデル

生存期間，日常生活動作(ADL)の改善や生活の質(QOL)の向上などが含まれる。

医療の質指標▶　上記の構造，プロセス，アウトカムを数値化した指標を，**医療の質指標** quality indicator(QI)という。世界中でさまざまな医療の質指標が考案されているが，プロセス，アウトカムに関する適切な指標はまだ研究段階あるいは試験運用の段階である。

　たとえば，急性心筋梗塞に関する病院のプロセスやアウトカムに関する質指標には，「急性心筋梗塞の患者で病院到着から冠動脈カテーテル治療開始までの所要時間が 90 分以内の患者の割合」などがある。こうした指標は循環器の専門家たちがエビデンスに基づいて作成する。それらを医療機関ごとに数値化し，その情報をすべての医療機関向けに公開することは，医療従事者の自助努力による医療の質改善に役にたつかもしれない。

　しかし，上記のような複雑な指標は，医療従事者でなければ理解することはむずかしく，一般市民に公開することはあまり役にたたない。

　実際，カナダで行われた研究によると，心臓手術に関する質指標の情報を医療機関向けに公開することにより，各医療機関は医療の質の改善に自発的に取り組み，国全体の心臓手術後の死亡率が低下した。しかし，これらの情報を一般市民に公開してもなにもかわらなかったという[1]。

2　医療の質評価の情報をどこまで公開すべきか

　一般論として，医療に関する情報公開は重要である。正確な情報がなにもなければ，患者は不安をいだく。インターネットに氾濫する不正確な情報を見て患者が右往左往する現状よりは，専門家が分析した正確な情報を患者が容易に入手できるように，方策を講じるべきである。とはいえ，医療の質評価に関する情報をどの範囲まで公開するかは議論が分かれるところである。

医療機能情報▶
提供制度　2006(平成 18)年の医療法改正により，各医療機関は自施設の医療機能に関する情報を都道府県知事へ報告することが義務づけられ，都道府県知事はその情報を住民・患者に対して提供することとされた。この新しい制度に基づいて

1) Guru, V. et al.: Public versus private institutional performance reporting: what is mandatory for quality improvement? *American Heart Journal*, 152: 573-578, 2006.

　厚生労働省は，住民・患者による医療機関の適切な選択を支援することを目的として，**医療機能情報提供制度（医療情報ネット）**を導入した[1]。

　この制度の導入以前は，住民・患者が医療機能に関する情報を入手しようとしても，医療機関の広告やホームページや院内掲示などにしか情報がなく，その内容にも医療機関間や地域間で差があり，住民・患者が内容を客観的に比較したり理解したりすることは困難であった。そこで，医療機関の自発的な情報提供だけにゆだねるのではなく，報告を法的に義務づけ，病院間比較ができるかたちで情報を整理し公開することとされた。

　医療情報ネットで公開される情報は，基本情報（診療科目・診療日・診療時間など）のほか，対応可能な疾患・治療内容，専門医の種類・人数などである。すなわち，ドナベディアンモデルでいえば構造に該当する内容がほとんどであり，一部のプロセス情報はあるものの，アウトカム情報の記載はない。

アウトカム情報の公開の是非 ▶　死亡率などのアウトカムの情報を医療機関単位で一般公開することは，実際のところ有害無益である。なぜならば，医療機関ごとに患者の年齢や重症度の分布は異なり，多数の重症患者を受け入れている医療機関ほど死亡率は高くなるからである。すなわち，患者の背景（年齢・重症度・併存症など）の違いを考

Column　エンドリザルト

　コドマン Codman, E. A.(1869-1940)は，医療の質評価の分野で先駆的な業績を残した医師である。コドマンはハーバード大学医学部を卒業したのち，関連病院であるマサチューセッツ総合病院で外科医として研鑽を積んだ。そこで彼は，ハーバードの医師たちが成功した手術ばかりを学会発表し，失敗例についてはなにも語らないことに疑問をいだいた。彼は，ハーバード大学医学部がエビデンスによらない権威主義で患者を丸め込み，患者を実験台にして，不要で有害な医療を施している，という疑いをいだいた。

　コドマンは，「病院の生産物とは，患者に医療を施したということだけではなく，その結果として患者にもたらされる利益である」という信念をいだいていた。そして，「医療行為が本当に患者の役にたったのかどうか，その最終結果 end result を調べて，役にたたなかった場合はその原因がなにかを究明し，診療の改善に役だてる」という「エンドリザルトシステム」を提案した。

　しかし，当時のハーバード大学医学部の医師たちはコドマンの提案を無視した。業を煮やしたコドマンは，マサチューセッツ総合病院のすぐ近くに別の病院を開き，エンドリザルトシステムを導入した。その名もエンドリザルト病院 End Result Hospital である。そこで彼はみずからの手術結果を成功例も失敗例も含めてすべて公表し，それらの検証結果も公表した。

　しかし彼はハーバード大学の上司たちを激しく中傷したため，結果的にハーバード大学から去ることになった。エンドリザルト病院で彼を手伝う医師もいなくなり，その病院も結局は閉院となった。

　コドマンの考え方は，当時はあまりに先進的すぎた。彼の死後約半世紀を経て，エンドリザルトシステムという考え方はドナベディアンによって再評価された。

---

1) 厚生労働省：医療機能情報提供制度（医療情報ネット）について．(https://www.mhlw.go.jp/stf/seisakunitsuite/bunya/kenkou_iryou/iryou/teikyouseido/index.html)（2020-04-01 参照）

慮しないで単純に死亡率を計算して公表すれば，数字だけがひとり歩きし，患者をミスリードするだけである。

　ましてや公開した情報の解釈を患者の自己責任とすることは，患者にとって酷である。したがって，そうした情報は一般市民・患者には公開しないほうがよいとされる。これを情報の秘匿（ひとく）ととらえるのは不適切である。

　医療機関が公開する情報を積極的に利用すべきなのは，患者よりもむしろ家庭医である。彼らがふだんからそうした情報を収集し整理できていれば，かかりつけの患者にとって有用な情報のみを取捨選択し，提供することができるはずである。

⑤ 医療サービスの規制

1　規制の目的

　一般の財・サービスに比べて，医療サービスは提供者に対してさまざまな法的規制がかけられている。その目的は，医療サービスの安全確保である。

　医療サービスには「情報の非対称性」（▶182ページ）がある。医療サービスの消費者（患者）が，自力で品質や価格を評価することは困難である。

　医療を市場原理にまかせると，品質が劣ったり，不当に高額な価格で医療サービスが提供されたりするおそれがある。医療サービスの安全も担保されない可能性もある。こうなると，不利益をこうむるのは消費者（患者）であるため，医療サービスの提供者に対しては法律で厳しい規制がかけられるのである。規制をクリアした良質なサービスだけが，消費者に保険診療として提供される。そのことが国民や患者の安心につながる。

2　規制の具体例

　医療サービスは，「医師法」「医療法」「医薬品，医療機器等の品質，有効性及び安全性の確保等に関する法律（医薬品医療機器等法）」「健康保険法」などさまざまな法律によって規制を受けている（▶表5-1）。

　[1] **医薬品・医療機器の承認制度**　医薬品医療機器法に基づく，医薬品・医療機器の有効性と安全性の確保を目的とした規制である。患者の生命に直結する医薬品・医療機器は，とりわけ安全性に関する厳格な規制が必要である。

　[2] **広告規制**　エビデンスなく効能効果をうたった誇大広告は，医薬品医療機器等法などで厳しく規制され，違反すれば刑事罰もある。また，患者の体験談による広告や，ほかと比較して優良だと主張するような広告は，内容の真偽にかかわらず医療法によって禁止されている。

　[3] **免許制度**　医療従事者は国家資格を有しており，免許をもたないものが医療サービス市場に参入することはできない。医師法に基づき，医師でなければ

▶表5-1　医療サービスの規制とその根拠法

規制の内容	規制の目的	根拠法
医薬品・医療機器の承認制度	医薬品・医療機器の有効性・安全性確保	医薬品医療機器等法
広告規制	不適切な患者誘導を抑制	医薬品医療機器等法，医療法など
免許制度	医療従事者の質の担保	医師法など
施設基準	医療施設の質の担保	医療法
診療報酬点数制度	医療サービス価格の安定	健康保険法など
公的医療保険の強制加入	所得格差によるアクセスの不平等を抑制	健康保険法など
病床規制	病床数の過剰・地域偏在の抑制	医療法

医療行為を行ってはならないとされる(業務独占)。また，医師以外が医師を名のってはならないとされる(名称独占)。ほかの職種も同様に名称や業務を独占している。医療従事者の国家試験の合格者数は政府により厳格に管理されている。つまり免許制度は，医療サービス市場への参入規制の1つである。

[4] **施設基準**　病室を新しくつくるには，病室の面積や病床と病床の間の間隔など，国が定めた細かい規準をまもらなければならない。病院の医療従事者の人員配置なども細かく決められている。これらはすべて，医療サービスの品質を維持し，安全を確保するためである。

[5] **診療報酬点数制度**　公的医療保険の対象となる医療サービスには，診療報酬点数制度に基づいて，全国一律の価格が決められている。医療サービス提供者が勝手に医療サービスの価格を決めてはならない。

⑥ 医療職の不足

1 医師不足

医師の数 ▶　厚生労働省「医師統計」によれば，2020(令和2)年12月31日現在における全国の届出医師数は34.0万人であり，人口千対の医師数は2.7人である。男性医師が26.2万人，女性医師が7.8万人となっている。

　診療科の構成割合を性別にみると，男性では内科系38.7%，外科系9.7%，整形外科8.5%，精神科5.0%の順である。女性では内科系31.0%，小児科8.8%，眼科7.2%，産婦人科7.4%，皮膚科6.7%の順である。

増加しているが，▶
「足りない」医師
　2000年ごろから，医師不足がいわれつづけている。2008年に大学医学部の定員が増員され，現在は1学年が約9,500人である。実際，医師数は毎年増加しつづけている(▶表5-2)。にもかかわらず，勤務医たちは多忙であり，いつも「手が足りない」と感じている。統計データが示す医師数の増加と，現場で

▶表 5-2　医師数および人口の推移

年	医師数（人）	総人口（千人）	総人口千人対医師数	65 歳以上人口（千人）	65 歳以上人口比率	65 歳以上人口千人対医師数
2002	262,687	127,435	2.1	23,628	18.5%	11.1
2004	270,371	127,687	2.1	24,876	19.5%	10.9
2006	277,927	127,770	2.2	26,604	20.8%	10.4
2008	286,699	127,692	2.2	28,216	22.1%	10.2
2010	295,049	128,057	2.3	29,484	23.0%	10.0
2012	303,268	127,515	2.4	30,793	24.1%	9.8
2014	311,205	127,083	2.4	33,000	26.0%	9.4
2016	319,480	126,933	2.5	34,591	27.2%	9.2
2018	327,210	126,443	2.6	35,578	28.1%	9.2
2020	339,623	126,227	2.7	36,027	28.5%	9.4

（厚生労働省「医師・歯科医師・薬剤師統計」，総務省統計局「人口推計」をもとに作成）

感じられている医師不足感とのギャップの原因として，医療サービスの需要の増加と病院配置の非効率がある。

● 医療サービスの需要の増加

医師数が増えつづける一方で，総人口は 2010 年をピークとして，以降は減少しつつあり，今後も減りつづけるので，総人口千人対医師数は増加しつづけるはずである。では，このままでは医師数は過剰になるかといえば，事実はそう単純ではない。

65 歳以上人口は増えつづけ，総人口に占める 65 歳以上人口比率も高くなりつづけている。このため，65 歳以上人口千人対医師数は，年々減少しているのである。医療を必要とする高齢者が増えて，相対的に医師の手が足りなくなっていることがうかがえる。

産科における医師▶ 　産科は医師不足問題の中心にある。医師調査によれば，産科医師数は少し増不足 えている。ところが出生数は年々減り，2016 年には 97 万 6979 人と，はじめて 100 万人を割り込んだ。したがって，産科医 1 人あたりの分娩数は微減している。しかし，だからといって産科医の負担はまったく軽減されていない。産科の医師不足感は依然として深刻である。

近年，晩婚化などの影響で女性の出産年齢が高くなっている。体外受精など生殖補助医療技術の進歩によって，高齢女性の妊娠・出産の成功率も上がっている。これらの結果，高齢妊娠・出産が増加している。高齢妊娠では，流産・早産，胎児の染色体異常，妊婦の合併症などのリスクが高くなり，帝王切開手術が必要となる確率も高くなる。

表 5-3 に示すとおり，病院でも診療所でも，出産に占める帝王切開手術の

▶表 5-3　出産に占める帝王切開手術の割合の年次推移

年	病院(%)	診療所(%)
1990	11.2	8.3
2002	17.9	11.9
2014	24.8	13.6
2017	25.8	14.0
2020	27.4	14.7

(厚生労働省「医療施設調査」による)

割合は増加の一途をたどっている。病院における全出産に占める帝王切開手術の割合は 2020 年には 27.4%に増加している。病院はクリニックよりもハイリスクの妊婦の割合が高く、病院における分娩の実に 4 分の 1 は帝王切開である。

● 病院配置の非効率

わが国には約 1 億 3000 万人の人口に対して約 8,000 の病院があり、その多くは中小病院である。これだけ多数の病院に医師が分散している。小児科を例にとると、1 病院あたり小児科医師数が、わが国はイギリスの 10 分の 1 しかいない。小児科医が 1 人しかいない病院も多数ある。

法律上、病院は医師が 24 時間 365 日常駐していることを義務づけられており、夜間や休日も医師の当直業務が発生する。医師数の少ない病院は、その少ない医師たちで夜間・休日の診療をまわさなければならない。あるいはバイトの医師を雇うこともある。

1 人の医師だと、ある患者の処置で手がふさがっているときに、別の患者が来てもすぐに対応できない。1 人当直はリスクが大きく、医師は緊張をしいられる。こういった状況が勤務医の「医師不足感」を生んでいる。

2 医師の地域偏在

厚生労働省「医師統計」によれば、人口十万人あたり医師数が最も多い都道府県は徳島(338.4 人)、ついで京都(332.6 人)、高知(322.0 人)であり、4 位以下は東京、岡山、長崎、鳥取、福岡、和歌山、島根となっている。東京を除いて、トップ 10 に入る府県はすべて西日本である。一方、最も少ないのは埼玉(177.8 人)、ついで茨城(193.8 人)、新潟(204.3 人)である。このように、多い県と少ない県では、人口あたりの医師数に倍ほどの差がある。また、東北各県はいずれも全国平均以下である。

医師の総数を増やしても、医師の地域偏在は解消できない。一県一医大政策により、各県で医学部が新設され、1980 年代に医師数は急増した。しかし、1980 年と 1990 年の医師の地域分布を比較すると、増加した医師数の多くは都市部に流れ、地方の医師数の増加にはつながらず、かえって都市部と地方の医

師分布の格差を助長しただけであったことがわかる[1]。

医師が都市部を▶
好む理由

なぜ勤務医は都市に流れるのだろうか。2010年に報告された研修医を対象としたアンケート調査によれば，研修医が将来の診療地域を選択する際に影響を受ける要因として，「協力し合える医師が身近にいるか」「子どもの教育環境」「自分のライフスタイル」「配偶者の意向」が上位を占め，「自分の出身地」はその次に位置した。「収入」や「研究が行えるか」は下位であった[2]。

都市部のほうが，協力し合える医師が身近にいて，子どもの教育環境もよい。医師が都市部に集中する理由はそこにある。もちろん地方であっても，症例数が多く，指導医もいて，技術習得がはかれる病院には若手の医師が集まってくる。しかし，症例数も乏しく，指導医も不在で，技術の向上を期待できないような地方の病院には，たとえ賃金が高くても行きたくないと医師は考える傾向にある。

医師を地方に▶
とどめるには

地方出身者は，地元の病院に就職する傾向が比較的強い。そこで，地方大学医学部では定員の一部を都道府県地域枠として割りあて，地元出身の学生を受け入れている。これは，受験者を大学が立地する地域の高校出身者に限定し，入学した学生には奨学金を貸与したうえで，医師免許を取得後に一定期間（6〜9年）地元の医療機関で医師としての仕事に従事すれば，奨学金の返還を免除されるという制度である。

3 看護師不足

● 看護師不足の現状

就業看護師数▶

厚生労働省「衛生行政報告例（就業医療関係者）」によれば，2020（令和2）年において就業している看護師は128.1万人，准看護師は28.5万人，助産師は3.8万人，保健師5.6万人であった。人口千対看護師・准看護師数は12.4人である。

看護職員の離職▶

日本看護協会「病院看護実態調査」によれば，2021（令和3）年度における新卒看護職員の離職率は10.3％であり，一般の大学新卒者の離職率12.2％に比べれば低い。また，常勤看護職員の離職率は11.6％であり，一般労働者（女性）の15.3％や介護職員の14.1％に比べれば低くなっている。

とはいえ，一定程度の離職は毎年続いているため，看護職員の定着は積年の課題である。少し古いデータだが，2010（平成22）年度の「看護職員就業状況等実態調査」（厚生労働省医政局看護課）によると，看護職員の退職理由（複数回答可）のうち，「出産・育児のため」が22.1％で最も多く，「結婚のため」が

1) Kobayashi Y., Takaki H.: Geographic distribution of physicians in Japan. *Lancet*, 340: 1391-1393, 1992.
2) 武田裕子ほか：医師偏在の背景因子に関する調査研究 第1報. 日本医事新報 4471: 18-19, 2010.

17.7％，「他施設への興味」が15.1％であった。

**将来必要な ▶
看護師数**　政府の社会保障・税一体改革の試算によれば，看護職員の必要数は2025年に約200万人であり，そのころには看護師不足に陥る可能性があるという。離職防止や復職支援などの総合的な対策が必要と考えられる。

● 看護師不足対策

これまで政府はいくつかの看護師不足対策を講じてきた。

**看護師等の ▶
人材確保の促進に
関する法律**　1992（平成4）年に施行された「**看護師等の人材確保の促進に関する法律**」（**看護師等人材確保促進法**）では，「看護師等の養成，処遇の改善，資質の向上，就業の促進等を，看護に対する国民の関心と理解を深めることに配慮しつつ図るための措置を講ずる」とされた（第1条）。

2015（平成27）年の同法改正では，看護職員の復職支援の強化もはかられた。その一環として，**ナースセンター**が中央に1か所，各都道府県に1か所ずつ設置されている。

都道府県ナースセンターでは，看護職員の確保，離職防止，潜在看護職員の再就業促進に向けた取り組みが重点的になされている。具体的には，**看護職の無料職業紹介事業**（**ナースバンク事業**），再就業支援などの研修の実施などである。今後，ナースセンターの機能強化・拡充も必要である。

中央ナースセンターは，おもに都道府県ナースセンターの支援を行っている。

**勤務環境改善 ▶
マネジメント
システム**　また，2014（平成26）年の医療法改正により，各医療機関が計画的に勤務環境改善に取り組むしくみ（**勤務環境改善マネジメントシステム**）を導入することとされた。このシステムは，各医療機関の自主的な勤務環境改善により，快適な職場環境を形成し，医療スタッフの健康増進と安全確保をはかることなどを目的として，各医療機関のそれぞれの実態に合ったかたちで行われる。

都道府県ごとに，勤務環境改善に取り組む医療機関を支援するための**医療勤務環境改善支援センター**を設置し，医療労務管理アドバイザーや医業経営アドバイザーが専門的・総合的な支援を行っている[1]。

ハラスメント対策 ▶　また，日本看護協会「看護職員実態調査」によれば，看護職員の52.8％が過去1年間に暴力・ハラスメントを受けた経験があると回答した（2017年）。看護職員に対する患者やその家族などのハラスメントへの対策も大きな課題である。

4 医療従事者のタスクシフティング

医療従事者の**タスクシフティング**とは，特定の医療従事者が行ってきた業務の一部をほかの職種に移行することである。

1）厚生労働省：医療従事者の勤務環境の改善について．（https://www.mhlw.go.jp/stf/seisakunitsuite/bunya/kenkou_iryou/iryou/quality/）（参照2019-12-01）

多くの国では医師のタスクシフティングを行っている。従来医師が行ってきた診療行為のうち，技術的な安全性が確立されており，それほど高い知識や技術がなくても一定の研修を行えばできる業務の一部を，看護師・臨床工学技士などほかの職種にまかせている。

● アメリカにおける医師補助職

医師のタスクシフティングが最も進んでいる国はアメリカである。アメリカには，**ナースプラクティショナー** nurse practitioner（NP）および**フィジシャンアシスタント** physician assistant（PA）という，医師と看護師の中間的な職種 mid-level provider がある。

ナースプラクティショナーは，処方を行ったり，注射や切創の縫合（ほうごう）など一定の医療行為を行える。高齢者の在宅医療への需要はアメリカでも増大しており，その多くをナースプラクティショナーが担っている。

フィジシャンアシスタントの仕事内容は多岐にわたる。たとえば，心臓外科フィジシャンアシスタントは，心臓外科医が執刀する手術の助手として手術チームに入る。比較的リスクの少ない処置であれば，患者にメスを入れることもある。また，術後管理も行う。そのほか，薬を新規に処方するのは医師の役割だが，同じ処方内容を繰り返し処方する Do 処方は，フィジシャンアシスタントが行ってもよい。

● わが国におけるタスクシフティング

特定行為▶　わが国における医師から看護師へのタスクシフティングの議論は紆余曲折（うよきょくせつ）を経たものの，2015 年に**特定行為**という制度が新たに導入された。この制度によって，看護師が**特定行為研修**を受けることにより，手順書をもとに特定行為とよばれる 38 の医療行為を実施可能となった。特定行為の内容は，人工呼吸器や人工透析器などの操作，薬剤の投与量の調整，身体に挿入されているさまざまな管の抜去などである。

本制度は，医療従事者間のタスクシフティングを制度として具現化したことに大きな意義がある。しかし現状は，特定行為として扱われる行為がかなり限定されている。また，特定行為を行う看護師が独立した国家資格をもつのではなく，特定行為は看護師の業務拡大であるという位置づけになっている。

医師事務作業
補助者▶　**医師事務作業補助者（メディカルクラーク）**とは，勤務医の負担軽減のために事務作業を代行する職員である。2008 年に診療報酬が加算されるようになって以来，定着が進んでいる。医師の指示のもとに，診断書などの文書作成補助，診療記録への代行入力，診療に関するデータ整理などを行う。全国の約 3 分の 1 の病院がこの制度を導入している。

看護補助者▶　看護師から**看護補助者**へのタスクシフティングも議論が重ねられており，無資格者である看護補助者の業務範囲が検討課題となっている。看護師の業務の

一部を看護補助者に移行することにより，看護師はその本業たる専門的技術について実力を発揮しやすくなるだろう。

B｜転換を迫られる医療政策

① 国民医療費

1 国民医療費の推移

国民医療費は，1年間に日本全国で行われた保険診療の支払額の総額である。予防接種，正常分娩，人間ドックなどは，いずれも保険診療の対象外であるため，国民医療費には含まれない。2021（令和3）年度の国民医療費は約45.0兆円，1人あたり年間医療費は約35万8800円，国民医療費対国内総生産（GDP）比率は8.18％であった

図5-2は，国民医療費とその対国内総生産（GDP）比率の年次推移を示したものである。

[1] 昭和期　1955〜1973（昭和30〜48）年の高度経済成長期はGDPののびが大きかったため，国民医療費が急増したにもかかわらず，対GDP比率は4％以下に抑えられていた。しかし，1973年後半におきた石油危機で高度経済成長期は終わり，国民医療費対GDP比率は急上昇した。以降の昭和の時期は約

国内総生産
一定期間内に国内で生み出された付加価値の総和。付加価値とは，財やサービスの生産額から原材料費や燃料費などを除いたものである。

国民所得
一定期間内の国民の所得の総和。

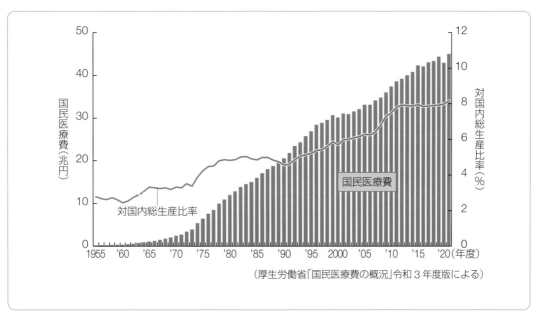

（厚生労働省「国民医療費の概況」令和3年度版による）

▶図5-2　国民医療費・対国内総生産および対国民所得比率の年次推移

▶表5-4　保健医療支出対 GDP 比(%)——5か国の比較

	日本	アメリカ	イギリス	ドイツ	フランス
2006 年	7.8	14.7	7.4	10.1	10.0
2016 年	10.9	17.2	9.7	11.3	11.0

(OECD Health Data 2017 による)

石油危機

1973 年, 1979 年に二度にわたりおきた, 原油価格の高騰に伴う経済の混乱・停滞。

5%でほぼ一定であった。

[2] **平成以降**　1991(平成 3)年以降, 平成不況の「失われた 20 年」の間は, GDP ののびが停滞したにもかかわらず国民医療費はのびつづけたため, 国民医療費対 GDP 比率は右肩上がりを続けた。2016(平成 24)年以降は, 約 8%弱で推移している。

2 先進各国の医療費の比較

　表5-4 は, 日本, アメリカ, イギリス, ドイツ, フランスの 5 か国における保健医療支出対 GDP 比を示す。保健医療支出は予防や健康増進にかかる費用なども含んでおり, 日本の国民医療費よりもやや範囲の広い概念である。

　2006 年当時は, 日本はイギリスと同様, ほかの先進国よりも保健医療支出対 GDP 比が比較的低い水準にあった。しかし 2016 年の統計では, 日本の保健医療支出対 GDP 比は高くなっており, ドイツ・フランスと同程度である。もはや, 日本は医療費が低い国とはいえなくなっている。

3 医療費増加の要因分析

　これまで一般に, 人口の高齢化が医療費増加の大きな要因と考えられてきた。しかしこれまでの国内外の医療経済研究によれば, 医療費増加に対して, 人口の高齢化の影響は意外に小さく, 医療技術の進歩と国民所得の増加の影響が大きいことが明らかになっている。

アメリカの場合▶　ニューハウス Newhouse, J. P.(1942-)らの研究によると, 1960～2007 年の約 50 年間に, アメリカの総医療費上昇に影響した各要因の寄与率は人口の高齢化が 7.2%, 医療保険の普及が 10.8%, 国民所得の増加が 28.7～43.1%, 医療技術の進歩が 27.4～48.3%とされた[1]。

わが国の場合▶　一方, わが国は 1961 年にすでに皆保険を達成したので, その後の医療費の増加に, 医療保険の普及の影響はない。人口の高齢化はアメリカよりも急激なので, その影響はもう少し大きいとみられる。

---

1) Smith, S., Newhouse, J. P., Freeland, M. S.: Income, insurance, and technology: why does health spending outpace economic growth? *Health Affairs*, 28(5): 1276-1284, 2009.

　高度経済成長期には国民所得の増加が顕著であり，それに伴って国民医療費も急増した。しかしそれ以降，日本経済は低成長を続けており，国民所得はあまりのびないのに，それを上まわる速さで国民医療費は増大している。つまり，わが国の近年の医療費増加を，国民所得の増加では説明できない。

　わが国では，医療費増加の影響が最も大きいと考えられる要因は，医療技術の進歩である。

4　人口の高齢化の影響

　人口の高齢化によって医療費が増加するという説は一部正しいが，一部は誤りである。高齢化により医療費はある程度増加するものの，高齢化がさらに進めば，高齢化の直接影響による医療費の増加は鈍化する。しかし，介護費用と年金は，高齢化の直接影響によって急激に増大する。

アメリカの場合▶　図5-3は，アメリカの65歳以上の高齢者を対象とした公的医療保険であるメディケアのデータを用いた研究結果を示している。生涯にかかった医療費に着目すると，70歳時死亡のグループに比べて，75歳時死亡，80歳時死亡，85歳時死亡のグループの生涯医療費が徐々に上昇している。

　しかし85歳をこえると生涯医療費はのびなくなる。一方，生涯にかかる介護費用は死亡時年齢が上昇するほど上昇する。つまり，85歳ぐらいまでは寿命が延長すれば医療費も介護費用も上昇するが，85歳をこえると医療費ののびはとまり，介護費用のみが増加するようになる。

わが国の場合▶　わが国は平均寿命が男女ともすでに80歳をこえている。今後さらに高齢化が進んでも，それを直接原因とする医療費の増加はわずかであり，介護費用が増加することが予想される。

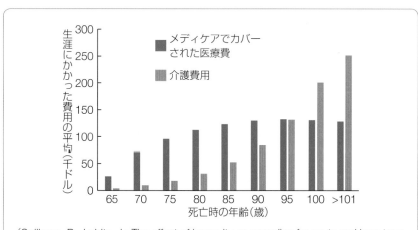

(Spillman, B., Lubitz, J.: The effect of longevity on spending for acute and long-term care. *The New England Journal of Medicine*, 342:1409-1415, 2000.をもとに作成)

▶図5-3　死亡時年齢別生涯医療費と生涯介護費用の平均額

▶表 5-5　医療サービス供給量の動向

	1996 年	2005 年	2014 年
病院の 1 日平均退院患者数（人）	32,314	38,673	42,222
全身麻酔手術件数（/月）	128,086	167,744	226,928
がん手術件数（/月）	30,605	36,569	56,143
消化管内視鏡による治療件数（/月）	22,693	41,669	73,610

（厚生労働省「医療施設調査」による）

5 医療技術の進歩

医療技術が進歩すれば，これまで治療の対象とならなかった患者にも有効な治療を施すことができるようになる。

手術などの増加▶ 1996 年と 2014 年を比較すると，全国の病院の退院患者数は約 1.3 倍に増加している（▶表 5-5）。全身麻酔手術件数，がん手術件数ともに約 1.8 倍，消化管内視鏡は約 3.2 倍に急増した。これは，がんの罹患率が 1.8 倍に，消化管のがんやポリープなどの罹患率が 3.2 倍に上昇したということではない。

技術の進歩による▶
治療可能例の増加 手術や内視鏡治療が増えた原因は，医療技術の進歩にほかならない。診断技術の進歩によって，がんはより早期発見・早期治療が可能となり，治療の対象となる患者が増えたのである。

治療技術も進歩し，低侵襲治療が可能となった。低侵襲とは，手術のために切開する創を小さくしたり，切除する範囲を小さくしたりすることにより，身体への負担が少なくてすむことである。これにより，これまで手術の対象とならなかった高齢者にも，安全に手術が可能となった。

医療費増加の大きな原因である医療技術の進歩をとめることができない以上，国民医療費をいまより低くすることは，とうてい無理な話である。医療技術の進歩をとめることなく，なるべく医療費がかからない選択肢を模索して，国民医療費の高騰をなるべく抑えることしか手だてはないだろう。

② これまでの医療費抑制策

これまでに政府が行ってきたおもな医療費抑制政策としては，診療報酬点数の設定，患者自己負担の引き上げ，社会的入院の解消，がある。

1 診療報酬点数の設定

診療報酬点数とは，医療機関や調剤薬局などが提供する各サービスに対する全国一律の公定価格である。政府が医療サービスの価格を管理し，国の経済状況がわるいときは，2 年ごとの診療報酬点数の改定時に価格をすえおいたり，

場合によっては価格を下げたりすることによって，医療費の高騰を抑えてきた。

総額抑制の問題点 ▶ こうした医療費抑制策は，総額抑制 global budget とよばれる。医療費の抑制効果は大きいものの，個々の医療サービスの質を考慮しないで医療費全体を締めあげる方法であり，度が過ぎると医療の質の低下をまねくおそれがある。わが国では長年の医療費総額抑制にかかわらず，医療の質低下が顕在化していないが，これは医療従事者の過重労働によって補われているためと考えられる。しかし，それにも限界がある。

2 患者自己負担の引き上げ

1983(昭和58)年に老人医療費無料制度は廃止され，患者自己負担が復活した(▶185ページ)。被用者保険である健康保険の自己負担割合も1割から2割，3割へと順次引き上げられてきた。このように自己負担を課すのは，必要性の乏しい診療による医療費高騰や医療現場の疲弊を防ぐことを目的としていた。

自己負担割合増の ▶ しかし本来，医療サービスの多くは必需財である。自己負担を無料から1割
限界 引き上げた場合は不必要な受診が抑制されるものの，2割を3割にあげても受診抑制はあまりおきない。現在，被用者保険・国民健康保険ともに自己負担割合は3割であり，これ以上その割合を引き上げても医療費抑制効果はほとんどないと考えられる。

3 社会的入院の解消

わが国は先進各国と比較して，人口あたり病院数・病床数は多く，平均在院日数は長い。厚生労働省「医療施設調査」によると，2022(令和4)年時点で病院は8,156施設ある。そのうち約3,500は療養病床をもついわゆるケアミックス病院である。

病床数の膨張 ▶ わが国の経済が好調であった1960〜1970年代は，わが国の医療のインフラ
━━━━━━━━━━ ストラクチャー(インフラ)が急激に膨張した時期でもある。1985(昭和60)年
インフラ の医療法改正により，わが国全体を約340の二次医療圏に区分し，二次医療
ストラクチャー 圏ごとに基準病床数を設定し，一般病床の既存病床数が基準病床数を上まわる
基盤となる構造。 場合は，病院の新設や増床が制限されることになっていた。

その後，わが国の病床数の増加はとまったものの，経済成長期につくられた150万床以上の病床という過大なインフラが，いまだに残っている。

病院・施設から ▶ 従来からわが国は，医療のインフラが過剰，介護のインフラが過少である。
在宅へ 介護施設が担うべき日常生活上のケアを病院が担ってしまうと，必ずしも必要ではない過剰なサービス提供につながる。入院の必要度が低い患者にも入院サービスが提供されるいわゆる社会的入院は，数十年も前から問題視されている。

今後さらに超高齢化が進み，医療よりもむしろ介護の需要が増大する。そこで政府は，ゆっくりと時間をかけて，社会的入院を減らして病床を減らす政策

を数十年にもわたって行ってきた。たび重なる医療法改正や，2 年に 1 回の診療報酬改定により，医療機関に在院日数の短縮を迫り，病院・施設から在宅へのシフトを促す政策を展開しつづけている。

今後の課題▶　さらに今後は，医療経済学の考え方に基づいて，医療資源の効率配分を重視した医療費抑制政策を検討することが重要となる。具体的には，急性期医療の集約化，費用効果分析に基づく医療サービスの取捨選択，などがあげられる。これらについては，次項以降で詳述する。

③ 急性期医療の集約化

1 規模の経済性

社会的入院の解消に続いて解決すべき課題の 1 つに，急性期医療の集約化があげられる。

病院が乱立している地域では，施設間の機能が重複しており，本来は大病院に集約すべき高度な医療技術が，中小病院にも分散されている。それによって個々の病院に症例が分散され，技術の標準化や医療の均霑化（きんてん）が妨げられている。

たとえば，急性心筋梗塞の診断・治療を行うために必要な心臓カテーテル室は，日本全国で千施設以上にあるが，その半分以上は年間 100 症例未満である。年間 100 症例未満でその施設の技術レベルを維持することはむずかしいため，規模が小さく技術レベルが低い施設を数多くもつよりも，施設を集約化させて技術レベルを維持したほうがよい。経済学では，これを**規模の経済性（スケールメリット）**とよぶ。高度急性期医療に必要な資源は分散させることなく，「選択と集中」が必要である。

救急患者の「たらいまわし」といった問題も，規模の経済性の欠如（けつじょ）によるものである。仮に，規模が小さい施設を集約化して 1 つにし，すべての患者をその 1 施設に搬送することとすれば，たらいまわしはおこりえない。

2 病床機能報告制度

厚生労働省は 2014（平成 26）年に**病床機能報告制度**を導入した。各病院が病床の機能をみずから選択し，都道府県に報告する制度である。この制度は，各病院の自主的な機能分化と**病院間の連携**を促すことを目的としている。

病床の機能▶　この制度において，従来の一般病床と療養病床は，**高度急性期機能，急性期機能，回復期機能，慢性期機能**に分類しなおされた。

高度急性期機能および急性期機能とは，急性期の患者に対し，状態の早期安定化に向けて，医療を提供する機能であり，前者はそのなかでもとくに診療密度が高い医療を提供する機能である。

回復期機能とは，急性期を経過した患者への在宅復帰に向けた医療やリハビ

リテーションを提供する機能である。

　慢性期機能とは，長期にわたり療養が必要な患者または重度の障害者(重度の意識障害者を含む)などを入院させる機能である。

報告の内容▶　病床機能報告の内容は，病棟ごとの人員配置・設備，具体的な医療内容(手術件数，救急医療の実施など)であり，一般に公表されている。公表することによって，医療機関が地域の医療提供体制の現状について情報共有し，医療機関どうしが相互に協議して，地域での医療機能の分化・連携を進められるようになることが期待されている。

地域医療構想▶　各都道府県は，各病院から上がってきた病床機能報告のデータを活用し，各都道府県の実情にあった医療提供体制をつくるために，**地域医療構想**を立案する。地域医療構想を実現に導くしくみとして，**地域医療構想調整会議**が設置され，医療関係者・保険者などの利害関係者が協議することとされている。

④ 医療サービスの費用効果分析

1 医療サービスの効果

　医薬品を含む医療サービスの効果を示す指標には，疾病の予防や治癒，生存年の延長，生活の質(QOL)の改善などがある。

効果の指標の例▶　たとえば，降圧薬 A と降圧薬 B の効果の比較であれば，心筋梗塞・脳卒中の罹患率が効果の指標になる。また，ワクチン X とワクチン Y の比較であれば，感染症の罹患率が効果の指標になる。しかし，これらの指標を用いて，降圧薬とワクチンの効果を直接比較することはできない。そこで，効果の指標を生存年の延長にそろえることで，両者が比較可能になる。

● 質調整生存年(QALYs)

　近年は，単に生存年の延長を目ざすだけでは不十分であり，QOL を改善することも医療の目的の 1 つである。そこで，生存年に QOL を組み合わせた**質調整生存年** quality adjusted life years(**QALYs**：クゥオリーズと読む)という概念が導入されている。

効用値▶　QALYs の計算には，**効用値**を組み入れる。効用値とは，「死亡」を 0，「完全な健康」を 1 とし，個々の患者の QOL を 0 から 1 の範囲に換算した数値である。効用値は EQ-5D といわれる質問票などを用いて算出可能である。

QALYs の計算▶　QALYs は下記の式を用いて算出する。

　　　　QALYs＝効用値×生存年数

　たとえば，完全に健康な状態で 10 年生きることと，不健康な状態で 10 年生きることは，生存年が 10 年である点は同じでも，その価値が同じとはいえない。完全な健康の効用値を 1，ある障害の状態での効用値を 0.7 と仮定すると，

それぞれの状態で 10 年生存した場合の QALYs の値は以下のように計算できる。

完全に健康な状態（効用値＝1 ）で 10 年生存：1×10＝10 QALYs

障害の状態（効用値＝0.7）で 10 年生存：0.7×10＝7 QALYs

すなわち，障害がある状態で生存する場合の QALYs は，完全に健康な場合の QALYs から，障害の程度に応じて割り引いた値となる。

2　費用効果分析の方法

費用効果分析とは，医療サービスの効果だけでなく費用も考慮に入れて，費用に見合った効果があるかどうかを検討する分析手法である。

● 増分費用効果比（ICER）

たとえば，従来の治療 A と新しい治療 B の費用対効果を比較する場合，A と B の効果 E_A と E_B に加えて，A と B にかかる費用 C_A と C_B のデータを得る。治療 A から治療 B に切りかえた場合の効果の増分 $\Delta E(=E_B-E_A)$ と費用の増分 $\Delta C(=C_B-C_A)$ を算出する。それらの比（$=\Delta C/\Delta E$）を，治療 B の治療 A に対する増分費用効果比 incremental costeffectiveness ratio（ICER：アイサーと読む）とよぶ。

$$ICER=\Delta C/\Delta E=(C_B-C_A)/(E_B-E_A)$$

効果の指標には QALYs を用いることが一般的である。ICER は，効果を 1 QALY 分増加させるために追加的にかかる費用ということができる。

費用対効果にすぐれているとみなされる ICER の一般的な基準として，イギリスでは 2〜3 万ポンド/QALY，アメリカでは 5〜10 万ドル/QALY，日本では 500〜600 万円/QALY を下まわることとされている。

3　費用効果分析の意義

ARB の▶
費用対効果

降圧薬には，古くからある利尿薬・カルシウム拮抗薬・β遮断薬・アンジオテンシン変換酵素（ACE）阻害薬などのほかに，比較的新しいアンジオテンシン Ⅱ 受容体拮抗薬（ARB）がある。ARB は，ほかの降圧薬よりも価格が高い。それに見合った効果があるかどうかについて，ほかの降圧薬と比較した ARB の費用効果分析を行った国内外の研究結果が多数ある。

たとえば，スウェーデンにおける研究では，β遮断薬の 1 つであるアテノロールに比べ，ARB の 1 つであるロサルタンのほうが効果の面ですぐれており，ICER は 1 QALY あたり 4188 ユーロ（約 50 万円）と，費用対効果の面でもすぐれていた[1]。

1) Jonsson, B. et al.: Cost effectiveness of losartan in patients with hypertension and LVH: an economic evaluation for Sweden of the LIFE trial. *Journal of hypertension*, 23: 1425-1431, 2005.

わが国の費用効果▶
分析の現状

　しかしながら，すべての医療サービスについて，上記の降圧薬のように費用効果分析が十分に行われているわけではない。とくにわが国における費用効果分析の研究は，まだ始まったばかりである。すでに公的医療保険の適用を受けている医療サービスでも，費用対効果が不明なものが少なくない。

　2019(平成31)年，厚生労働省は，医薬品の薬価設定において，費用効果分析による評価結果を利用することを制度化した。費用効果分析による評価結果を保険が適用されるかどうかの判断に用いるのではなく，保険収載したうえで価格の調整に用いることとなった。これを契機として，今後の費用効果分析研究の進展が期待される。

費用効果分析の▶
意義

　費用効果分析の目的は，国の経済の規模に応じた医療サービスの提供体制を検討することである。高額であるにもかかわらずそれに見合う効果がない医療サービスについては，その価格を調整すべきである。

　高度経済成長期，医療サービスの提供は量的にどんどん拡大されていった。経済成長に合わせて，医療サービス提供体制も大きくなっていった。しかし，日本経済は低成長期に移り，国民は長期の経済不況に苦しんだ。かつてのように医療サービス提供を際限なく拡大していけば，いずれ財政は破綻する。

　医療の質を維持しつつ国民医療費の高騰を抑制するためには，費用に見合う質の高いサービスは積極的に推奨し，費用に見合う効果が得られないサービスは段階的に減らしていくべきであろう。

4 高額医薬品の問題

● 免疫チェックポイント阻害薬の効果と費用

　近年，非常に高額な新薬が相ついで開発され，医療保険財政への負担が懸念される事態になっている。薬の価値は，効果があるかどうかで決まる。高額であっても，それに見合う高い効果があれば，その薬は使われるべきである。一方，従来の安い薬に比べて非常に高額であるにもかかわらず，効果はほんの少ししか上まわらない薬は，価値があるとはいえない。

ニボルマブの▶
初期の薬価

　新型のがん治療薬である免疫チェックポイント阻害薬が注目されている。そのなかの1つ，ニボルマブ(オプジーボ®)は，2014年に「根治切除不能な悪性黒色腫」に対する治療薬としてわが国でも承認された。発売当時の薬価は100 mg 1瓶が約73万円と高額であった。これを1回に2瓶，2週間おきに使用すると，1年間で約3500万円である。わが国には高額療養費制度があるため，患者の自己負担は最大でも年間約123万円であり，残りの3377万円はすべて公的負担となる。

　悪性黒色腫という比較的頻度の少ないがんを対象としていたため，医療保険財政に与える影響は限定的と考えられていた。しかし，2015年12月に「切除不能な進行・再発の非小細胞肺がん」へ適応が拡大された。肺がんという患者

数の多いがんにも使用されると，薬剤費の総額が一気に増大する。

薬価の引き下げ▶　薬価を決める方式の1つに，製造原価と流通経費に製薬企業の利益を上のせする原価計算方式がある。ニボルマブの薬価算定でもこの方式が採用された。そもそも最初に悪性黒色腫の治療薬として承認された段階では，患者数500人ぐらいで採算が取れることを想定して，1瓶73万円という薬価がつけられたのである。利用者が増加すれば，薬価は下げられて当然である。2016年11月，政府はオプジーボの薬価をもとの半分にまで引き下げ，さらにその後約17.2万円に引き下げた。

ニボルマブの効果▶　肺がん患者に対するニボルマブの奏効率（がんが縮小する確率）は約20％。つまり5人に1人しか効果がない。しかし，運よく効果があった患者では，延命効果が数年以上に及ぶことがあり，従来の抗がん薬がせいぜい数か月の延命にとどまるのと比較して，大きな効果といえる。現在のところ，どの患者に効果があるのか，事前に予測することはできないため，対象となるすべての患者に投与するしかない。

今後の課題▶　今後の医薬品に関する学術研究の方向性の1つとして，薬剤に効果がある患者と効果がない患者を事前に見分ける新規技術の開発にも焦点をあてるべきである。それによって薬のむだな投与を減らし，副作用の回避のみならず，薬剤費の軽減にも役だてられるだろう。

● 遺伝子治療薬の効果と費用

チサゲンレクル▶　遺伝子治療薬のチサゲンレクルユーセル（キムリア®）は，患者の免疫細胞を
　　ユーセル　　採取し，がん細胞への攻撃力を高める特殊な遺伝子を導入したのち，細胞を増殖させて患者の体内に戻すという薬である。開発費が高額であるため，薬価も高額である。わが国で最初につけられた薬価は1回投与あたり約3300万円である。

しかし，難治性の白血病やリンパ腫などの血液悪性腫瘍に対して，たった1回の投与で高い有効性が確認されている。チサゲンレクルユーセルの想定患者数は年間200人余りと少ないため，医療保険財政への負担は限定的である。

> **Column**　庸医は貴薬を重んず
>
> 　曲直瀬道三（1507-1594）は安土桃山時代の医師である。著書『切紙』のなかで以下のように書いている。
> 　「庸医はことごとく貴薬を重んじ，賎味を軽んず。当流は然らず，病に中るを以て之を貴とし，病に中らざるを以て之を賎とす」（平凡な医者はやたらに高価な薬をありがたがり，安い薬を軽く見る。そうではなく，病気を治せればその薬は貴いのであって，治せなければその薬は価値がない）
> 　現代医療にも通じる名言であろう。

オナセムノゲン ▶
アベパルボベク

───────

脊髄性筋萎縮症
脊髄の前角から筋肉へ
直接軸索をのばしてい
る下位運動ニューロン
の変性疾患で，筋萎縮
と進行性の筋力低下を
おこす。

乳幼児の脊髄性筋萎縮症（SMA）は，人工呼吸器がなければ2歳以上は生きられない難病である。SMAに対する遺伝子治療薬のオナセムノゲン アベパルボベク（ゾルゲンスマ®）は，2020年にわが国でも保険適用になり，約1億6700万円という過去最高の薬価がつけられた。

オナセムノゲン アベパルボベクは非常に高価なものの，一回の投与で長期間の効果があるため，4か月に1回の継続的な投与が必要な既存のSMA治療薬ヌシネルセン（スピンラザ®）と比較して，総医療費はむしろ低く抑えられる可能性がある。

⑤ まとめ──医療者がもつべきコスト意識

国民医療費の抑制はむずかしい。政治判断でコントロールできる部分は限られている。医療費増加の要因のうち，最も大きいのは医療技術の進歩である。これ自体はコントロールできない。

医療費抑制政策 ▶ これまで行われてきた医療費抑制政策のうち，診療報酬点数の設定による総額抑制は，もっとも医療費抑制効果が高い方策である。しかしこの方法は，医療のむだを残したまま，国の経済状況に合わせて医療の公定価格を全体として低く維持するというものであり，医療の質に対する考慮はない。

社会的入院の解消，すなわち医療から介護へのシフト，施設ケアから在宅ケアへのシフトは，医療・介護制度双方の持続可能性を維持するうえで不可欠の政策である。医療・介護のすべてを病院が担うという「病院の時代」は終わりを迎えつつある。

医療費高騰を抑制し，持続可能な医療を構築するために，今後必要となる政策の1つの柱が，急性期医療の集約化である。病院は高度急性期・急性期・回復期・慢性期に機能分化をはかるとともに，規模の経済性を考慮して，多施設で重複する急性期機能は集約する必要がある。そのためには，病院機能報告のデータを活用しつつ，各地域の実情に合わせ，地域の医療関係者らが主体的に急性期医療の集約化に取り組むことが重要である。

現場の医療者に ▶ 現場の医療者ができることは，医療のむだを省くことである。個々の医療
できること サービスの効果を再検証し，たとえばかぜに対する抗菌薬や，ポリファーマシーなど，エビデンス（科学的根拠）に乏しく有害な医療サービスの提供はやめることである。さらに今後，医療サービスの費用効果分析が推進されれば，現場の医療者はそれらの分析結果に基づき，費用対効果にすぐれる医療サービスを選択し，そうでない医療サービスの利用を控えるべきである。

個々の医療者が，エビデンスに基づくベストの医療 evidence-based best practice を患者に提供すると同時に，医療費を節約するという視点をもつことが，今後一層重要となる。医療の質を維持しつつ，医療システムの持続可能性を堅持するためには，医療費抑制策を政治家・官僚・経済評論家にゆだねるだけで

なく，医療者みずからがつねにコスト意識をもち，医療のむだを省くことが肝要である。

参考文献

1) 橋本英樹・泉田信行：医療経済学講義，補訂版．東京大学出版会，2016.
2) 康永秀生：健康の経済学．中央経済社，2018.
3) Folland, S. et al.: *The Economics of Health and Health Care*, 7th edition. Routledge, 2012.

索引